치과중국어

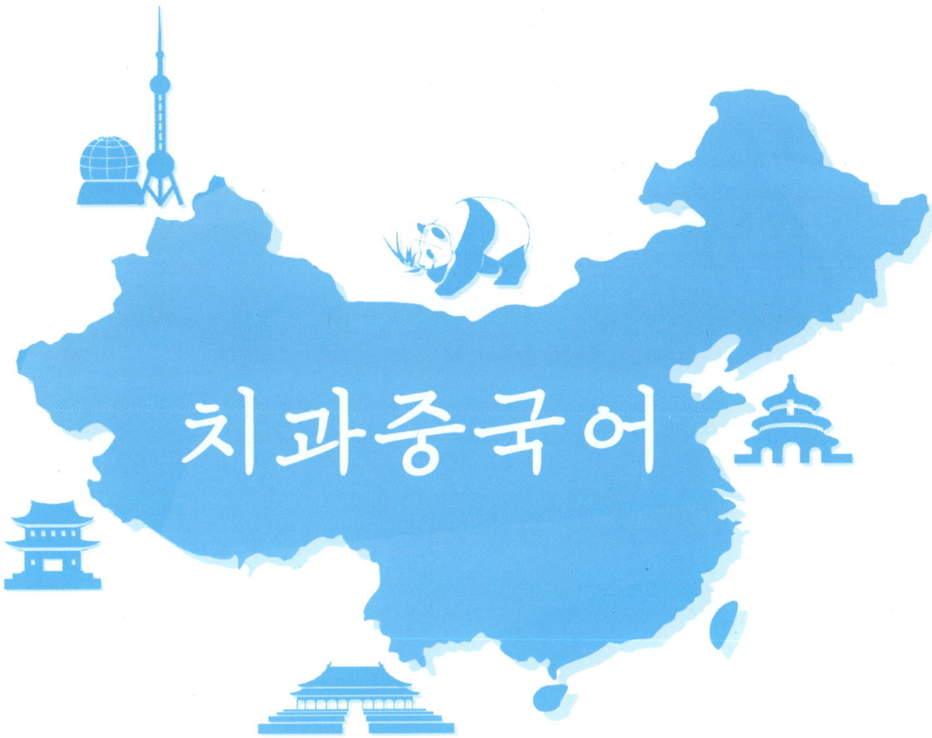

정 성 민

원어민 음성의 'MP3 오디오'는 대한나래출판사 홈페이지에서 다운로드하여 들을 수 있습니다.
(www.dhpub.com → 자료실 → "치과중국어")

대한나래출판사

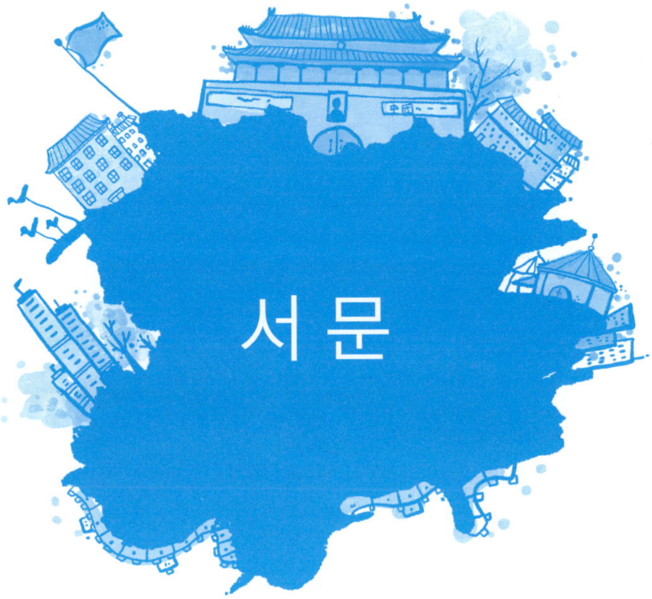

서 문

중국의 경제발전과 더불어 중국과의 관계는 이미 각 분야마다 떼어놓을 수 없는 시대가 되었습니다. 과거 세계 공용어는 영어였고, 지금도 만국 공용어로 영어의 위상은 부정할 수 없습니다. 그러나 갈수록 중국어의 중요성이 부각되고 있으며, 영어만으로는 변화하는 의료시장에서 부족함이 있습니다. 의료인이 직접 중국어를 구사하여 중국 환자와 의사소통의 범위를 넓힐 수 있고, 더 나아가서 중국의 의료진과 원활하게 의사소통을 할 수 있습니다.

중국어를 학습하여 자유롭게 구사하기까지는 상당히 오랜 시간이 걸립니다. 그러므로 먼저 치과에서 환자를 응대하고 상담하기 위해 필요한 문장들을 익히고, 진료실에서 필요한 용어들을 상황별로 익히도록 하여 치과 종사자들이 단기간에 효율적으로 중국어를 학습할 수 있도록 하였습니다.

이 책에서는 임상에서 즉시 사용할 수 있도록 치과의사와 치과위생사가 진료 중 사용하는 어휘와 문장들을 중점적으로 다루었고, 환자와 상담할 때 필요한 문장 그리고 치과에서 사용되는 각종 유용한 중국어 팁을 다루었습니다.

중국의 의료서비스 분야는 지속적으로 발전할 것입니다. 치료를 받을 때 의사소통이 원활하다면 환자가 느끼는 의료 서비스의 질도 높아질 것입니다. 중국어에 관심이 있는 치과 의료인들이 중국어를 습득하는 데 조금이나마 도움이 되도록 이 책을 씁니다.

2015년 10월

정 성 민

들어가기에 앞서

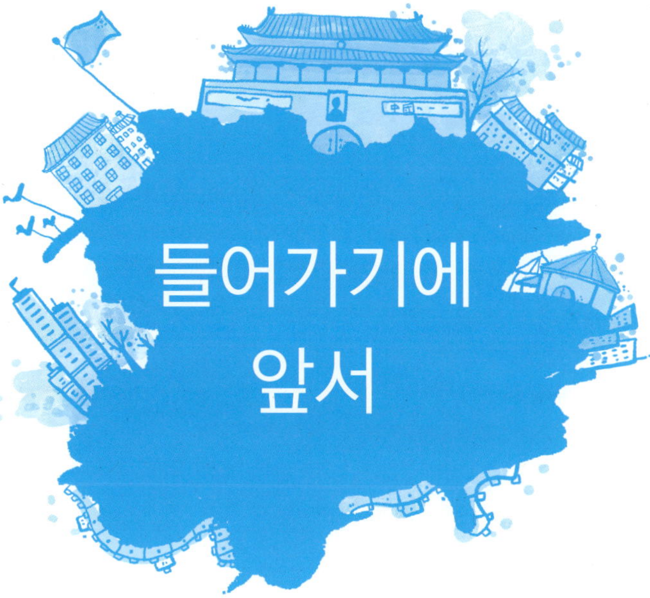

영어회화 교재를 제대로 활용하기 위해서는 최소한 알파벳을 익혀야 합니다. 마찬가지로 중국어회화 교재를 활용하기 위해서는 최소한 병음을 익혀야 합니다. 중국어 병음과 성조 등 기초적인 문법부터 자세하게 다루기에는 지면의 한계가 있습니다. 그러므로 이 책을 활용할 때에는 중국어 기초 교재와 병행하여 활용하시면 더욱 도움이 될 것입니다.

본 교재는 크게 세 파트로 나누었습니다. 첫 번째 파트는 일상적으로 많이 사용하는 단어와 기본 회화 위주의 문장들로 환자가 병원에 처음 방문하였을 때 안내 및 접수부터 상담까지 할 수 있는 내용을 다루었습니다. 두 번째 파트는 진료실에서 사용할 수 있는 내용으로 질병 및 치료에 따른 문장과 자주 사용하는 문장들을 다루었습니다. 세 번째 파트는 기타 유용한 치과 관련 자료들을 정리하였습니다.

처음부터 정독하시기보다는 필요한 부분을 찾아서 사전처럼 활용하는 공부법이 더욱 효과적일 것입니다.

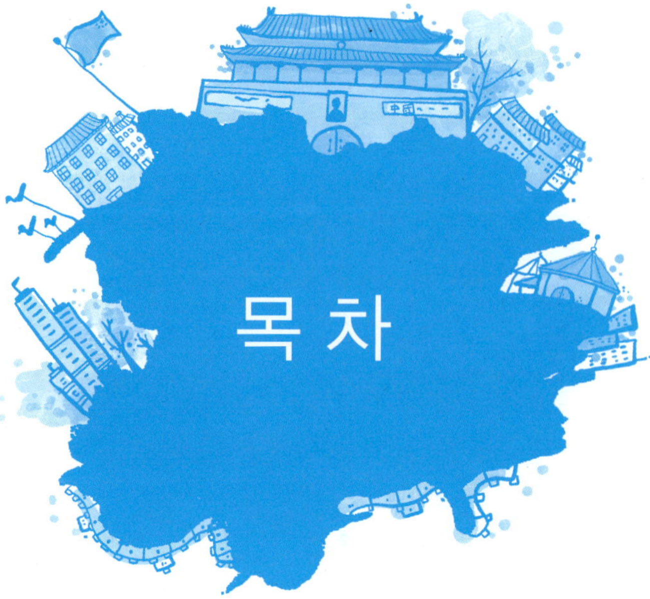

목 차

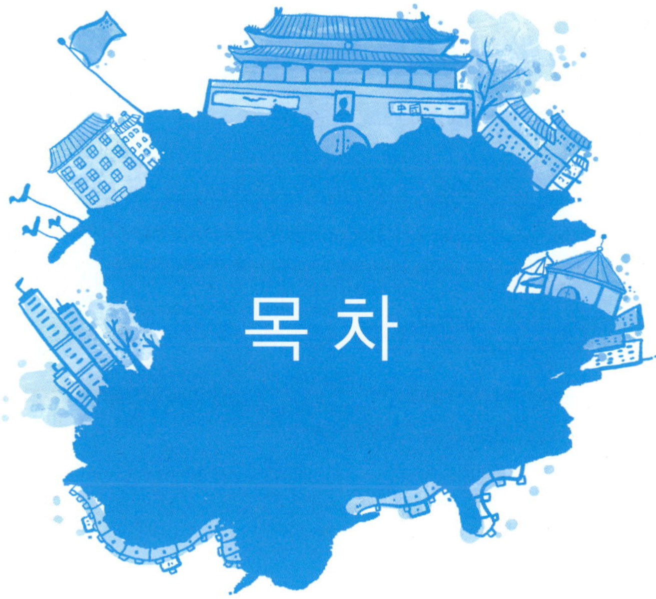

목 차

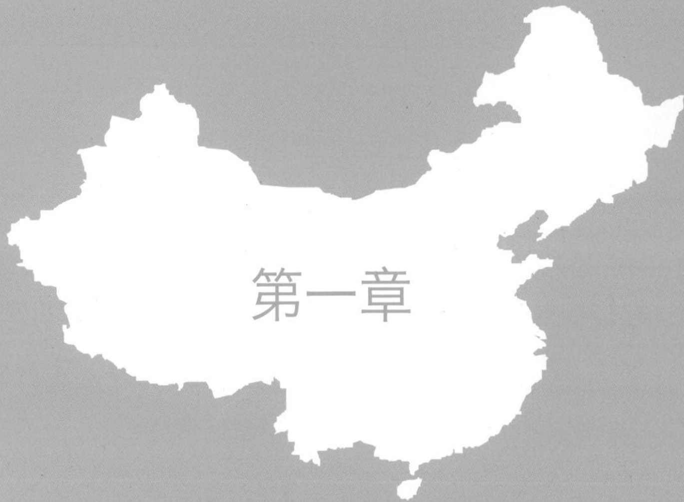

第一章

一般会话
일반 회화

第一节

基本用语
기본 구문

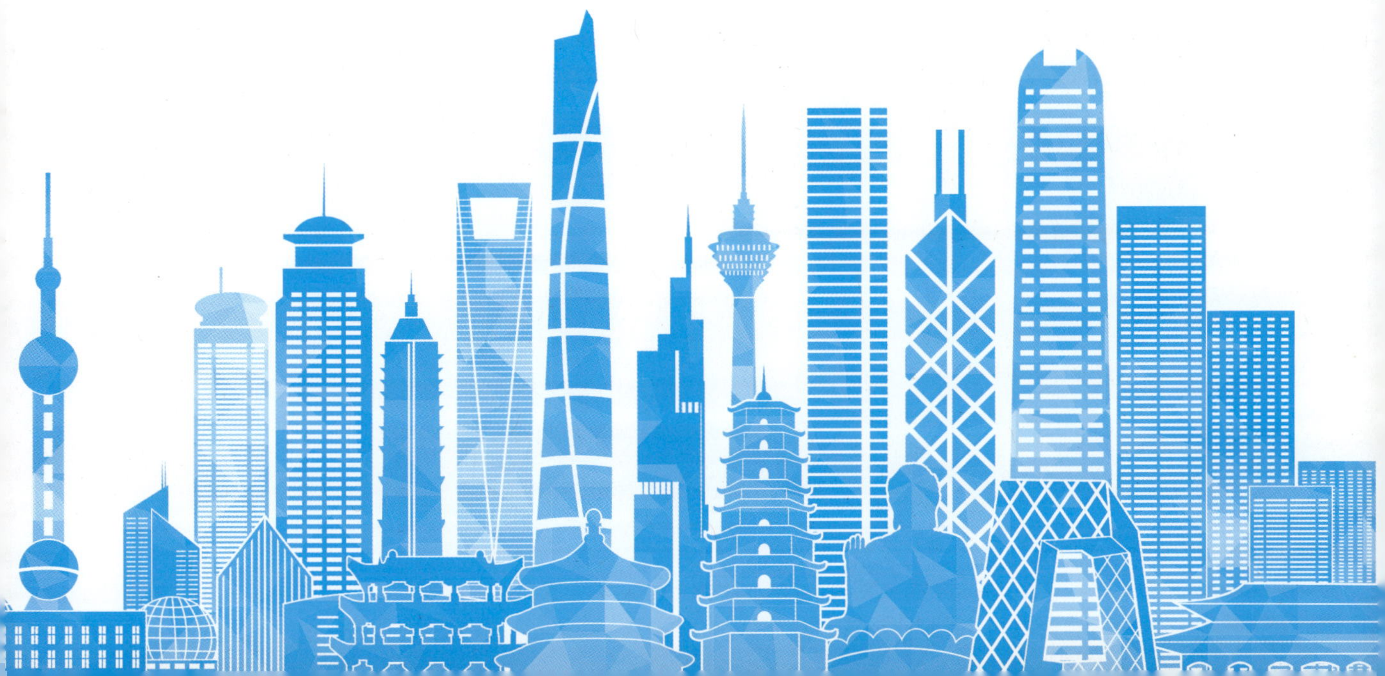

대답할 때

是/对/是的/对的 shì /duì /shì de /duì de	맞습니다
不是/不对 bú shì /bú duì	아닙니다
知道了 zhī dào le	알겠습니다
不行 bù xíng	안 됩니다
没关系 méi guān xi	괜찮습니다
非常好 fēi cháng hǎo	아주 좋습니다
幸好 xìng hǎo	다행입니다
很高兴 hěn gāo xìng	아주 기쁩니다
对不起 duì bù qǐ	미안합니다
不好意思 bù hǎo yì si	죄송합니다
谢谢 xiè xie	감사합니다
不客气 bú kè qì	천만에요

시범을 보일 때

请跟着我做 qǐng gēn zhe wǒ zuò	이렇게 해보십시오
你先看我怎么做 nǐ xiān kàn wǒ zěn me zuò	우선 저를 잘 보십시오
请照我做的去做 qǐng zhào wǒ zuò de qù zuò	제가 하는 대로 따라해 보세요
不是那样做的，是这样做的 bú shì nà yàng zuò de, shì zhè yàng zuò de	그렇게 하는 것이 아니고, 이렇게 하는 것입니다

환자의 주요 증상

我好像有颗蛀牙/虫牙 wǒ hǎo xiàng yǒu kē zhù yá /chóng yá	충치가 있는 것 같아요
我有口臭 wǒ yǒu kǒu chòu	입냄새가 납니다
我想解决疼痛 wǒ xiǎng jiě jué téng tòng	통증을 없애고 싶어요
牙齿变色了 yá chǐ biàn sè le	치아 색이 변했어요
口腔粘膜变白了 kǒu qiāng nián mó biàn bái le	입 속이 하얗게 되었어요
我担心牙齿上的黑点是蛀牙 wǒ dān xīn yá chǐ shàng de hēi diǎn shì zhù yá	치아의 검은 점이 걱정됩니다
我要洗牙 wǒ yào xǐ yá	치석제거를 하고 싶습니다

牙龈肿了 yá yín zhǒng le	잇몸이 부었어요
智齿正萌出来 zhì chǐ zhèng méng chū lái	사랑니가 나오고 있어요
智齿周围发炎了 zhì chǐ zhōu wéi fā yán le	사랑니 주변에 염증이 생겼어요
我的脸都肿了 wǒ de liǎn dōu zhǒng le	얼굴까지 부었어요
门牙/前牙有压痛感 mén yá /qián yá yǒu yā tòng gǎn	앞니에 압통이 있어요
之前补的材料已经掉了 zhī qián bǔ de cái liào yǐ jīng diào le	봉한 것이 빠져 버렸어요
吃饭的时候牙齿劈了，掉了一块 chī fàn de shí hòu yá chǐ pī le, diào le yí kuài	식사 도중에 치아가 깨져 한 조각 떨어졌어요
刷牙的时候容易出血 shuā yá de shí hòu róng yì chū xiě	양치할 때 피가 나요
牙龈上有脓包，会流脓 yá yín shàng yǒu nóng bāo, huì liú nóng	잇몸에서 고름이 나와요
牙齿上有个洞 yá chǐ shàng yǒu ge dòng	치아에 구멍이 생겼어요
牙齿有点尖，老割舌头 yá chǐ yǒu diǎn jiān, lǎo gē shé tóu	치아가 날카로워 혀가 아파요
吃热的(甜的)会痛 chī rè de (tián de) huì tòng	뜨거운 것 (단 것)을 먹으면 아파요
吃冷的东西，我的牙齿会酸 chī lěng de dōng xi, wǒ de yá chǐ huì suān	찬 것을 먹으면 항상 이가 시려요
不能吃凉的，牙齿很酸 bù néng chī liáng de, yá chǐ hěn suān	이가 시려서 찬 것을 먹을 수 없어요
牙齿很痛，不能咬东西 yá chǐ hěn tòng, bù néng yǎo dōng xi	이가 아파서 씹을 수가 없어요

吃东西老塞进牙缝里 chī dōng xi lǎo sāi jìn yá fèng lǐ	이와 이 사이에 음식물이 자꾸 끼어요
有牙痛，头也痛 yǒu yá tòng, tóu yě tòng	치통 때문에 머리까지 아파요
痛一点点 tòng yì diǎn diǎn	조금 아파요
火辣辣，发涩 huǒ là là, fā sè	쓰라리고 따끔거려요
我能忍受/坚持得住 wǒ néng rěn shòu /jiān chí de zhù	참을 수 있습니다
非常痛 fēi cháng tòng	무척 아픕니다
跳痛 tiào tòng	욱신욱신 합니다
刺痛 cì tòng	따끔따끔 합니다
一阵一阵得痛 yí zhèn yí zhèn de tòng	아팠다 안 아팠다 합니다
时不时痛 shí bù shí tòng	때때로 아픕니다
一碰就痛 yí pèng jiù tòng	건드리면 아파요
牙痛，晚上睡不着觉 yá tòng, wǎn shàng shuì bù zháo jiào	이가 아파서 잠을 잘 수가 없어요
累了就痛 lèi le jiù tòng	피곤하면 아파요
敲的时候痛/扣的时候痛 qiāo de shí hòu tòng /kòu de shí hòu tòng	두드리면 아파요
疼痛会持续的 téng tòng huì chí xù de	지속적으로 아파요

有刺痛 yǒu cì tòng	찌르는 통증이 있어요
有钝痛 yǒu dùn tòng	묵직한 통증(둔통)이 있어요
咬了舌头 yǎo le shé tóu	혀를 깨물었어요
咬了腮帮子 yǎo le sāi bāng zǐ	볼을 깨물었어요
有自发痛/自个儿痛 yǒu zì fā tòng /zì gě er tòng	가만히 있어도 아파요
我要做假牙/义齿 wǒ yào zuò jiǎ yá /yì chǐ	의치를 하고 싶어요
我要重新做假牙 wǒ yào chóng xīn zuò jiǎ yá	의치를 새로 하고 싶어요
我把假牙弄丢了 wǒ bǎ jiǎ yá nòng diū le	의치를 잃어버렸어요
假牙容易掉 jiǎ yá róng yì diào	의치가 쉽게 빠져요
假牙容易翘动 jiǎ yá róng yì qiào dòng	의치가 덜그럭거려요
假牙断了 jiǎ yá duàn le	의치가 부러졌어요
假牙压到牙龈会疼痛 jiǎ yá yā dào yá yín huì téng tòng	잇몸이 의치에 눌려서 아파요

환자와의 대화

你需要帮忙吗? nǐ xū yào bāng máng ma	무엇을 도와드릴까요?
你哪里不舒服? nǐ nǎ lǐ bù shū fu	어디가 아프십니까?
请告诉我你的症状 qǐng gào su wǒ nǐ de zhèng zhuàng	증상을 말해주십시오
等一会儿，医生会给您检查 děng yí huìr, yī shēng huì gěi nín jiǎn chá	잠시 뒤에 의사선생님께서 진찰하실 것입니다
你的身体怎么样? nǐ de shēn tǐ zěn me yàng	몸은 좀 어떠십니까?
还好吗? hái hǎo ma	괜찮으십니까?
我的身体还好 wǒ de shēn tǐ hái hǎo	그럭저럭 괜찮습니다
很差，不好。比原来更不好了 hěn chà, bù hǎo bǐ yuán lái gèng bù hǎo le	나쁩니다 안 좋습니다 전보다 더 나빠졌습니다
昨晚睡得好吗? zuó wǎn shuì de hǎo ma	어제는 잘 주무셨습니까?
没事的，会好转的 méi shì de , huì hǎo zhuǎn dew	괜찮아질 겁니다
不用担心 bú yòng dān xīn	걱정하지 마십시오
马上要结束了/很快就好了 mǎ shàng yào jié shù le /hěn kuài jiù hǎo le	금방 끝납니다
疼痛很快就会减轻的 téng tòng hěn kuài jiù huì jiǎn qīng de	곧 편해지실 겁니다
放松 fàng sōng	긴장을 푸세요

我陪你，我就在你的旁边 wǒ péi nǐ, wǒ jiù zài nǐ de páng biān	제가 옆에 있겠습니다
请抓住我的手 qǐng zhuā zhù wǒ de shǒu	제 손을 잡으세요
忍一下，坚持一会儿 rěn yí xià, jiān chí yí huìr	잠시만 참으세요
好的，结束了 hǎo de , jié shù le	자, 끝났습니다
效果非常好 xiào guǒ fēi cháng hǎo	효과는 좋습니다
请不要放弃 qǐng bú yào fàng qì	포기하지 마세요
辛苦了 xīn kǔ le	고생했어요
你还担心吗? nǐ hái dān xīn ma	걱정되십니까?
受不了/很难受 shòu bù liǎo /hěn nán shòu	참기가 힘드네요
快点过来，好吗? kuài diǎn guò lái, hǎo ma	빨리 좀 와주세요
喘不过气来/呼吸困难 chuǎn bú guò qì lái /hū xī kùn nán	숨쉬기가 힘들어요
请坐在牙椅上等一会儿 qǐng zuò zài yá yǐ shàng děng yí huìr	체어에 앉아서 기다리세요
我马上叫医生过来 wǒ mǎ shàng jiào yī shēng guò lái	의사를 부르겠습니다
还要多长时间/多久 hái yào duō cháng shí jiān /duō jiǔ	얼마나 더 걸립니까?
再等五分钟 zài děng wǔ fēn zhōng	5분 정도 기다려주세요

不好意思，让你久等了 bù hǎo yì sī, ràng nǐ jiǔ děng le	기다리게 해서 죄송합니다
你觉得发烧吗? nǐ jué de fā shāo ma	열이 나는 것 같습니까?
有虚汗吗? yǒu xū hàn ma	식은땀이 흐릅니까?
你发冷吗? nǐ fā lěng ma	오한이 나십니까?
从什么时候开始有症状的呢? cóng shén me shí hòu kāi shǐ yǒu zhèng zhuàng de ne	언제부터 증상이 있었습니까?
我的普通话不是很流利, wǒ de pǔ tōng huà bú shì hěn liú lì, 请慢点再说一遍 qǐng màn diǎn zài shuō yí biàn	중국어가 능숙하지 않으니 천천히 말씀해 주세요
你有没有头痛? nǐ yǒu méi yǒu tóu tòng	두통이 있습니까?
什么时候痛? shén me shí hòu tòng	언제 통증이 있습니까?
一直都痛吗? yī zhí dōu tòng ma	줄곧 아픕니까?
疼痛会立刻消失吗? téng tòng huì lì kè xiāo shī ma	통증이 바로 없어집니까?

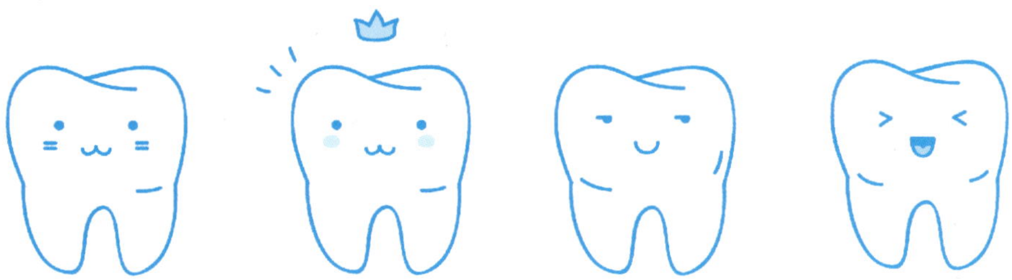

第二节

电话咨询

전화 문의

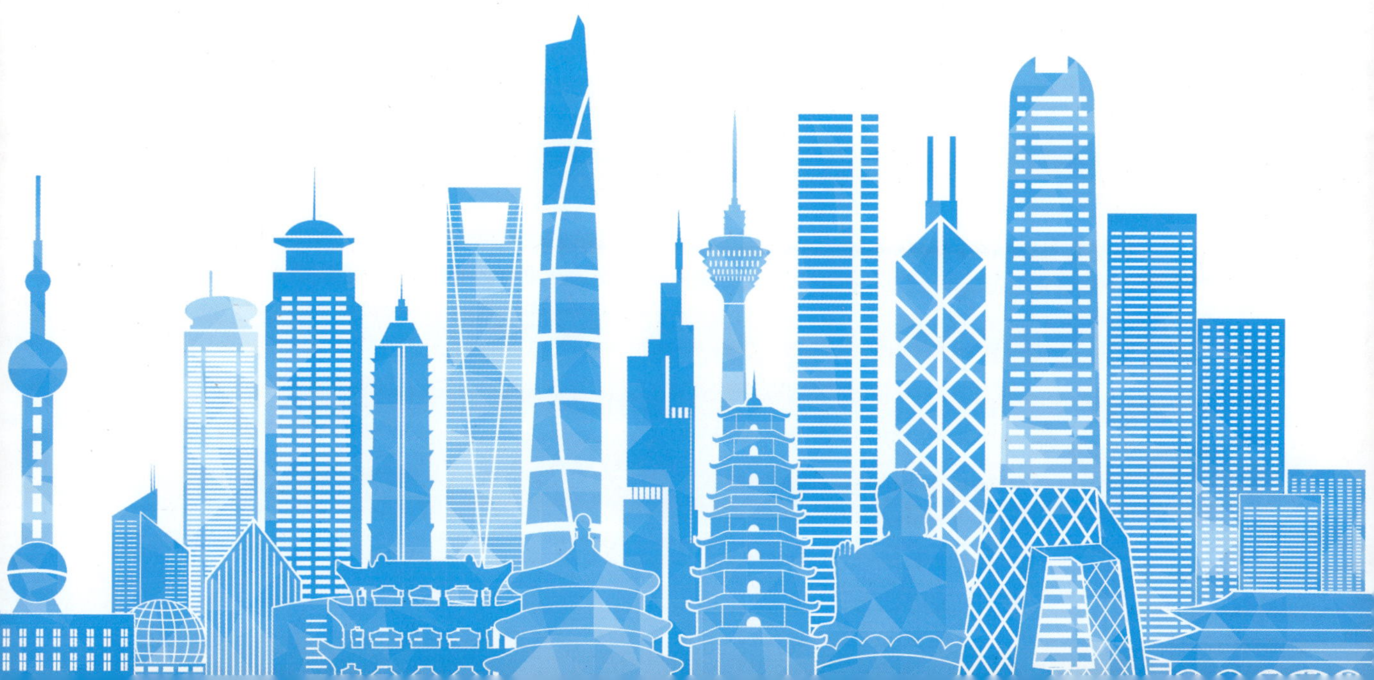

情景一 첫 예약

护： 您好，我是口腔医院护士 000。您需要什么服务?
nín hǎo, wǒ shì kǒu qiāng yī yuàn hù shì OOO nín xū yào shén me fú wù
감사합니다. 저는 치과병원 간호사 OOO입니다. 무엇을 도와드릴까요?

患： 我想要口腔咨询。
wǒ xiǎng yào kǒu qiāng zī xún
치과 상담을 받고 싶습니다.

护： 您以前来过我们医院吗?
nín yǐ qián lái guò wǒ men yī yuàn ma
이전에 저희 병원을 이용하신 적이 있으십니까?

患： 没有来过。
méi yǒu lái guò
아니요.

护： 请告诉我您的姓名和身份证号码，好帮您预约。
qǐng gào su wǒ nín de xìng míng hé shēn fèn zhèng hào mǎ, hǎo bāng nín yù yuē
진료받으실 분 성함과 주민등록번호를 말씀해 주시면 예약 도와 드리겠습니다.

患： 好的。我姓金，叫金00，身份证号码为 000000-0000000。
hǎo de, wǒ xìng jīn, jiào jīn OO, shēn fèn zhèng hào mǎ wéi
네. 김OO입니다. 주민등록번호는 000000-0000000입니다.

护： 您哪里不舒服?
nín nǎ lǐ bù shū fu
어디가 불편하신가요?

患： 昨天起牙疼得很厉害。
zuó tiān qǐ yá téng de hěn lì hai
어제부터 치통이 심합니다.

护：您有希望就诊的日期吗？
nín yǒu xī wàng jiù zhěn de rì qī ma
원하시는 진료일이 있으십니까?

开诊时间为上午九点到下午五点。
kāi zhěn shí jiān wéi shàng wǔ jiǔ diǎn dào xià wǔ wǔ diǎn
진료시간은 오전 9시부터 오후 5시까지 입니다.

患：我想预约明天上午十点。
wǒ xiǎng yù yuē míng tiān shàng wǔ shí diǎn
내일 오전 10시로 예약하고 싶습니다.

护：金先生，您预约就诊时间为明天上午十点。
jīn xiān sheng, nín yù yuē jiù zhěn shí jiān wéi míng tiān shàng wǔ shí diǎn
김선생님, 내일 오전 10시로 진료예약되었습니다.

可以留个联系方式吗？
kě yǐ liú gè lián xì fāng shì ma
연락 가능한 전화번호를 알려주시겠습니까?

患：好的，留手机号码吧。13809765421
hǎo de, liú shǒu jī hào mǎ ba yāo sān bā líng jiǔ qī liù wǔ sì èr yāo
네. 휴대폰 번호입니다. 13809765421

护：金先生，马上给你发送预约就诊日期和时间信息。
jīn xiān sheng, mǎ shàng gěi nǐ fā sòng yù yuē jiù zhěn rì qī hé shí jiān xìn xī
김선생님, 지금 예약된 날짜와 시간을 문자로 전송해 드리겠습니다.

您还有其他咨询事项吗？
nín hái yǒu qí tā zī xún shì xiàng ma
다른 문의사항 있으십니까?

患：我想了解治疗费用。
wǒ xiǎng liǎo jiě zhì liáo fèi yòng
치료비용이 궁금합니다.

护：费用是按照医生的检查结果而定，
fèi yòng shì àn zhào yī shēng de jiǎn chá jié guǒ ér dìng
비용은 의사선생님의 검사 결과에 따라 정해지므로

确定针对患者的治疗计划之后才能知道的。
què dìng zhēn duì huàn zhě de zhì liáo jì huà zhī hòu cái néng zhī dào de
환자분께 필요한 치료계획에 따라 달라질 수 있습니다.

电话上所预测的费用和实际费用会有所差距，
diàn huà shàng suǒ yù cè de fèi yòng hé shí jì fèi yòng huì yǒu suǒ chā jù
전화상으로 말씀드리는 것과 실제 발생 비용이 다를 수 있으므로

最好请您来访、检查后了解详细费用为好。
zuì hǎo qǐng nín lái fǎng、jiǎn chá hòu liǎo jiě xiáng xì fèi yòng wéi hǎo
방문 상담을 통해 자세한 비용을 안내받는 것이 가장 좋습니다.

患：哦，是这样，知道了。
ò, shì zhè yàng, zhī dào le
네, 그렇군요. 알겠습니다.

护：您还有其他的事情吗?
nín hái yǒu qí tā de shì qíng ma
다른 문의사항 있으신가요?

患：没有。
méi yǒu
없습니다.

护：好的，谢谢。
hǎo de, xiè xie
네, 감사합니다.

单词

电话 diànhuà	전화
首次 shǒucì	첫 번째
谢谢 xièxie	감사합니다
口腔医院 kǒuqiāngyīyuàn	치과병원
需要 xūyào	필요하다
服务 fúwù	서비스
以前 yǐqián	이전에
过 guò	~한 적이 있다
帮 bāng	돕다
告诉 gàosu	말하다
身份证 shēnfènzhèng	신분증
叫 jiào	부르다
舒服 shūfu	편안하다
开始 kāishǐ	시작되다
厉害 lìhai	심각하다
就诊 jiùzhěn	진찰받다
时间 shíjiān	시간
下午 xiàwǔ	오후
可以 kěyǐ	가능하다
联系 liánxì	연락하다
手机 shǒujī	휴대폰
信息 xìnxī	소식
事项 shìxiàng	사항
按照 ànzhào	~에 따라
结果 jiéguǒ	결과
针对 zhēnduì	초점을 맞추다
计划 jìhuà	계획
才能 cáinéng	~해야 ~할 수 있다
实际 shíjì	실제로
差距 chājù	차이
来访 láifǎng	방문하다
详情 xiángqíng	상세한 상황
咨询 zīxún	자문하다
预约 yùyuē	예약하다
我 wǒ	나, 저
护士 hùshi	간호사
什么 shénme	무엇
要 yào	바라다
来 lái	오다
为了 wèile	~을 하기 위하여
请 qǐng	청하다
姓名 xìngmíng	성명
号码 hàomǎ	번호
哪里 nǎli	어디
昨天 zuótiān	어제
牙 yá	치아

单词

希望 xīwàng	희망하다	检查 jiǎnchá	검사하다
日期 rìqī	일자	确定 quèdìng	확정되다
上午 shàngwǔ	오전	诊疗 zhěnliáo	진료하다
明天 míngtiān	내일	之后 zhīhòu	~다음
留 liú	보관하다	预测 yùcè	예측하다
方式 fāngshì	방식	发生 fāshēng	발생하다
发送 fāsòng	발송하다	最好 zuìhǎo	제일 좋기는
其他 qítā	기타	了解 liǎojiě	이해하다
费用 fèiyòng	비용	取消 qǔxiāo	취소하다

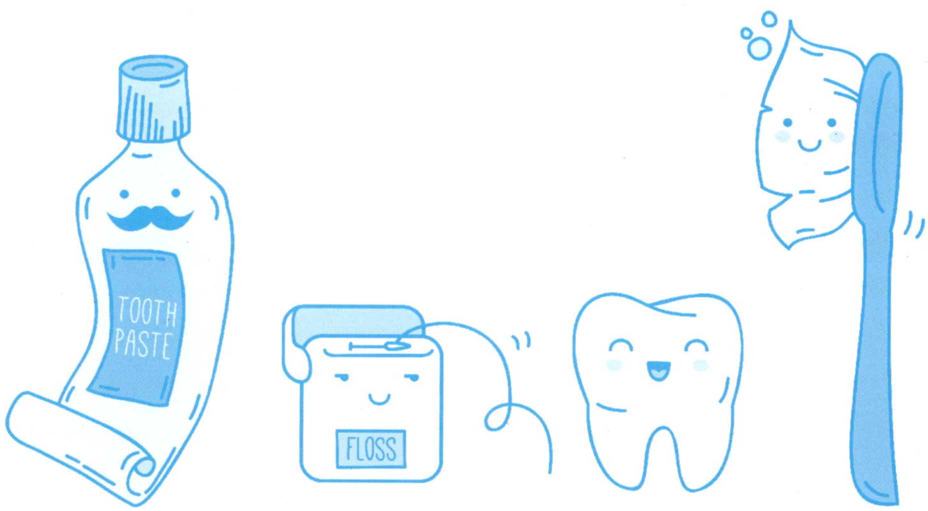

情景二 예약 취소 및 변경

护: 您好！00口腔医院、护士000。您需要什么服务?
nín hǎo OO kǒu qiāng yī yuàn, hù shi OOO nín xū yào shén me fú wù
안녕하세요. OO치과 OOO간호사입니다. 무엇을 도와드릴까요?

患: 我想换咨询日期。
wǒ xiǎng huàn zī xún rì qī
상담 예약 일자를 변경하고 싶습니다.

护: 能告诉我预约日期和姓名吗?
néng gào su wǒ yù yuē rì qī hé xìng míng ma
예약하신 날짜와 성함을 알려주시겠습니까?

患: 预约日期为明天，我叫金00。
yù yuē rì qī wéi míng tiān, wǒ jiào jīn OO
내일 김OO으로 예약했습니다.

护: 请告诉我您想要变更的日期，我会帮您更改时间。
qǐng gào su wǒ nín xiǎng yào biàn gēng de rì qī, wǒ huì bāng nín gēng gǎi shí jiān
원하는 상담 날짜를 말씀해 주시면 예약 변경을 도와드리겠습니다.

患: 请改成后天上午九点。
qǐng gǎi chéng hòu tiān shàng wǔ jiǔ diǎn
모레 오전 9시로 변경해 주세요.

护: 请稍等一下，我帮您确认一下。
qǐng shāo děng yí xià, wǒ bāng nín què rèn yí xià
잠시만 기다려주시겠습니까? 예약 확인 도와드리겠습니다.

很抱歉，您要的后天上午已经预约满了。
hěn bào qiàn, nín yào de hòu tiān shàng wǔ yǐ jīng yù yuē mǎn le
죄송합니다. 요청하신 모레 오전 예약이 마감되었습니다.

下午两点怎样？您要不要改到这个时间？
xià wǔ liǎng diǎn zěn yàng nín yào bú yào gǎi dào zhè ge shí jiān
오후 2시는 어떠신가요? 이 시간대로 변경하시는 건 어떠십니까?

患：那么请帮我订下午两点钟的吧。
nà me qǐng bāng wǒ dìng xià wǔ liǎng diǎn zhōng de ba
그럼 2시로 예약 부탁드립니다.

护：好的，金先生。您的时间改订为后天下午两点，
hǎo de, jīn xiān sheng nín de shí jiān gǎi dìng wéi hòu tiān xià wǔ liǎng diǎn
네, 김선생님 모레 오후 2시로 일정 변경되었습니다.

马上给您发送短信。您还有其他问题吗？
mǎ shàng gěi nín fā sòng duǎn xìn nín hái yǒu qí tā wèn tí ma
예약 확인 문자 발송해 드리겠습니다. 다른 문의사항 있으십니까?

患：没有。
méi yǒu
없습니다.

护：谢谢您。
xiè xie nín
감사합니다.

您需要改日期或者有什么其他问题，请及时与我们联系。
nín xū yào gǎi rì qī huò zhě yǒu shén me qí tā wèn tí, qǐng jí shí yǔ wǒ men lián xì
일정 변경 혹은 문의사항 있으시면 연락주시기 바랍니다.

我是000护士。谢谢您。
wǒ shì OOO hù shi xiè xie nín
OOO간호사였습니다. 감사합니다.

单词

变更 biàngēng	변경하다	换 huàn	바꾸다
改成 gǎichéng	~로 고치다	等 děng	기다리다
抱歉 bàoqiàn	죄송합니다	后天 hòutiān	모레
已经 yǐjing	이미	满 mǎn	가득차다

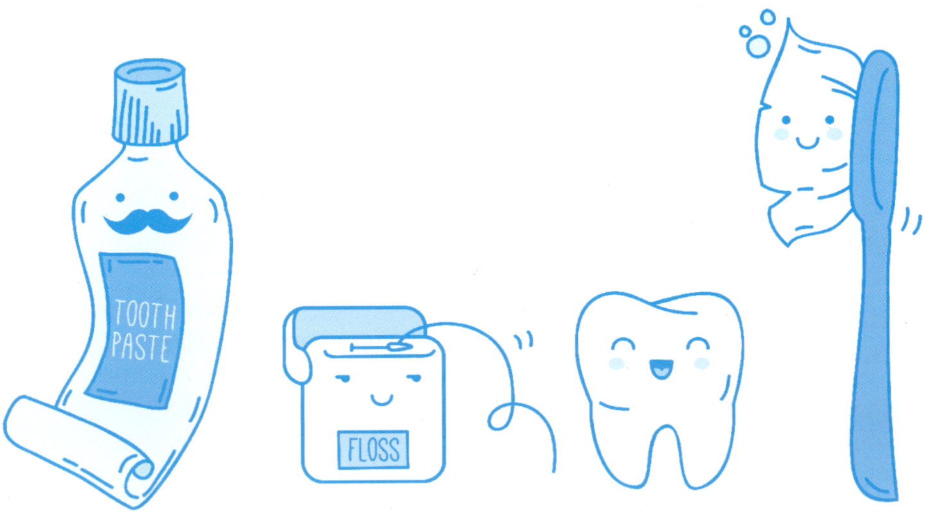

第三节

挂号 · 洽谈
접수 · 상담

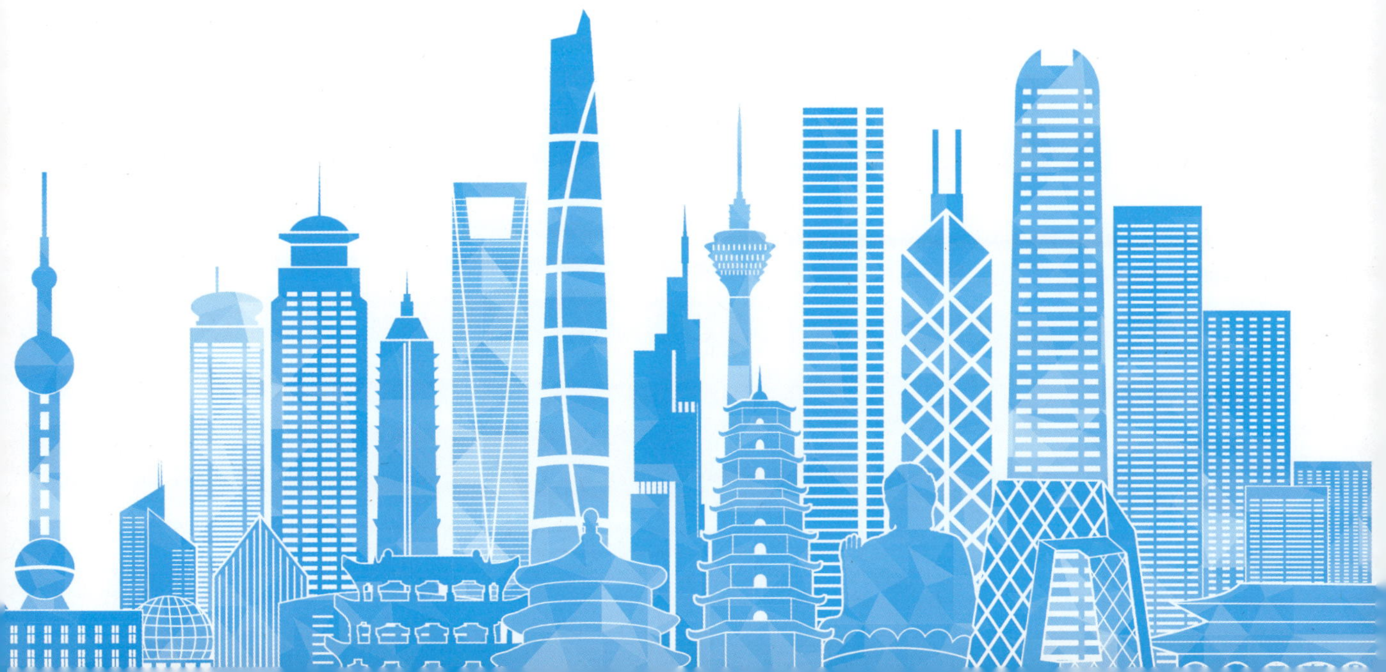

情景一 접수

护:　您好，我是00口腔医院护士000，需要什么服务?
nín hǎo, wǒ shì OO kǒu qiāng yī yuàn hù shi OOO, xū yào shén me fú wù
안녕하세요. OO치과 OOO간호사입니다. 무엇을 도와드릴까요?

患:　我在两点预定了咨询。
wǒ zài liǎng diǎn yù dìng le zī xún
2시에 상담 예약했는데요.

护:　好的，我给您确认一下。您贵姓?
hǎo de, wǒ gěi nín què rèn yí xià　nín guì xìng
감사합니다. 예약 확인해 드리겠습니다. 성함이 어떻게 되십니까?

患:　姓金叫金00。
xìng jīn jiào jīn OO
김OO입니다.

护:　金先生，确认好了。
jīn xiān sheng, què rèn hǎo le
김선생님, 예약 확인되었습니다.

请在座位上坐一会儿，我会马上给您办挂号手续。
qǐng zài zuò wèi shàng zuò yí huìr, wǒ huì mǎ shàng gěi nín bàn guà hào shǒu xù
잠시 자리에 앉아 대기해 주시면 바로 접수 도와드리도록 하겠습니다.

患:　好的。
hǎo de
네.

护:　为了更有效的咨询，请认真填写下面问诊表后交给服务台。
wèi le gèng yǒu xiào de zī xún, qǐng rèn zhēn tián xiě xià miàn wèn zhěn biǎo hòu jiāo gěi fú wù tái
정확한 상담을 위해 아래 문진표를 작성하신 후 데스크에 제출해 주시기 바랍니다.

患： 好的。
hǎo de
네.

（提交问诊表后） 문진표 제출 후

护： 谢谢您的配合。为了便于咨询，我会问几个问题。
xiè xie nín de pèi hé wèi le biàn yú zī xún, wǒ huì wèn jǐ gè wèn tí
협조해 주셔서 감사합니다. 진료 상담을 위해 몇 가지 질문을 드리도록 하겠습니다.

患： 好的。
hǎo de
네.

护： 现在主要症状是什么？
xiàn zài zhǔ yào zhèng zhuàng shì shén me
현재 주요 증상은 무엇인가요?

患： 后牙疼了两周了。
hòu yá téng le liǎng zhōu le
어금니가 아픈지 2주 정도 되었습니다.

护： 您有没有在其他医院就诊过？
nín yǒu méi yǒu zài qí tā yī yuàn jiù zhěn guò
타 병원에서 진단받은 적이 있으십니까?

患： 没有。
méi yǒu
없습니다.

护： 那您还有不舒服的吗？
nà nín hái yǒu bù shū fú de ma
더 불편하신 곳이 있으신가요?

患： 在去年年底，我突然出现胸闷症状，
zài qù nián nián dǐ, wǒ tū rán chū xiàn xiōng mèn zhèng zhuàng
작년 말에 갑자기 가슴이 답답한 증상이 있어서

随后去了医院检查，并诊断为冠心病。
suí hòu qù le yī yuàn jiǎn chá bìng zhěn duàn wéi guān xīn bìng
병원에서 검사를 받았고, 협심증 진단을 받았습니다.

护： 现在吃什么药?
xiàn zài chī shén me yào
현재 복용 중인 약품이 있으신가요?

患： 每天早上吃阿司匹林。
měi tiān zǎo shàng chī ā sī pī lín
아침마다 아스피린을 먹고 있습니다.

护： 有过敏的药吗?
yǒu guò mǐn de yào ma
과민반응이 나타나는 약품이 있으신가요?

患： 目前还没有。
mù qián hái méi yǒu
아직까진 없는 것 같습니다.

护： 以前有没有做过手术或住过院?
yǐ qián yǒu méi yǒu zuò guò shǒu shù huò zhù guò yuàn
과거에 수술이나 입원하신 적이 있으신가요?

患： 没有。
méi yǒu
없습니다.

护： 您吸烟吗?
nín xī yān ma
흡연자이십니까?

患： 是的，一天抽一盒左右。
shì de, yī tiān chōu yī hé zuǒ yòu
네, 하루에 한 갑 정도 피웁니다.

护： 请问，您是通过什么渠道认识00口腔医院的呢?
qǐng wèn, nín shì tōng guò shén me qú dào rèn shí oo kǒu qiāng yī yuàn de ne
실례지만 OO치과를 내원하게 된 경로는 무엇인가요?

患： 通过朋友的介绍。
tōng guò péng yǒu de jiè shào
친구의 소개로 알게 되었습니다.

护： 最后，核实一下您的姓名、出生日期、联系方式、身份证号码。
zuì hòu, hé shí yí xià nín de xìng míng、chū shēng rì qī、lián xì fāng shì、shēn fèn zhèng hào mǎ
마지막으로 성함, 생년월일, 연락처, 신분증번호 확인해 주시기 바랍니다.

帮您挂好了。
bāng nín guà hǎo le
접수가 완료되었습니다.

请到候诊室等一会儿再叫您。
qǐng dào hòu zhěn shì děng yī huìr zài jiào nín
편안한 자리로 이동하셔서 잠시 대기하시면 호명하겠습니다.

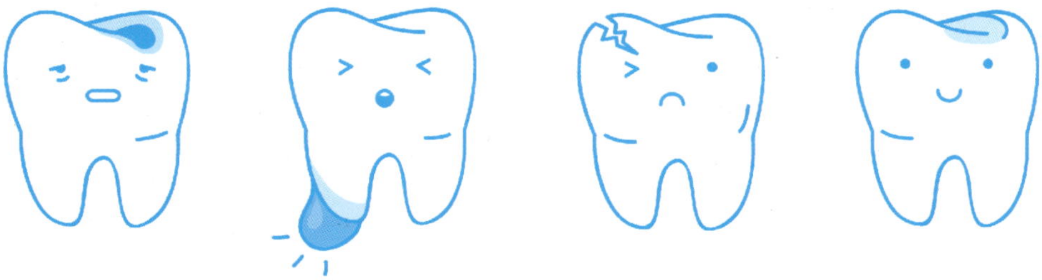

单词

单词	拼音	뜻
挂号	guàhào	접수하다
座位	zuòwèi	좌석, 자리
手续	shǒuxù	수속, 절차
认真	rènzhēn	착실하다
问诊表	wènzhěnbiǎo	문진표
服务台	fúwùtái	안내데스크
症状	zhèngzhuàng	증상
诊断	zhěnduàn	진단하다
年底	niándǐ	연말
出现	chūxiàn	나타나다
冠心病	guānxīnbìng	관상동맥경화
过敏	guòmǐn	알레르기반응
手术	shǒushù	수술하다
抽	chōu	피우다
介绍	jièshào	소개하다
贵姓	guìxìng	(상대방의) 성, 성씨
办	bàn	처리하다
有效	yǒuxiào	효과가 있다
填写	tiánxiě	기입하다
交给	jiāogěi	~에게 제출하다
配合	pèihé	협력하다
后牙	hòuyá	어금니
去年	qùnián	작년
突然	tūrán	돌연
胸闷	xiōngmèn	가슴이 답답하다
阿司匹林	āsīpǐlín	아스피린
好像是	hǎoxiàngshì	~것 같다
吸烟	xīyān	흡연하다
途径	tújìng	경로, 과정
核实	héshí	사실을 확인하다

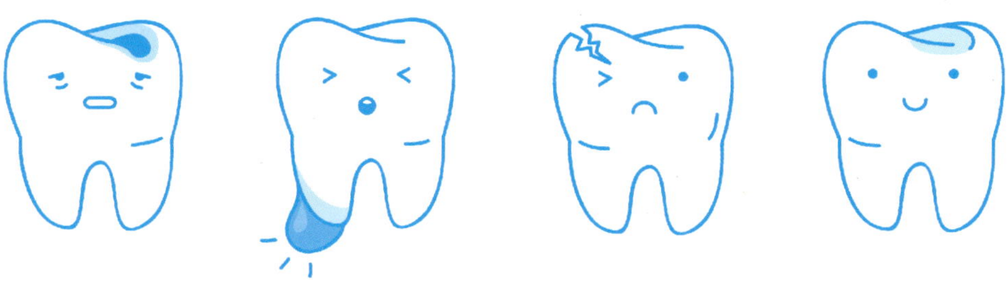

情景二 비용 상담

护: 金先生，给您安排到咨询室。
jīn xiān sheng, gěi nín ān pái dào zī xún shì
김선생님, 상담실로 안내해 드리겠습니다.

在检查当中是否有不便的事项?
zài jiǎn chá dāng zhōng shì fǒu yǒu bú biàn de shì xiàng
검사 중에 불편하신 사항은 없으셨습니까?

患: 没有。
méi yǒu
네, 없었습니다.

护: 今后会进行包括补四颗虫牙、拔智齿、做根管治疗、
jīn hòu huì jìn xíng bāo kuò bǔ sì kē chóng yá、bá zhì chǐ、zuò gēn guǎn zhì liáo、
앞으로 어금니 충치 4개, 사랑니 발치, 신경치료,

做全冠修复在内的治疗计划。
zuò quán guàn xiū fù zài nèi de zhì liáo jì huà
크라운 치료가 진행될 예정입니다.

从治疗情况来看，您还得来四次做接连的治疗。
cóng zhì liáo qíng kuàng lái kàn, nín hái děi lái sì cì zuò jiē lián de zhì liáo
치료 경과에 따라 4회 이상 내원하실 것으로 예상됩니다.

还有什么问题吗?
hái yǒu shén me wèn tí ma
궁금하신 사항 있으신가요?

患: 那治疗要花多久?
nà zhì liáo yào huā duō jiǔ
그럼 치료기간은 얼마나 걸리나요?

第三节

护： 预计要一个月左右，但根据治疗情况或许会延长。
yù jì yào yí gè yuè zuǒ yòu, dàn gēn jù zhì liáo qíng kuàng huò xǔ huì yán cháng
기본적으로 한 달 정도 예상됩니다만, 치료 경과에 따라 연장될 수 있습니다.

然后，我们的治疗费是这样。
rán hòu, wǒ men de zhì liáo fèi shì zhè yàng
진료비에 대해 안내드릴게요.

按一颗牙计算，补虫牙为十万韩币、拔智齿为十万、
àn yì kē yá jì suàn, bǔ chóng yá wéi shí wàn hán bì , bá zhì chǐ wéi shí wàn、
비용은 충치치료 한 개당 10만원, 사랑니 발치 10만원,

做根管治疗为十万、做全冠修复为五十万。
zuò gēn guǎn zhì liáo wéi shí wàn、zuò quán guàn xiū fù wéi wǔ shí wàn
신경치료 한 개당 10만원, 크라운 치료 50만원입니다.

可以当天治疗后缴付。
kě yǐ dāng tiān zhì liáo hòu jiǎo fù
해당 치료 후 수납 가능합니다.

患： 谢谢。
xiè xie
감사합니다.

单词

安排 ānpái	준비하다	不便 bú biàn	불편하다
虫牙 chóngyá	충치	拔智齿 bázhìchǐ	사랑니 발치
根管 gēnguǎn	근관	全冠修复 quánguànxiūfù	크라운 수복

情景三 진료예약

护： 我来帮您安排下回的诊疗日期，您什么时候方便呢?
wǒ lái bāng nín ān pái xià huí de zhěn liáo rì qī, nín shén me shí hòu fāng biàn ne
다음 진료 일자 예약 도와드리겠습니다. 원하시는 진료일이 있으십니까?

患： 帮我约在下周一下午两点吧。
bāng wǒ yuē zài xià zhōu yī xià wǔ liǎng diǎn ba
다음 주 월요일 오후 2시로 예약해 주세요.

护： 好的，我给您定好了。
hǎo de, wǒ gěi nín dìng hǎo le
네, 예약 접수되었습니다.

我会马上用短信发送预约日期和时间信息。
wǒ huì mǎ shàng yòng duǎn xìn fā sòng yù yuē rì qī hé shí jiān xìn xī
바로 예약 날짜와 시간을 문자로 전송해 드리겠습니다.

如果需要更改日期的话，请提前联系我们。
rú guǒ xū yào gēng gǎi rì qī de huà, qǐng tí qián lián xì wǒ men
예약 변경을 원하실 경우에 하루 전에 연락주시기 바랍니다.

患： 是，知道了。
shì, zhī dào le
네. 알겠습니다.

护： 您还有其他问题吗?
nín hái yǒu qí tā wèn tí ma
다른 문의사항 있으십니까?

患： (指着处方笺)这些药在我们家附近可以买得到吗?
(zhǐ zhe chù fāng jiān) zhè xiē yào zài wǒ men jiā fù jìn kě yǐ mǎi dé dào ma
(처방전을 가리키며) 이 처방약은 저희 동네에서도 구입할 수 있습니까?

护： 可以，这个是镇痛药，在一般药店都可以买得到的。
kě yǐ, zhè gè shì zhèn tòng yào, zài yì bān yào diàn dōu kě yǐ mǎi dé dào de
네, 진통제라 일반 약국에서도 구입하실 수 있습니다.

患： 谢谢。
xiè xie
감사합니다.

护： 还有其他问题吗?
hái yǒu qí tā wèn tí ma
다른 문의사항 있으십니까?

患： 没有了。
méi yǒu le
아니요.

护： 金先生，那在下周一下午两点见。
jīn xiān sheng , nà zài xià zhōu yī xià wǔ liǎng diǎn jiàn
김선생님. 그럼 다음 주 월요일 오후 2시에 뵙겠습니다.

单词

附近 fùjìn	가까운, 근처	镇痛药 zhèntòngyào	진통제
买 mǎi	구매하다		

第四节

收银
수납

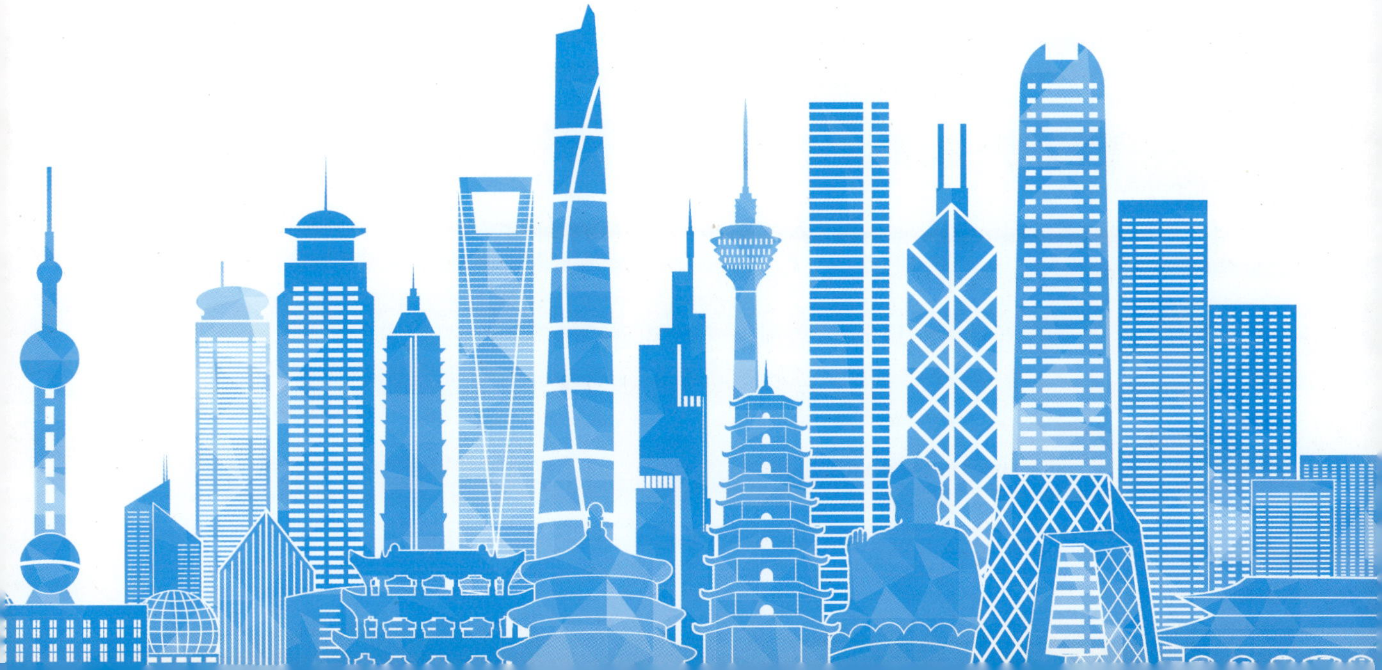

情景一 카드 결제

护: 我来帮您结清今天的诊疗费用。费用共为十八万韩币。
wǒ lái bāng nín jié qīng jīn tiān de zhěn liáo fèi yòng fèi yòng gòng wéi shí bā wàn hán bì
금일 진료비 결제 도와드리겠습니다. 금일 진료비는 18만원입니다.

刷卡、现金或者无折存款，都可以。
shuā kǎ、xiàn jīn huò zhě wú zhé cún kuǎn, dōu kě yǐ
금일 진료비는 카드 결제, 현금, 무통장 입금 모두 가능합니다.

先生、您要怎么结呢?
xiān sheng、nín yào zěn me jié ne
어떻게 도와드릴까요?

患: 我想分期付款，能用银联卡吗?
wǒ xiǎng fēn qī fù kuǎn, néng yòng yín lián kǎ ma
카드 할부로 하고 싶은데요. Union 카드도 가능한가요?

护: 可以。用它还可以三个月免息分期付款。
kě yǐ yòng tā hái kě yǐ sān gè yuè miǎn xī fēn qī fù kuǎn
네. 가능합니다. Union 카드는 무이자 3개월까지 이용이 가능합니다.

患: 没事，一次性付款就好了。
méi shì, yí cì xìng fù kuǎn jiù hǎo le
괜찮습니다. 일시불로 해주세요.

护: 您的卡收到了，我来帮您结十八万韩币。
nín de kǎ shōu dào le, wǒ lái bāng nín jié shí bā wàn hán bì
카드 받았습니다. 18만원 결제 도와드리겠습니다.

请输入六位数密码。
qǐng shū rù liù wèi shù mì mǎ
비밀번호 6자리 입력 부탁드립니다.

谢谢，结完了。
xiè xie, jié wán le
감사합니다. 결제되었습니다.

单词

单词	뜻	单词	뜻
刷卡 shuākǎ	카드로 결제하다	结帐 jiézhàng	계산하다
收费 shōufèi	비용을 받다	现金 xiànjīn	현금
无折存款 wúzhécúnkuǎn	무통장 입금	分期付款 fēnqīfùkuǎn	분할 지급
银联卡 yínliánkǎ	union pay	无利息 wúlìxī	무이자
一次性付款 yícìxìngfùkuǎn	일시불	收到 shōudào	받다
输入 shūrù	입력하다	韩币 hánbì	원화
位数 wèishù	자릿수	密码 mìmǎ	비밀번호

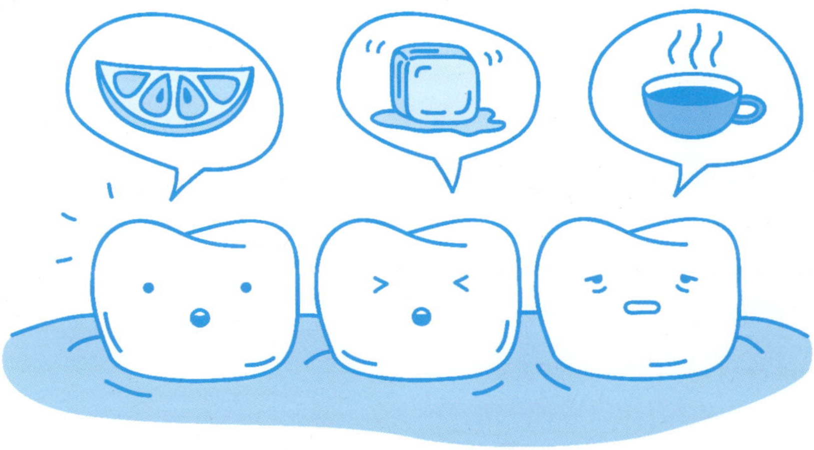

情景二 현금 결제

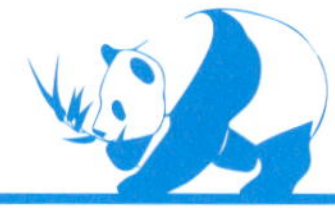

护： 我院正在做开业十周年庆典活动。可以打九折优惠。
wǒ yuàn zhèng zài zuò kāi yè shí zhōu nián qìng diǎn huó dòng kě yǐ dǎ jiǔ zhé yōu huì
현재 병원은 개원 10주년 이벤트로 10% 할인 행사 중입니다.

今天打折后的诊疗费用为二十七万韩币。请问，您要怎么结?
jīn tiān dǎ zhé hòu de zhěn liáo fèi yòng wéi èr shí qī wàn hán bì qǐng wèn, nín yào zěn me jié
금일 진료비는 할인 적용하여 27만원입니다. 결제는 어떻게 도와드릴까요?

患： 有没有其他优惠呢?
yǒu méi yǒu qí tā yōu huì ne
혹시 다른 할인 혜택이 있나요?

护： 如果有其他活动，我们将以短信或邮件方式通知您。
rú guǒ yǒu qí tā huó dòng, wǒ men jiāng yǐ duǎn xìn huò yóu jiàn fāng shì tōng zhī nín
추후에 이벤트 행사 시 문자나 이메일로 공지해 드리니 이용해 주시기 바랍니다.

患： 哦，是这样。那今天就现金结吧。
ò, shì zhè yàng nà jīn tiān jiù xiàn jīn jié ba
아, 그렇군요. 현금으로 결제하겠습니다.

护： 好的，共收到二十七万。
hǎo de, gòng shōu dào èr shí qī wàn
네, 27만원 받았습니다.

请输入现金发票的手机号。
qǐng shū rù xiàn jīn fā piào de shǒu jī hào
현금 영수증 휴대폰 번호 입력 부탁드립니다.

谢谢，金先生，帐给您结好了。
xiè xie, jīn xiān sheng, zhàng gěi nín jié hǎo le
감사합니다. 김선생님, 결제 완료되었습니다.

单词

开业 kāiyè	개업하다
打折 dǎzhé	가격 할인
优惠 yōuhuì	우대의
短信 duǎnxìn	문자메시지
方式 fāngshì	방식
发行 fāxíng	발행하다
完 wán	끝나다
正在 zhèngzài	지금 ~하고 있다
周年 zhōunián	주년
活动 huódòng	행사
邮件 yóujiàn	메일, 우편물
通知 tōngzhī	알리다
发票 fāpiào	영수증

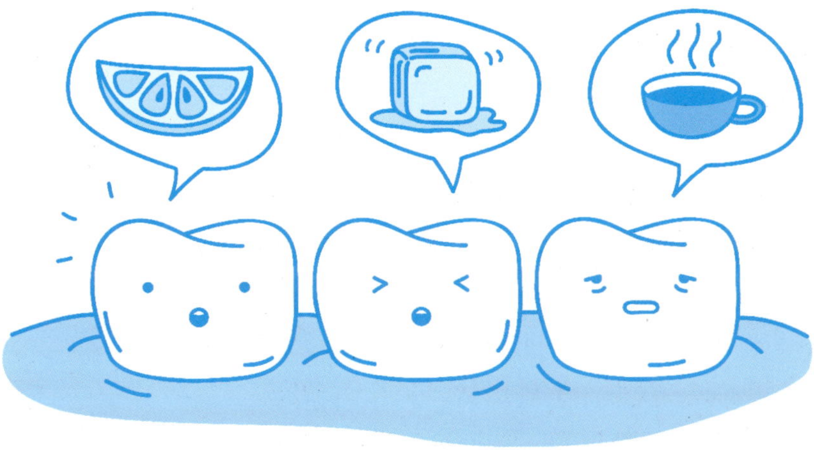

情景三 무통장 입금

护： 金先生，您对今天的治疗满意吗?
jīn xiān sheng, nín duì jīn tiān de zhì liáo mǎn yì ma
김선생님, 오늘 치료 잘 받으셨나요?

患： 很好，现在不痛了。
hěn hǎo, xiàn zài bú tòng le
좋습니다. 통증이 없어졌어요.

护： 太好了。那我来帮您结一下费用。
tài hǎo le nà wǒ lái bāng nín jié yí xià fèi yòng
잘됐네요. 금일 진료비 결제 도와드리겠습니다.

今天的诊疗费用为六十九万韩币。
jīn tiān de zhěn liáo fèi yòng wéi liù shí jiǔ wàn hán bì
오늘 진료비는 69만원입니다.

您要用什么方式结?
nín yào yòng shén me fāng shì jié
결제 방식은 어떻게 하시겠습니까?

患： 我急着出来忘了拿钱包，能用无折存款吗?
wǒ jí zhe chū lái wàng le ná qián bāo, néng yòng wú zhé cún kuǎn ma
급히 나오느라 지갑을 놓고 왔네요. 무통장 입금 가능한가요?

护： 当然可以。我院的无折账号告诉您。
dāng rán kě yǐ wǒ yuàn de wú zhé zhàng hào gào sù nín
네, 가능합니다. 입금 계좌 안내해 드리겠습니다.

友谊银行 一二三五二零一 三二一七三六,
yǒu yì yín háng yī èr sān wǔ èr líng yī sān èr yī qī sān liù
우의은행 1235-201-321736,

收款人 00口腔医院。
shōu kuǎn rén OO kǒu qiāng yī yuàn
예금주 OO치과입니다.

患：好，我马上汇款。
hǎo, wǒ mǎ shàng huì kuǎn
네, 바로 입금하겠습니다.

护：到账后我们会给您发信息的。
dào zhàng hòu wǒ men huì gěi nín fā xìn xī de
예금 확인 후 문자 보내드리겠습니다.

患：好的。
hǎo de
알겠습니다.

单词

忘 wàng	잊다	钱包 qiánbāo	지갑
汇款 huìkuǎn	돈을 부치다	转账 zhuǎnzhàng	계좌 이체하다
银行 yínháng	은행	收款人 shōukuǎnrén	수취인

第二章

诊室会话
진료실 회화

第一节

检查 · 诊断
검사 · 진단

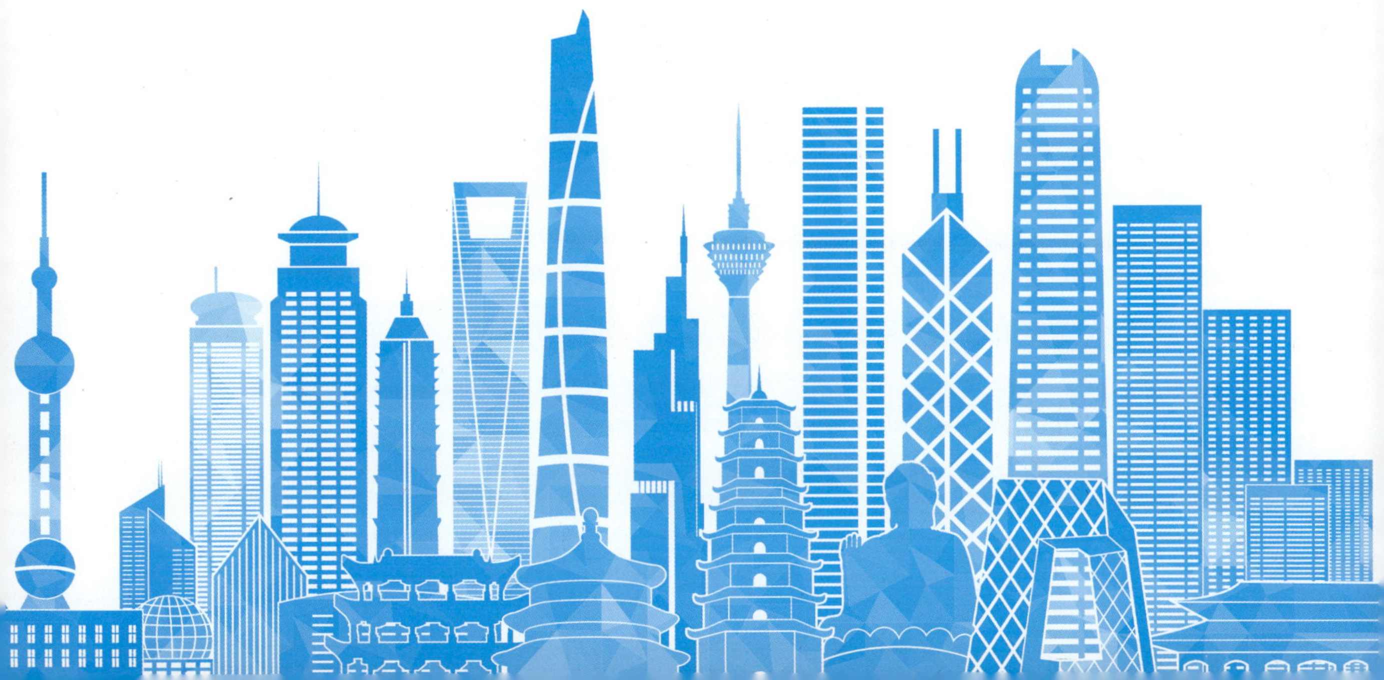

情景一 초진

医： 你好，我是郑医生。
nǐ hǎo, wǒ shì zhèng yī shēng
안녕하세요. 저는 닥터 정입니다.

你哪里不舒服?
nǐ nǎ lǐ bù shū fu
어떻게 불편하신가요?

患： 我好像有蛀牙(虫牙)。
wǒ hǎo xiàng yǒu zhù yá (chóng yá)
충치가 있는 것 같아요.

医： 疼吗?(有没有疼痛感?)
téng ma (yǒu méi yǒu téng tòng gǎn)
아픈가요? 통증이 있나요?

患： 疼(有)。
téng (yǒu)
네.

医： 是怎么个痛法?(是什么样的疼痛感?)
shì zěn me gè tòng fǎ (shì shén me yàng de téng tòng gǎn)
어떠한 통증입니까?

患： 时不时痛。
shí bù shí tòng
통증이 있다 없다 합니다.

前阵子痛的不怎么样，可今天就痛得厉害了。
qián zhèn zǐ tòng de bù zěn me yàng, kě jīn tiān jiù tòng de lì hai le
어제는 약했는데 오늘은 아주 심합니다.

医： 痛多久了?
tòng duō jiǔ le
얼마나 오래 통증이 있었나요?

患： 大概一个礼拜吧。
dà gài yí gè lǐ bài ba
약 일주일입니다.

医： 喝凉水能感觉痛吗?
hē liáng shuǐ néng gǎn jué tòng ma
차가운 것을 먹으면 시린가요?

患： 非常痛。
fēi cháng tòng
너무 아파요.

吃甜的也痛。
chī tián de yě tòng
단 것을 먹어도 아파요.

医： 疼痛感一般持续多久?
téng tòng gǎn yī bān chí xù duō jiǔ
통증은 얼마나 지속되나요?

患： 一两秒吧。
yī liǎng miǎo ba
약 1~2초요.

凉水喝过后很快就缓回来。
liáng shuǐ hē guò hòu hěn kuài jiù huǎn huí lái
찬물이 지나가면 금방 괜찮아요.

医： 晚上睡觉的时候，疼痛会加重吗?
wǎn shàng shuì jiào de shí hòu, téng tòng huì jiā zhòng ma
밤에 주무실 때 통증이 심해지나요?

患： 那倒没有。
nà dào méi yǒu
그렇지는 않습니다.

医： 有没有自发痛？
yǒu méi yǒu zì fā tòng
자발통이 있습니까?

患： 没有。
méi yǒu
없습니다.

单词

单词	뜻	单词	뜻
不舒服 bùshūfu	불편하다	龋齿 qǔchǐ	충치
蛀牙 zhùyá	충치	虫牙 chóngyá	충치
疼痛 téngtòng	아프다	有时候 yǒushíhòu	때때로
厉害 lihai	심하다	多久 duōjiǔ	얼마나 오래
大概 dàgài	약, 대략	星期 xīngqī	주
非常 fēicháng	매우	喝 hē	마시다
凉水 liángshuǐ	찬물	持续 chíxù	지속하다
多长时间 duōchángshíjiān	얼마나	缓解 huǎnjiě	완화되다
回来 huílái	돌아오다		

情景二 검사

医： 请您躺下。
qǐng nín tǎng xià
누워 보세요.

我来看一下。
wǒ lái kàn yí xià
제가 보도록 하겠습니다.

把头往后靠一下。
bǎ tóu wǎng hòu kào yí xià
머리를 뒤로 기대세요.

患： 轻一点儿。
qīng yì diǎn ér
살살 해주세요.

医： 把嘴张大点。
bǎ zuǐ zhāng dà diǎn
입을 벌리세요.

牙齿龋坏得厉害，洞很深，修复体也掉了。
yá chǐ qǔ huài de lì hài, dòng hěn shēn, xiū fù tǐ yě diào le
충치가 심하고 구멍이 깊습니다. 보철물도 탈락했네요.

医： 你除了这些症状以外，还有其他症状吗?
nǐ chú le zhè xiē zhèng zhuàng yǐ wài, hái yǒu qí tā zhèng zhuàng ma
치통이 있으면서 다른 증상도 있었습니까?

患： 喝热水也疼。
hē rè shuǐ yě téng
뜨거운 물을 마실 때 아파요.

医： 这颗牙齿扣的时候疼不疼？
zhè kē yá chǐ kòu de shí hòu téng bù téng
이 치아를 두드리면 아픈가요?

患： 很疼，别再敲了。
hěn téng, bié zài qiāo le
네 정말 아파요. 다시 두드리지 마세요.

单词

躺下 tǎngxià	눕다	往后 wǎnghòu	뒤로
靠 kào	기대다	轻一点 qīngyìdiǎn	살살
让 ràng	~에게	张大嘴 zhāngdàzuǐ	입을 크게 벌리다
龋坏 qǔhuài	우식되다	洞 dòng	구멍
深 shēn	깊다	修复体 xiūfùtǐ	수복물
掉 diào	떨어지다	颗 kē	개(치아)
扣 kòu	두드리다	别 bié	~하지 마세요
除了~以外 chúle...yǐwài	~외에	症状 zhèngzhuàng	증상

情景三 방사선 촬영 I

医：　要拍下X光片，拍片之后就可以看到牙齿有什么问题了。
yào pāi xià X guāng piān, pāi piān zhī hòu jiù kě yǐ kàn dào yá chǐ yǒu shén me wèn tí le
엑스레이를 찍겠습니다. 사진은 치아 안에 어떤 문제가 있는지 보여줄 것입니다.

请坐着等一下，护士会安排的。
qǐng zuò zhe děng yí xià, hù shi huì ān pái de
앉아 계시면 치과위생사 선생님이 도와주실 겁니다.

患：　知道了。
zhī dào le
알겠어요.

护：　你好，我是口腔护士金娜莱。
nǐ hǎo, wǒ shì kǒu qiāng hù shi jīn nà lái
안녕하세요. 저는 김나래 치과위생사입니다.

要拍下X光片。请跟我来。
yào pāi xià X guāng piān qǐng gēn wǒ lái
엑스레이를 찍겠습니다. 따라오세요.

患：　好的。
hǎo de
네.

护：　这里是放射科。请摘下您的眼镜和饰品(耳环，项链)。
zhè lǐ shì fàng shè kē　qǐng zhāi xià nín de yǎn jìng hé shì pǐn ěr huán, xiàng liàn
여기가 엑스레이실입니다. 안경과 액세서리를 벗어주세요.

患：　好的。
hǎo de
네.

护： 把下巴靠紧这里，用前牙把这小杆子紧咬住。
bǎ xià bā kào jǐn zhè lǐ, yòng qián yá bǎ zhè xiǎo gān zi jǐn yǎo zhù
턱을 여기에 대고 막대를 앞니로 무세요.

我要把您的头固定住，两只手扶着把柄。
wǒ yào bǎ nín de tóu gù dìng zhù, liǎng zhī shǒu fú zhe bǎ bǐng
머리를 고정시키고 두 손으로 손잡이를 붙잡으세요.

机器完全停止前，请不要动。
jī qì wán quán tíng zhǐ qián, qǐng bú yào dòng
기계가 멈출 때까지 움직이지 마세요.

单词

X光片 guāngpiān	X-ray 사진	拍 pāi	찍다
片子 piānzi	사진	坐着 zuòzhe	앉아 있다
护士 hùshi	간호사	跟 gēn	~와 함께
放射科 fàng shè kē	방사선과	眼镜 yǎnjìng	안경
耳环 ěrhuán	귀걸이	项链 xiàngliàn	목걸이
下巴 xiàba	아래턱	放 fàng	놓다
咬 yǎo	물다	杆子 gānzi	막대기
固定 gùdìng	고정하다	扶 fú	붙들다
把柄 bǎbǐng	손잡이	机器 jīqi	기계
停止 tíngzhǐ	정지하다	完全 wánquán	완전히

情景四 방사선 촬영 II

医： 要拍下放射片了。
yào pāi xià fàng shè piān le
방사선 사진을 찍겠습니다.

患： 为什么?
wèi shén me
왜요?

医： 要想找到牙齿有什么问题，只能拍全景片才行。
yào xiǎng zhǎo dào yá chǐ yǒu shén me wèn tí, zhǐ néng pāi quán jǐng piān cái xíng
치아 내부에 무슨 문제가 있는지 알아내기 위해 파노라마 사진이 필요합니다.

患： 其实，我是怀孕初期，这没事吗?
qí shí, wǒ shì huái yùn chū qī, zhè méi shì ma
임신했는데 괜찮을까요?

医： 几个月了?
jǐ gè yuè le
몇 개월이죠?

患： 五个月了。
wǔ gè yuè le
5개월입니다.

医： 按理说是没问题，但还是给你穿(铅)防护服吧。
àn lǐ shuō shì méi wèn tí, dàn hái shì gěi nǐ chuān (qiān) fáng hù fú ba
원칙적으로는 안전하지만 납방어복을 입혀드릴게요.

患： 谢谢。
xiè xie
감사합니다.

护： 先穿这防护服。
xiān chuān zhè fáng hù fú
방어복을 먼저 입으세요.

有点沉。
yǒu diǎn chén
무겁습니다.

单词

放射线 fàngshèxiàn	방사선	为什么 wèishénme	왜
为了 wèile	~위하여	全景片 quánjǐngpiān	파노라마
怀孕 huáiyùn	임신하다	按理说 ànlǐshuō	원칙대로라면
铅防护服 qiānfánghùfú	납방어복	穿 chuān	입다
重 zhòng	무거운		

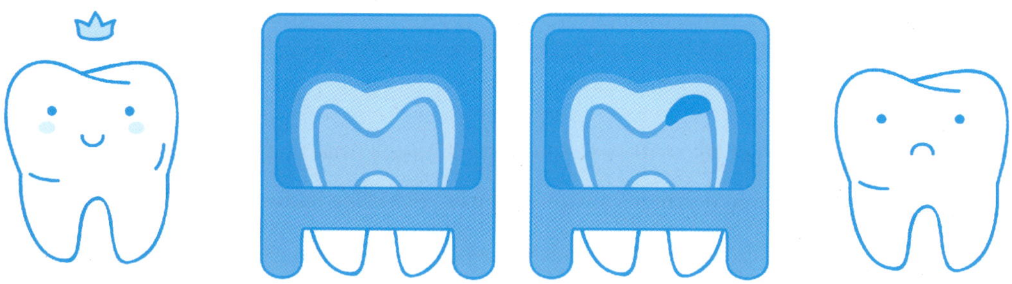

常用句

你的牙齿痛了多长时间?
nǐ de yá chǐ tòng le duō cháng shí jiān
치통은 얼마나 되셨나요?

牙齿大概痛了两个星期。
yá chǐ dà gài tòng le liǎng gè xīng qī
약 2주 정도 치통이 있었습니다.

多长时间痛一次?
duō cháng shí jiān tòng yí cì
얼마나 자주 아픕니까?

一天痛了好几次。
yì tiān tòng le hǎo jǐ cì
하루에 몇 차례씩 아픕니다.

这几天牙齿有痛过吗?
zhè jǐ tiān yá chǐ yǒu tòng guò ma
요즘 치아에 통증이 있었나요?

这个星期内痛过一次。
zhè ge xīng qī nèi tòng guò yí cì
이번 주에 한 번 있었습니다.

今天有头痛吗?
jīn tiān yǒu tóu tòng ma
오늘 두통이 있습니까?

我发烧了。还有呕吐症状。
wǒ fā shāo le hái yǒu ǒu tù zhèng zhuàng
열이 났어요. 구토증이 있었고요.

今天早晨开始痛了、到现在还痛。
jīn tiān zǎo chén kāi shǐ tòng le dào xiàn zài hái tòng
오늘 아침부터 아프기 시작해서 지금까지 아픕니다.

喝凉水觉得痛吗?
hē liáng shuǐ jué de tòng ma
차가운 것을 먹으면 시린가요?

这个牙齿扣的时候痛吗?
zhè ge yá chǐ kòu de shí hòu tòng ma
이 치아를 두드리면 아픈가요?

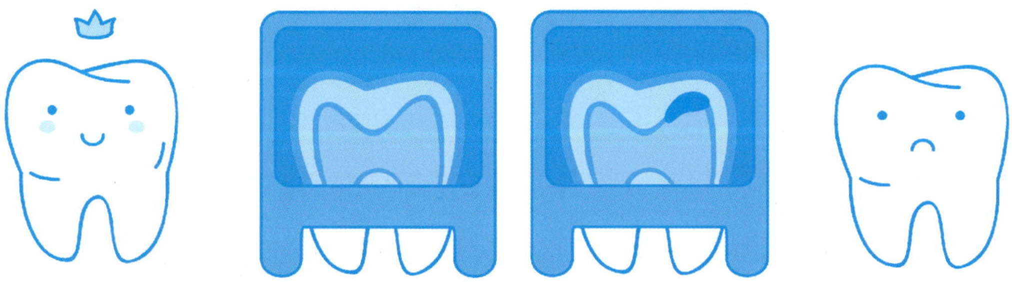

第二节

口腔预防科
예방치과

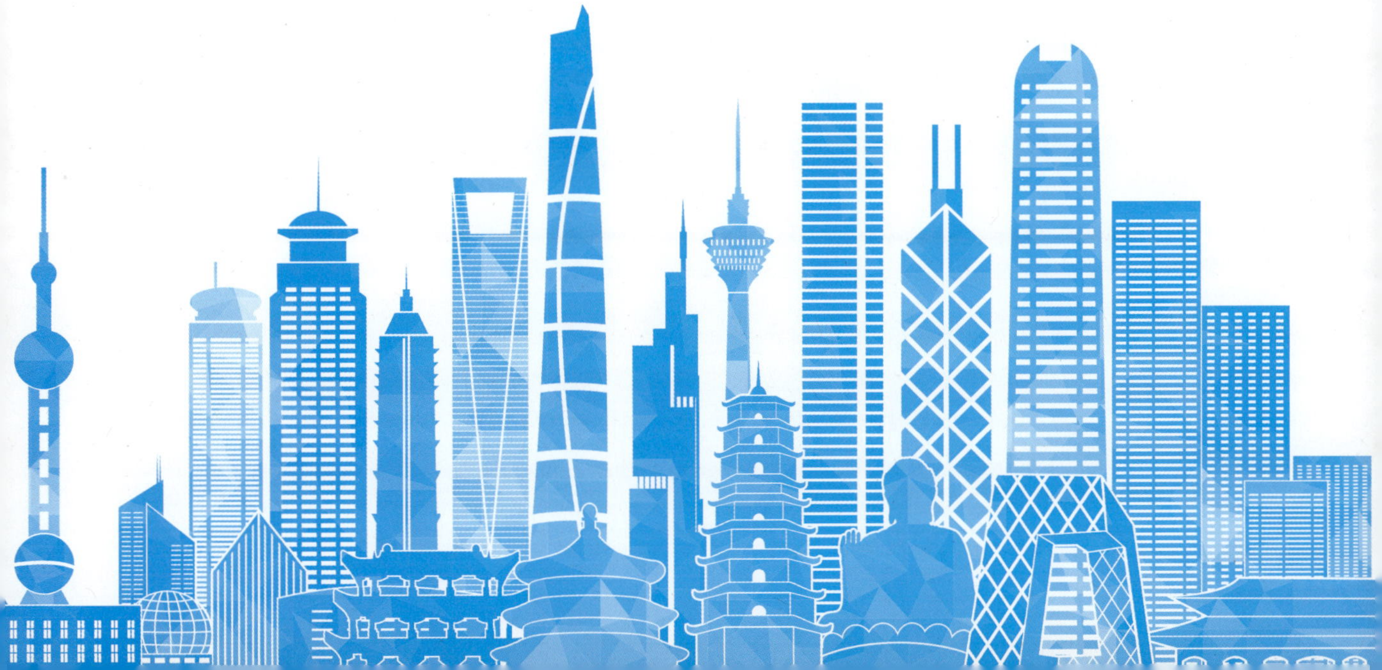

情景一 스케일링

患： 你好，今天我可以洗牙吗？
nǐ hǎo, jīn tiān wǒ kě yǐ xǐ yá ma
안녕하세요. 오늘 스케일링을 받을 수 있을까요?

护： 可以。先检查一下您的口腔卫生情况，请张大嘴。
kě yǐ xiān jiǎn chá yí xià nín de kǒu qiāng wèi shēng qíng kuàng, qǐng zhāng dà zuǐ
물론입니다. 구강 상태를 검사하도록 입을 벌려보세요.

患： 啊。
ā
아

护： 有很多牙垢。您什么时候洗过牙齿？
yǒu hěn duō yá gòu nín shén me shí hòu xǐ guò yá chǐ
치태 침전물이 많습니다. 언제 치아를 스케일링 했나요?

患： 大概三个月之前吧。
dà gài sān gè yuè zhī qián ba
약 3개월 전에 스케일링을 했어요.

护： 三个月？您得学会正确的口腔维护方法。
sān gè yuè nín děi xué huì zhèng què de kǒu qiāng wéi hù fāng fǎ
3개월이요? 치아를 제대로 관리하는 법을 배워야겠어요.

患： 我吃饭后没有刷牙。
wǒ chī fàn hòu méi yǒu shuā yá
식후 바로 칫솔질을 못했어요.

护： 养成一个饭后刷牙的习惯是很重要的。
yǎng chéng yí gè fàn hòu shuā yá de xí guàn shì hěn zhòng yào de
식사 후에 바로 칫솔질을 하는 습관이 중요합니다.

否则，食物残屑堆积在牙齿之间，
fŏu zé, shí wù cán xiè duī jī zài yá chǐ zhī jiān,
그렇지 않으면 음식 찌꺼기가 이 사이에 쌓이고

是造成蛀牙和其他疾病的原因。
shì zào chéng zhù yá hé qí tā jí bìng de yuán yīn
충치와 다른 치아 질병의 원인이 됩니다.

那么，现在开始洗牙了。如果您觉得不舒服，请举手示意。
nà me, xiàn zài kāi shǐ xǐ yá le rú guǒ nín jué de bù shū fu, qǐng jǔ shǒu shì yì
그러면 이제 스케일링을 하겠습니다. 만약에 불편하시면 손을 들어주세요.

患：知道了。会痛吗?
zhī dào le huì tòng ma
알겠습니다. 아픈가요?

护：会有点酸胀的感觉。
huì yǒu diǎn suān zhàng de gǎn jué
약간 시큰할 수 있습니다.

尽量给您做轻一点。
jǐn liàng gěi nín zuò qīng yì diǎn
최대한 안 아프게 해드릴게요.

嘴里有很多水，我们会帮您吸唾。
zuǐ lǐ yǒu hěn duō shuǐ, wǒ men huì bāng nín xī tuò
입안의 물이 많으면 석션으로 빼드릴 것입니다.

洗牙可以去除牙石和色素。
xǐ yá kě yǐ qù chú yá shí hé sè sù
스케일링은 치석과 색소를 제거할 수 있습니다.

我做个抛光，使您牙齿变得更光滑。
wǒ zuò gè pāo guāng, shǐ nín yá chǐ biàn de gèng guāng huá
폴리싱을 하여 치아를 매끈하게 하겠습니다.

单词

单词	뜻	单词	뜻
洗牙 xǐyá	스케일링	张嘴 zhāngzuǐ	입을 벌리다
牙垢 yágòu	치태	什么时候 shénmeshíhòu	언제
大概 dàgài	약, 대략	得 děi	~해야 한다
正确 zhèngquè	정확한	维护 wéihù	관리하다
刷牙 shuāyá	양치질하다	习惯 xíguàn	습관
重要 zhòngyào	중요하다	否则 fǒuzé	그렇지 않으면
食物 shíwù	음식	残屑 cánxiè	찌꺼기
堆积 duījī	쌓이다	引起 yǐnqǐ	~을 유발하다
原因 yuányīn	원인	觉得 juéde	~라고 느끼다
不舒服 bùshūfu	불편하다	举手 jǔshǒu	손을 들다
示意 shìyì	뜻을 나타내다	酸胀 suānzhàng	시큰하다
尽量 jǐnliàng	최대한	吸唾 xītuò	석션하다

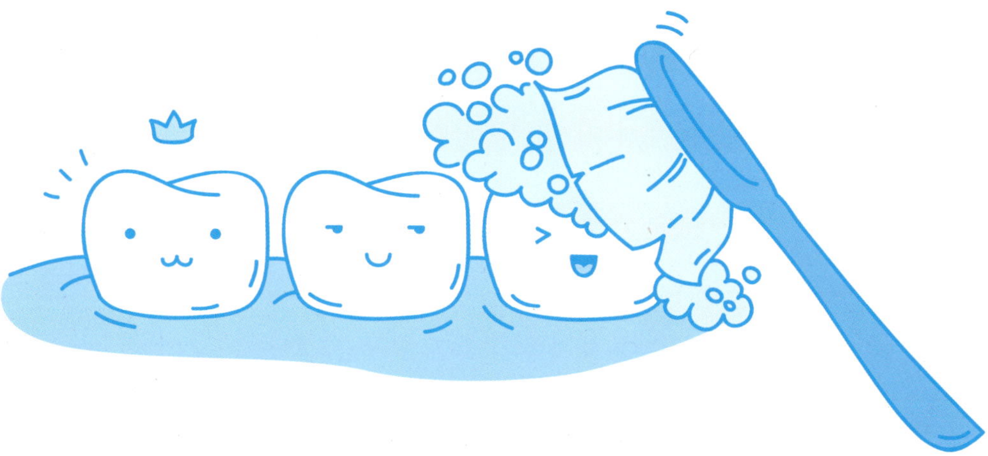

情景二 구강위생관리법 I

护: 你用什么样的牙刷呢?
nǐ yòng shén me yàng de yá shuā ne
어떠한 칫솔을 사용하세요?

患: 我用的是软毛牙刷。我不记得什么牌子的。
wǒ yòng de shì ruǎn máo yá shuā wǒ bú jì de shén me pái zǐ de
저는 부드러운 모를 사용합니다. 상표는 기억하지 못합니다.

护: 这是牙刷样品, 请拿着, 做给我看你是怎样刷牙的。
zhè shì yá shuā yàng pǐn, qǐng ná zhe, zuò gěi wǒ kàn nǐ shì zěn yàng shuā yá de
이것은 칫솔 샘플이에요. 들고 어떻게 양치하시는지 보여주세요.

患: 谢谢, 我是这样刷的。
xiè xie, wǒ shì zhè yàng shuā de
감사합니다. 저는 이렇게 양치질합니다.

护: 很好, 可是有些牙齿你并没有刷得很好。
hěn hǎo, kě shì yǒu xiē yá chǐ nǐ bìng méi yǒu shuā de hěn hǎo
아주 좋습니다. 그러나 몇몇 치아는 충분히 닦지 못하네요.

我在你的牙齿上涂上着色剂, 给你看有哪里牙刷没有刷到。
wǒ zài nǐ de yá chǐ shàng tú shàng zhuó sè jì, gěi nǐ kàn yǒu nǎ lǐ yá shuā méi yǒu shuā dào
치아에 착색제를 발라서 어느 부위가 칫솔이 닿지 않는지 보여드리겠습니다.

患: 怎么样?
zěn me yàng
괜찮은가요?

护: 口腔卫生较差。
kǒu qiāng wèi shēng jiào chà
구강위생 상태가 좋지 않습니다.

你看一看这一小手镜，可以看得到牙齿上染红的部分。
nǐ kàn yí kàn zhè yī xiǎo shǒu jìng, kě yǐ kàn de dào yá chǐ shàng rǎn hóng de bù fen
손거울로 한번 보시면 치아에 붉은 염색이 보입니다.

这是菌斑。
zhè shì jūn bān
이러한 어두운 붉은색은 플라그입니다.

着色剂会很容易擦掉的，你看到它很容易退掉吧?
zhuó sè jì huì hěn róng yì cā diào de, nǐ kàn dào tā hěn róng yì tuì diào ba
착색제는 아주 쉽게 지워집니다. 쉽게 제거되는 것이 보이시죠?

患: 看到了。
kàn dào le
보입니다.

护: 菌斑是由大量细菌、细胞间质物、少量白细胞、
jūn bān shì yóu dà liàng xì jūn、xì bāo jiān zhì wù、shǎo liàng bái xì bāo、
플라그는 대량의 세균, 세포간 물질, 소량의 백혈구,

脱落上皮细胞和食物残屑等组成的。
tuō luò shàng pí xì bāo hé shí wù cán xiè děng zǔ chéng de
탈락한 상피세포와 음식 찌꺼기로 구성됩니다.

护: 其他染色的部分是硬的，要用洁牙机把它刮掉。
qí tā rǎn sè de bù fen shì yìng de, yào yòng jié yá jī bǎ tā guā diào
다른 염색된 부분은 딱딱합니다. 스케일러로 긁어내야 합니다.

这硬化的着色部分就是牙石。
zhè yìng huà de zhuó sè bù fen jiù shì yá shí
두껍고 딱딱한 착색된 부분은 치석입니다.

你用牙刷和牙线可将那些斑点完全除掉、但绝弄不掉牙石的。
nǐ yòng yá shuā hé yá xiàn kě jiāng nà xiē bān diǎn wán quán chú diào、dàn jué nòng bú diào yá shí de
칫솔과 치실을 사용하면 반점들은 완전히 지워집니다,

我做给你看。
wǒ zuò gěi nǐ kàn
제가 시범을 보여드리겠습니다.

患： 好。
hǎo
네.

护： 刷牙齿的颊侧和舌侧时，注意上下刷动，
shuā yá chǐ de jiá cè hé shé cè shí, zhù yì shàng xià shuā dòng
치아의 옆면인 볼 쪽과 혀 쪽 면은 위아래로 칫솔질을 해야 합니다.

但刷咬合面时，需要前后刷。
dàn shuā yǎo hé miàn shí, xū yào qián hòu shuā
하지만 씹는 면을 칫솔질할 때에는 앞뒤로 닦아주어야 합니다.

把刷毛头放在牙齿与牙龈之间形成四十五度角，轻轻地颤动。
bǎ shuā máo tóu fàng zài yá chǐ yǔ yá yín zhī jiān xíng chéng sì shí wǔ dù jiǎo, qīng qīng de chàn dòng
치아와 잇몸 사이에 칫솔을 45° 각도로 대고 가볍게 진동시켜 문지릅니다.

应该选择中软的刷毛牙刷，以免损伤口腔内软组织。
yīng gāi xuǎn zé zhōng ruǎn de shuā máo yá shuā, yǐ miǎn sǔn shāng kǒu qiāng nèi ruǎn zǔ zhī
칫솔모는 잇몸과 구강 내 부드러운 조직의 손상을 피할 만큼 부드러운 것을 골라야 합니다.

患： 真有意思。
zhēn yǒu yì si
재미있네요.

单词

牙刷 yáshuā	칫솔
牌子 páizi	상표, 브랜드
拿着 názhe	들고 있다
涂 tú	바르다
地方 dìfang	부위
担心 dānxīn	걱정하다
擦掉 cādiào	닦아지다
红色 hóngsè	빨강
菌斑 jūnbān	플라그
细菌 xìjūn	세균
少量 shǎoliàng	소량
脱落上皮 tuōluòshàngpí	탈락상피
组成 zǔchéng	구성되다
染色 rǎnsè	염색
硬的 yìngde	딱딱한
刮掉 guādiào	긁어내다
斑点 bāndiǎn	반점
颊侧 jiácè	협측
动作 dòngzuò	동작
前后 qiánhòu	앞뒤
以免 yǐmiǎn	~하지 않도록
软组织 ruǎnzǔzhī	연조직
示范 shìfàn	시범
软 ruǎn	부드러운
样品 yàngpǐn	샘플
并不 bìngbù	결코 ~아니다
着色剂 zhuósèjì	착색제
用不着 yòngbuzháo	~할 필요 없다
容易 róngyì	쉽다
手镜 shǒujìng	손거울
暗红色 ànhóngsè	짙은 빨강
退掉 tuìdiào	떨어지다
细胞间物质 xìbāojiānwùzhì	세균간 물질
白细胞 báixìbāo	백혈구
残屑 cánxiè	찌꺼기
其他 qítā	그밖에
部分 bùfen	부분
洁治器 jiézhìqì	스케일러
粗 cū	두꺼운
弄不掉 nòngbudiào	제거할 수 없다
舌侧 shécè	설측
咬合面 yǎohémiàn	씹는 면
颤动 chàndòng	진동하다
损伤 sǔnshāng	손상되다
真有意思 zhēnyǒuyìsī	재미있다

常用句

您用什么样的牙刷?
nín yòng shén me yàng de yá shuā
어떠한 칫솔을 사용하십니까?

您平时怎么刷牙呢?
nín píng shí zěn me shuā yá ne
어떻게 칫솔질을 하십니까?

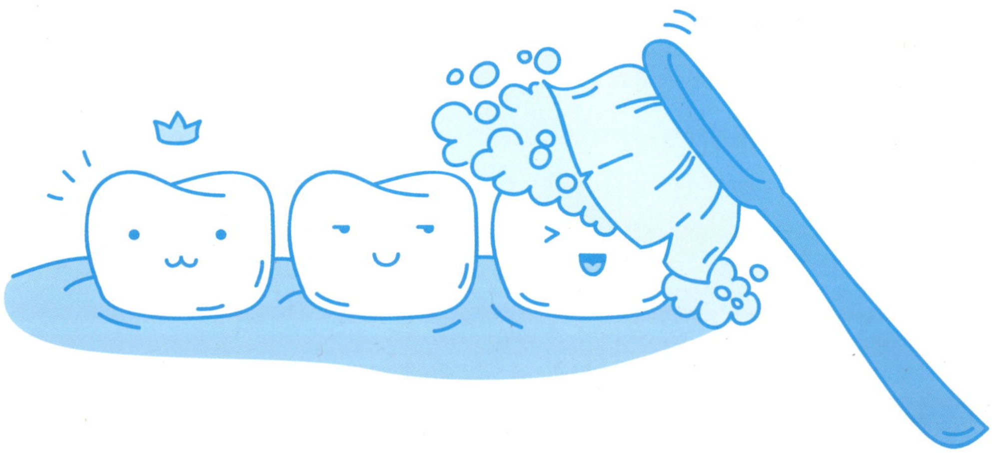

情景三 구강위생관리법 II

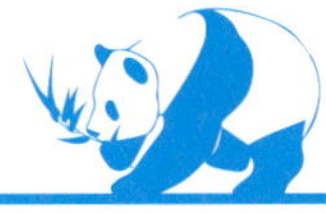

护： 您用牙线吗?
nín yòng yá xiàn ma
치과용 치실을 사용하시나요?

患： 用， 但不是每天都用。
yòng, dàn búshì měitiān dōu yòng
사용합니다. 그러나 매일 사용하지는 않습니다.

护： 单靠刷牙是刷不干净所有牙垢的。
dān kào shuā yá shì shuā bù gān jìng suǒ yǒu yá gòu de
칫솔질로 모든 치태를 제거할 수 없습니다.

一定要每天使用牙线。
yí dìng yào měi tiān shǐ yòng yá xiàn
매일 치실을 사용해야 합니다.

患： 为什么每天都用牙线?
wèi shén me měi tiān dōu yòng yá xiàn
왜 매일 사용해야 하나요?

护： 用牙线才能清洁牙齿与牙龈间的软垢。
yòng yá xiàn cái néng qīng jié yá chǐ yǔ yá yín jiān de ruǎn gòu
치실로 치아와 잇몸 사이의 치태를 제거할 수 있기 때문입니다.

患： 请教我使用牙线的好方法。
qǐng jiāo wǒ shǐ yòng yá xiàn de hǎo fāng fǎ
치실을 잘 사용하는 법을 가르쳐 주세요.

护： 好的， 首先把牙线拉长到四十厘米。
hǎo de, shǒu xiān bǎ yá xiàn lā cháng dào sì shí lí mǐ
좋습니다. 먼저 치실을 40cm 정도로 만듭니다.

用中指缠绕牙线。
yòng zhōng zhǐ chán rào yá xiàn
중지로 감아 잡습니다.

跟我做下。
gēn wǒ zuò xià
이렇게 따라 해보세요.

患: 好的, 我试试。
hǎo de, wǒ shì shì
네, 해보겠습니다.

护: 还有, 最好睡觉前使用牙线。
hái yǒu, zuì hǎo shuì jiào qián shǐ yòng yá xiàn
그리고 자기 전에 치실을 사용하는 것이 가장 좋습니다.

用食指和大拇指控制牙线。像这样子。
yòng shí zhǐ hé dà mǔ zhǐ kòng zhì yá xiàn xiàng zhè yàng zǐ
검지와 엄지손가락으로 치실을 조절하세요. 이렇게요.

患: 很容易。
hěn róng yì
쉽네요.

护: 一手指伸进口里, 另一手指则放在口外。
yī shǒu zhǐ shēn jìn kǒu lǐ, lìng yī shǒu zhǐ zé fàng zài kǒu wài
검지 한 쪽은 입안 쪽에, 다른 쪽은 바깥으로 하세요.

患: 好。
hǎo
네.

护: 把牙线上下反复来回五次, 就可以清洁牙垢。试一试。
bǎ yá xiàn shàng xià fǎn fù lái huí wǔ cì, jiù kě yǐ qīng jié yá gòu shì yí shì。
치실을 위아래로 5번 이상 움직여서 치태를 제거하시면 됩니다. 해보세요.

患： 哇塞，很脏啊。
wa sāi, hěn zāng ā
에구, 정말 더럽네요.

护： 是的。
shì de
맞아요.

其实，人的牙齿之间有很多牙垢。
qí shí, rén de yá chǐ zhī jiān yǒu hěn duō yá gòu
치아 사이에는 치태가 아주 많습니다.

患： 多谢你今天给我很多指导。
duō xiè nǐ jīn tiān gěi wǒ hěn duō zhǐ dǎo
치아 관리하는 법을 가르쳐 주셔서 감사합니다.

单词

单词	뜻	单词	뜻
牙线 yáxiàn	치실	刷不干净 shuābùgānjìng	깨끗이 닦이지 않는다
清洁 qīngjié	청결	牙龈 yáyín	잇몸
软垢 ruǎngòu	치태	牙垢 yágòu	치태
厘米 límǐ	센티미터	缠绕 chánrào	감다
手指 shǒuzhǐ	손가락	中指 zhōngzhǐ	중지
食指 shízhǐ	검지	大拇指 dàmǔzhǐ	엄지
试一试 shìyíshì	시도하다	睡觉 shuìjiào	잠자다
一边 yìbiān	한 쪽	口内 kǒunèi	구강내
口外 kǒuwài	구강외	脏 zāng	더럽다
维护 wéihù	관리하다		

常用句

你应该每天都用牙线。
nǐ yīng gāi měi tiān dōu yòng yá xiàn
매일 치실을 사용해야 합니다.

用牙刷是刷不掉牙缝里细菌的。
yòng yá shuā shì shuā bú diào yá fèng lǐ xì jūn de
칫솔을 사용하는 것으로 치아 사이의 세균을 닦아내지 못합니다.

请教我怎么使用牙线。
qǐng jiāo wǒ zěn me shǐ yòng yá xiàn
치실을 어떻게 사용하는지 알려주세요.

我做给你看怎么使用。
wǒ zuò gěi nǐ kàn zěn me shǐ yòng
어떻게 사용하는지 보여드리겠습니다.

拿着这把手镜，瞧着。
ná zhe zhè bǎ shǒu jìng, qiáo zhe
이 거울을 들고 보세요.

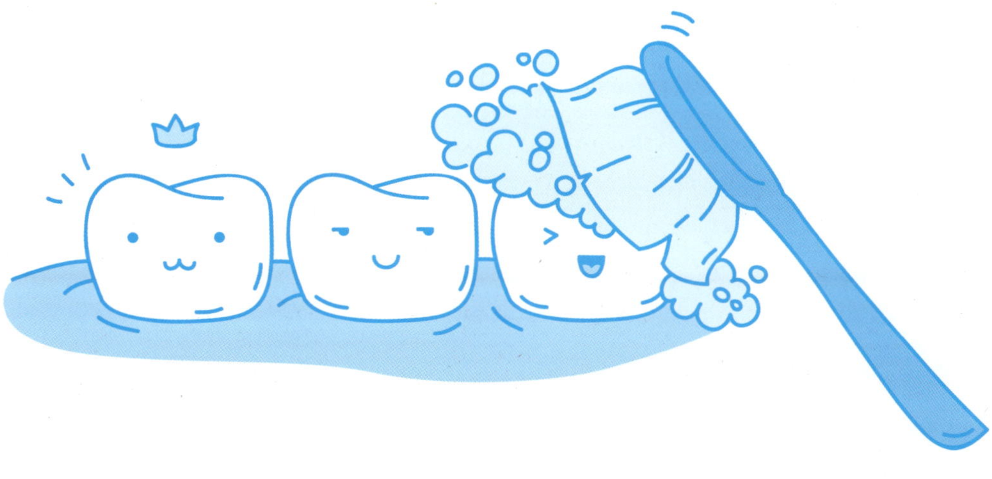

情景四 구강위생관리법 III

家： 我的孩子不愿刷牙。
wǒ de hái zǐ bú yuàn shuā yá
우리 아이가 이를 게을리 닦아요.

护： 我已经告诉你们刷牙的方法。
wǒ yǐ jīng gào sù nǐ men shuā yá de fāng fǎ
아이와 보호자께 이를 어떻게 닦는지 알려드렸어요.

今后家长每天帮孩子好好刷牙。
jīn hòu jiā zhǎng měi tiān bāng hái zǐ hǎo hao shuā yá
이제 매일 이를 잘 닦도록 어머니께서 도와주셔야 합니다.

家： 说是简单，每天晚上我都让他刷牙，他不听话。
shuō shì jiǎn dān, měi tiān wǎn shàng wǒ dōu ràng tā shuā yá, tā bù tīng huà
말이 쉽죠. 자기 전에 이 닦으라고 하면 말을 안 들어요.

护： 也许时间太晚了，让小孩子觉得烦。
yě xǔ shí jiān tài wǎn le, ràng xiǎo hái zǐ jué de fán
아마 그 시간에 피곤해서 그럴 거예요.

下次早一点让孩子刷牙吧。
xià cì zǎo yì diǎn ràng hái zǐ shuā yá bā
좀 더 일찍 치아를 닦게 해보세요.

家： 好主意。
hǎo zhǔ yì
좋은 생각이네요.

护： 小孩子们至少六七岁以后，才能自己主动刷牙，
xiǎo hái zǐ men zhì shǎo liù qī suì yǐ hòu, cái néng zì jǐ zhǔ dòng shuā yá,
적어도 6~7세가 되어야 이를 제대로 닦을 수 있기 때문에

这时需要家长贴心关注。
zhè shí xū yào jiā zhǎng tiē xīn guān zhù
어머니께서 도와주셔야 합니다.

家： 知道了。
zhī dào le
네.

单词

单词	뜻	单词	뜻
孩子 háizi	아이	懒 lǎn	게으르다
已经 yǐjing	이미	告诉 gàosu	알려주다
方法 fāngfǎ	방법	今后 jīnhòu	오늘부터
家长 jiāzhǎng	보호자	每天 měitiān	매일
简单 jiǎndān	간단하다	不听话 bùtīnghuà	말을 듣지 않는다
太晚了 tàiwǎnle	너무 늦었다	烦 fán	성가시다
好主意 hǎozhǔyi	좋은 생각이다	自己 zìjǐ	스스로
照顾 zhàogù	돌보다		

常用句

清洁牙间最常用的是牙线。
qīng jié yá jiān zuì cháng yòng de shì yá xiàn
치아 사이를 깨끗하게 하기 위해 치실이 가장 많이 사용됩니다.

超级牙线是有一端比较坚硬，有穿透的作用。
chāo jí yá xiàn shì yǒu yì duān bǐ jiào jiān yìng yǒu chuān tòu de zuò yòng
Super floss는 한 쪽이 딱딱하여 사이를 통과하는 작용을 합니다.

超级牙线可以用在固定桥下面，使用方法类似于牙线。
chāo jí yá xiàn kě yǐ yòng zài gù dìng qiáo xià miàn , shǐ yòng fāng fǎ lèi sì yú yá xiàn
Super floss는 브릿지 아래에서 치실과 비슷한 방법으로 사용합니다.

如果牙间隙较大，与其使用牙线，不如使用牙间刷。
rú guǒ yá jiān xì jiào dà , yǔ qí shǐ yòng yá xiàn , bù rú shǐ yòng yá jiān shuā
치아 사이가 넓다면, 치실을 사용하는 것보다 치간칫솔을 사용하는 것이 낫습니다.

牙间刷的毛头向牙间隙垂直进去。
yá jiān shuā de máo tóu xiàng yá jiān xì chuí zhí jìn qù
치간칫솔의 모는 치간과 직각으로 들어갑니다.

轻轻地刷牙间。
qīng qīng de shuā yá jiān
적당한 힘으로 가볍게 치아 사이를 닦습니다.

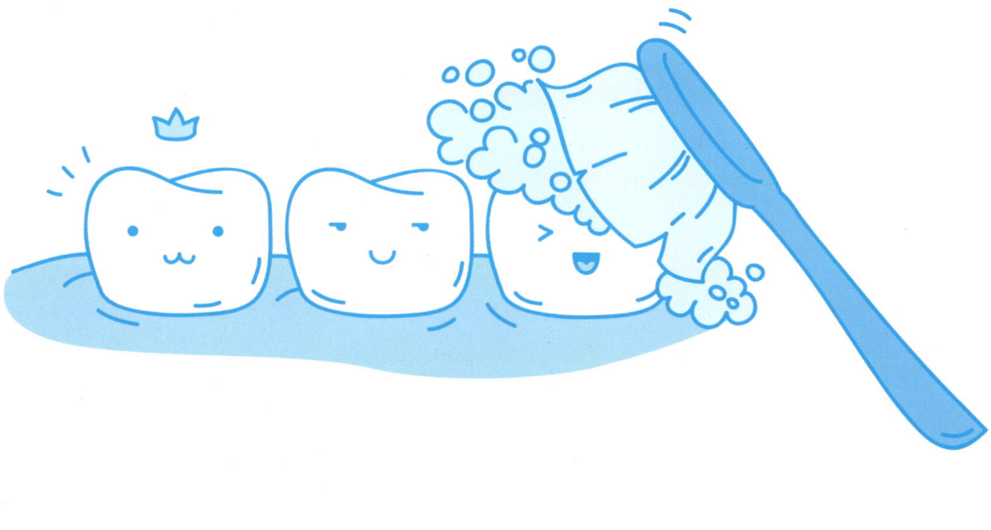

情景五 치면열구전색

医： 请把嘴张大点。他已经长了颗恒牙。
qǐng bǎ zuǐ zhāng dà diǎn tā yǐ jīng zhǎng le kē héng yá
입을 벌려봅시다. 이미 영구치가 나왔습니다.

家： 真的吗？ 在哪里？
zhēn de ma zài nǎ lǐ
정말요? 어디에 있나요?

医： 这颗牙也叫六龄齿，是最后一颗后牙。
zhè kē yá yě jiào liù líng chǐ, shì zuì hòu yì kē hòu yá
6세 치아라고도 하는데 가장 뒤에 있는 어금니입니다.

这是他的第一颗恒牙。
zhè shì tā de dì yī kē héng yá
이것이 첫 번째 영구치입니다.

家： 看起来比乳牙还大。
kàn qǐ lái bǐ rǔ yá hái dà
유치보다 더 크군요.

医： 是的。
shì de
네.

而且牙齿的窝沟较深，是较容易发生龋坏的结构。
ér qiě yá chǐ de wō gōu jiào shēn, shì jiào róng yì fā shēng qǔ huài de jié gòu
또한 치아의 홈이 깊어서 충치가 쉽게 생길 수 있는 구조입니다.

家： 那，怎么办呢？
nà, zěn me bàn ne
어떻게 하지요?

医： 可以涂材料填上（封闭）牙齿窝沟。
kě yǐ tú cái liào tián shàng (fēng bì) yá chǐ wō gōu
치아의 홈에 약을 발라서 메우는 치료가 있습니다.

叫窝沟封闭。
jiào wō gōu fēng bì
실란트라고 합니다.

家： 为了防止蛀牙可一定要做了。
wèi le fáng zhǐ zhù yá kě yí dìng yào zuò le
충치를 예방하기 위해서 꼭 해야겠네요.

医： 是的，那么就开始了。
shì de, nà me jiù kāi shǐ le
네. 그럼 시작하겠습니다.

为了治疗效果最佳，隔湿最关键。
wèi le zhì liáo xiào guǒ zuì jiā, gé shī zuì guān jiàn
침이 닿지 않는 것이 중요합니다.

请多多配合。
qǐng duō duō pèi hé
잘 협조해 주세요.

磨牙咬合面上有很深的裂沟。
mó yá yǎo hé miàn shàng yǒu hěn shēn de liè gōu
어금니의 씹는 면에는 깊은 열구가 있습니다.

为了防止蛀牙，需要做窝沟封闭。
wèi le fáng zhǐ zhù yá, xū yào zuò wō gōu fēng bì
충치가 생기는 것을 방지하기 위해 실란트가 필요합니다.

单词

단어	뜻	단어	뜻
长 zhǎng	자라다	已经 yǐjing	이미, 벌써
恒牙 héngyá	영구치	哪里 nǎli	어디
六龄齿 liùlíngchǐ	6세 치아	后牙 hòuyá	어금니
第一颗 dìyīkē	첫 번째(치아)	看起来 kànqǐlái	보기에
乳牙 rǔyá	유치	而且 érqiě	게다가
窝沟 wōgōu	홈(pit)	较 jiào	비교적
深 shēn	깊다	容易 róngyì	쉽다
发生 fāshēng	발생하다	龋坏 qǔhuài	우식
结构 jiégòu	구조	怎么办 zěnmebàn	어찌합니까
涂 tú	바르다	材料 cáiliào	재료
封闭 fēngbì	막다	窝沟封闭 wōgōufēngbì	실란트
防止 fángzhǐ	방지하다	一定 yídìng	반드시
隔湿 géshī	건조시키다	配合 pèihé	협조하다

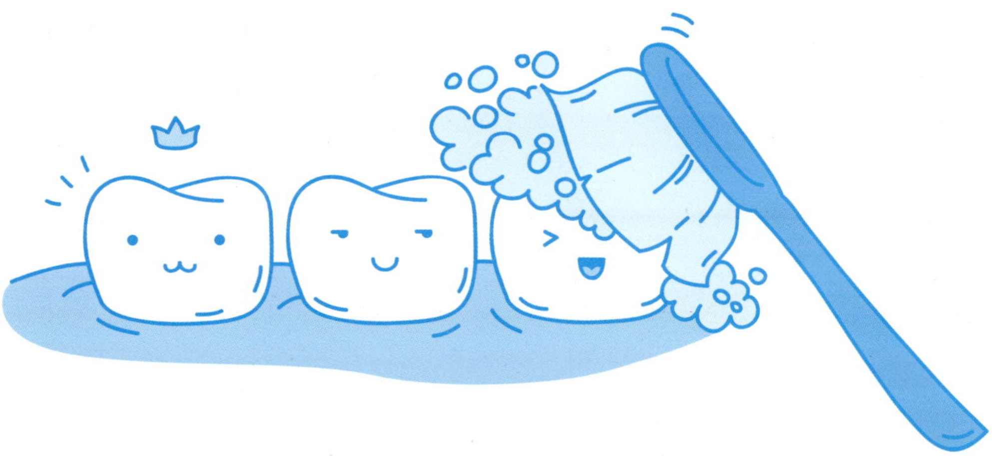

情景六 불소도포

医： 您可以涂氟化物。
nín kě yǐ tú fú huà wù
불소도포를 하셔도 됩니다.

患： 那是什么？
nà shì shén me
그건 뭐죠?

医： 这是给牙齿涂抹的一种保护膜。
zhè shì gěi yá chǐ tú mǒ de yì zhǒng bǎo hù mó
치아에 사용되는 일종의 코팅입니다.

氟离子可以有效应对早期龋。
fú lí zǐ kě yǐ yǒu xiào yìng duì zǎo qī qǔ
불소는 초기 단계의 충치를 치료할 수 있습니다.

含氟离子的牙釉质具有更强的耐酸性。
hán fú lí zǐ de yá yòu zhì jù yǒu gèng qiáng de nài suān xìng
불소를 함유한 치아의 에나멜은 산에 더 많은 저항성이 있습니다.

患： 那可以预防蛀牙吗？
nà kě yǐ yù fáng zhù yá ma
그럼 충치예방이 되나요?

医： 是的。
shì de
그렇습니다.

涂上氟化物之前，先把牙面清洁好之后，再吹干。
tú shàng fú huà wù zhī qián, xiān bǎ yá miàn qīng jié hǎo zhī hòu, zài chuī gān
불소 젤을 바르기 전에 치아를 깨끗이 하고 건조시키겠습니다.

咬住托盘，大概四分钟。
yǎo zhù tuō pán, dà gài sì fēn zhōng
4분 정도 트레이를 물고 계세요.

但口水不要咽下去。
dàn kǒu shuǐ bú yào yàn xià qù
침은 삼키지 마세요.

单词

氟 fú	불소	上涂层 shàngtúcéng	코팅
离子 lízǐ	이온	牙釉质 yáyòuzhì	에나멜
耐酸性 nàisuānxìng	산 저항성	预防 yùfáng	예방하다
蛀牙 zhùyá	충치	吹干 chuīgān	건조시키다
托盘 tuōpán	트레이	咽下去 yànxiàqù	삼키다

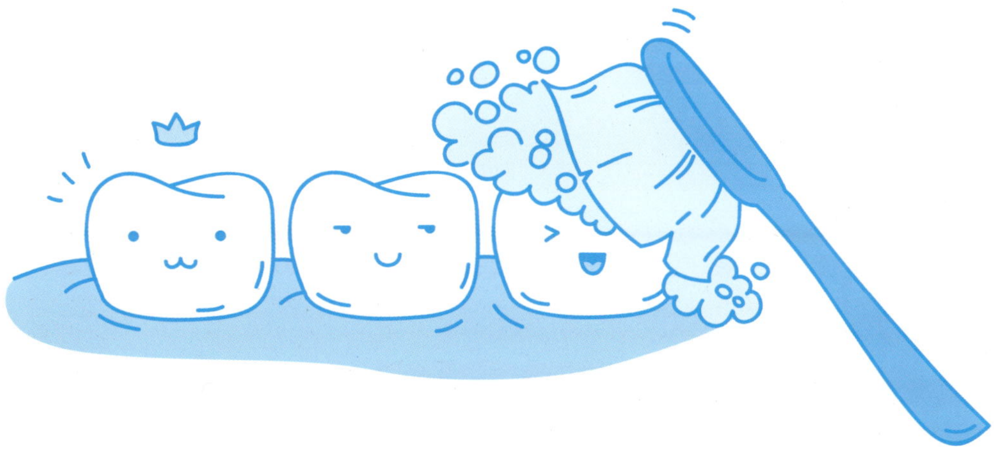

第三节

牙体牙髓科
보존과

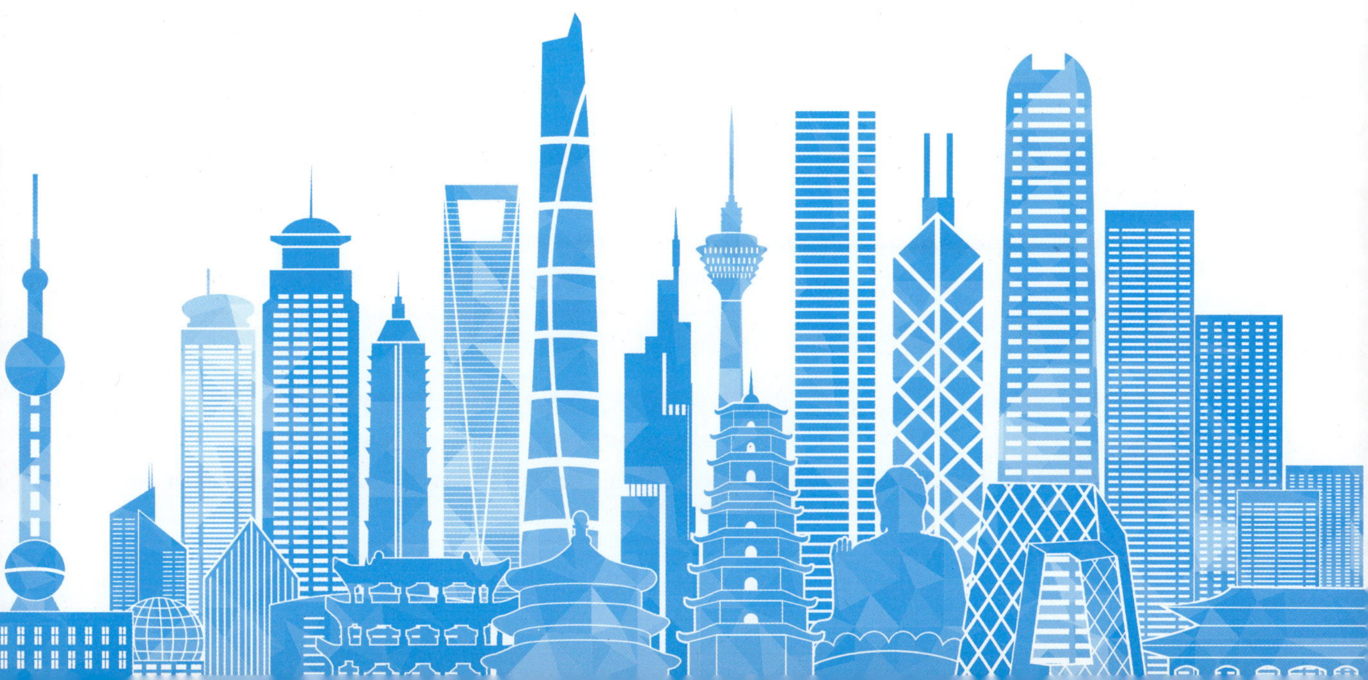

情景一 충치 I

医： 您还要拍几种X光片。
nín hái yào pāi jǐ zhǒng X guāng piān
몇 가지 종류의 엑스레이 사진을 찍어야 합니다.

患： 还要拍吗?
hái yào pāi ma
또 찍어야 합니까?

医： 我通常用几种X光片来检查牙齿。
wǒ tōng cháng yòng jǐ zhǒng X guāng piān lái jiǎn chá yá chǐ
저는 보통 여러 종류의 다른 엑스레이를 통해 검사를 합니다.

检查牙根时需要拍根尖片， 也可以检查牙周围的组织。
jiǎn chá yá gēn shí xū yào pāi gēn jiān piān, yě kě yǐ jiǎn chá yá zhōu wéi de zǔ zhī
치아 뿌리를 검사할 때는 치근단을 찍어서 뿌리와 치아 주변 조직을 검사합니다.

还有， 检查邻面的龋齿时需要拍咬合翼片。
hái yǒu, jiǎn chá lín miàn de qǔ chǐ shí xū yào pāi yǎo hé yì piān
그리고 치아 사이의 충치를 검사할 때에는 교익 엑스레이를 찍습니다.

患： 这种X光片能发现蛀牙吗?
zhè zhǒng Xguāng piān néng fā xiàn zhù yá ma
이런 사진으로 충치를 발견할 수 있는 건가요?

医： 这种X光片并不一定能找到蛀牙的。
zhè zhǒng X guāng piān bìng bù yí dìng néng zhǎo dào zhù yá de
엑스레이 사진으로 반드시 충치를 발견할 수 있는 것은 아닙니다.

但作为检查的辅助手段， 这能对蛀牙做出正确诊断。
dàn zuò wéi jiǎn chá de fǔ zhù shǒu duàn, zhè néng duì zhù yá zuò chū zhèng què zhěn duàn
하지만 검사의 보조 수단으로 더 정확하게 진단을 내릴 수 있습니다.

拍X光片是进行牙科检查的一个重要环节。
pāi X guāng piān shì jìn xíng yá kē jiǎn chá de yí gè zhòng yào huán jié
엑스레이는 치과 검사에서 중요한 한 부분입니다.

为了发现看不到的蛀牙，可需要拍X光片。
wèi le fā xiàn kàn bú dào de zhù yá, kě xū yào pāi X guāng piān
보이지 않는 충치를 검사하기 위해서는 엑스레이를 봐야 합니다.

单词

单词	뜻	单词	뜻
拍 pāi	찍다	检查 jiǎnchá	검사하다
根尖片 gēnjiānpiān	치근단 엑스레이	咬合翼片 yǎohéyìpiān	교익 엑스레이
作为 zuòwéi	~로써	辅助 fǔzhù	보조적인
诊断 zhěnduàn	진단하다	蛀牙 zhùyá	충치
并不是 bìngbúshì	반드시 ~한 것은 아니다	环节 huánjié	부분

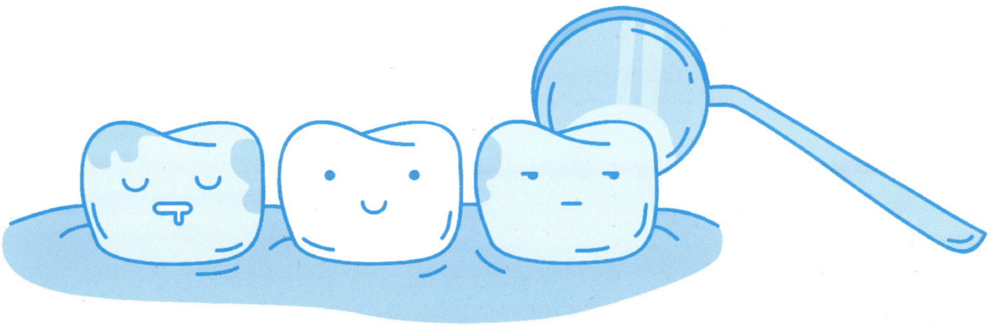

情景二 충치 II

医： 右侧上颌有蛀牙，这需要补牙。
yòu cè shàng hé yǒu zhù yá, zhè xū yào bǔ yá
위 오른쪽에 충치가 있네요. 때워야 해요.

患： 为什么要补牙?
wèi shén me yào bǔ yá
왜 때워야 하나요?

医： 如果不及时治疗，洞就会越来越深，损害到牙神经。
rú guǒ bù jí shí zhì liáo, dòng jiù huì yuè lái yuè shēn, sǔn hài dào yá shén jīng
충치를 치료하지 않으면 점차 깊어져 신경까지 도달합니다.

那痛起来可要命了。
nà tòng qǐ lái kě yào mìng le
그럼 굉장히 아픕니다.

还有，更严重的话，就会引起感染或脓肿。
hái yǒu, gèng yán zhòng de huà, jiù huì yǐn qǐ gǎn rǎn huò nóng zhǒng
그리고 심하면 감염이나 농양 같은 심각한 문제를 일으킬 수 있습니다.

患： 医生，我为什么有这么多蛀牙?
yī shēng, wǒ wèi shén me yǒu zhè me duō zhù yá
선생님, 저는 왜 이렇게 충치가 많은가요?

好像是每次去看医生都发现两三颗新的蛀牙。
hǎo xiàng shì měi cì qù kàn yī shēng dōu fā xiàn liǎng sān kē xīn de zhù yá
매번 치과를 갈 때마다 두세 개씩 새로운 충치가 발견돼요.

医： 您是容易患蛀牙的，易患蛀牙的人有几个原因。
nín shì róng yì huàn zhù yá de, yì huàn zhù yá de rén yǒu jǐ gè yuán yīn
환자분은 쉽게 충치가 생깁니다. 쉽게 충치가 생기는 데에 몇 가지 원인이 있습니다.

患： 有哪几个原因？
yǒu nǎ jǐ gè yuán yīn
어떤 원인들이 있나요?

医： 遗传、出生前的发育状况、饮食都是重要的因素。
yí chuán、chū shēng qián de fā yù zhuàng kuàng、yǐn shí dōu shì zhòng yào de yīn sù
유전, 출생 전의 발육, 음식 모두 중요한 요소입니다.

唾液的化学反应也是。
tuò yè de huà xué fǎn yìng yě shì
침의 화학 반응 또한 중요한 요소입니다.

但造成蛀牙的最主要的因素是细菌。
dàn zào chéng zhù yá de zuì zhǔ yào de yīn sù shì xì jūn
그러나 충치를 유발하는 가장 실질적인 요인은 세균입니다.

您可以通过日常的维护来控制口腔的细菌。
nín kě yǐ tōng guò rì cháng de wéi hù lái kòng zhì kǒu qiāng de xì jūn
일상적인 관리를 통해 입안의 세균을 조절할 수 있습니다.

例如刷牙、使用牙线就可以减少细菌。
lì rú shuā yá、shǐ yòng yá xiàn jiù kě yǐ jiǎn shǎo xì jūn
양치질과 치실 사용은 세균의 영향을 줄일 수 있습니다.

患： 那样可以预防蛀牙吗?
nà yàng kě yǐ yù fáng zhù yá ma
그렇게 하면 새로운 충치를 막을 수 있을까요?

医： 是的。附着在牙齿上的细菌会利用蔗糖和碳水化合物,
shì de fù zhuó zài yá chǐ shàng de xì jūn huì lì yòng zhè táng hé tàn shuǐ huà hé wù
그럴 것입니다. 치아에 붙어있는 세균은 자당과 탄수화물을 이용합니다.

这些细菌会把它转变为一种酸。
zhè xiē xì jūn huì bǎ tā zhuǎn biàn wéi yì zhǒng suān
이러한 세균은 산을 만들어냅니다.

这种酸会腐蚀牙釉质。
zhe zhǒng suān huì fǔ shí yá yòu zhì
이러한 산은 에나멜을 부식시킵니다.

牙釉质是牙齿上最坚硬的一个外层。
yá yòu zhì shì yá chǐ shàng zuì jiān yìng de yí gè wài céng
에나멜은 치아의 단단한 바깥층입니다.

蛀牙到了牙本质时发展得很快。
zhù yá dào le yá běn zhì shí fā zhǎn de hěn kuài
충치가 상아질에 도달하면 빠르게 발전합니다.

这样，洞就会变大。
zhè yàng, dòng jiù huì biàn dà
이러한 구멍은 커지게 됩니다.

所以防止蛀牙的最有效方法就是控制这些细菌和食物。
suǒ yǐ fáng zhǐ zhù yá de zuì yǒu xiào fāng fǎ jiù shì kòng zhì zhè xiē xì jūn hé shí wù
그러므로 충치예방의 효과적인 방법은 바로 이러한 세균과 음식물을 조절하는 것입니다.

患: 每天都刷牙还是这样发生蛀牙，怎么办?
měi tiān dōu shuā yá hái shì zhè yàng fā shēng zhù yá, zěn me bàn
매일 양치질을 하는데도 충치가 생겨요. 어떻게 하죠?

医: 所以每年两次定期去看牙很重要。
suǒ yǐ měi nián liǎng cì dìng qī qù kàn yá hěn zhòng yào
그래서 매년 두 번 정기검진을 하는 것이 중요합니다.

这样有助于预防感染，也预防牙齿脱落。
zhè yàng yǒu zhù yú yù fáng gǎn rǎn, yě yù fáng yá chǐ tuō luò
감염과 치아가 빠지는 것을 예방하는 데 도움이 됩니다.

患： 有蛀牙可不至于掉牙吧。
yǒu zhù yá kě bú zhì yú diào yá ba
충치가 있다고 이가 빠질 정도는 아니잖아요.

医： 不一定，要是蛀牙蛀到了牙髓，牙髓就会坏死，
bù yí dìng, yào shì zhù yá zhù dào le yá suǐ, yá suǐ jiù huì huài sǐ
아닙니다. 만약 충치가 치수에 도달하여 치수가 괴사되고

牙齿周围的组织就会发炎。
yá chǐ zhōu wéi de zǔ zhī jiù huì fā yán
치아주변 조직으로 염증이 생깁니다.

更严重的话，那颗牙齿就要拔掉。
gèng yán zhòng de huà, nà kē yá chǐ jiù yào bá diào
더 심해진다면 그 치아는 뽑아야 합니다.

患： 以后我可不能小看蛀牙了。
yǐ hòu wǒ kě bù néng xiǎo kàn zhù yá le
충치를 가볍게 보면 안 되겠군요.

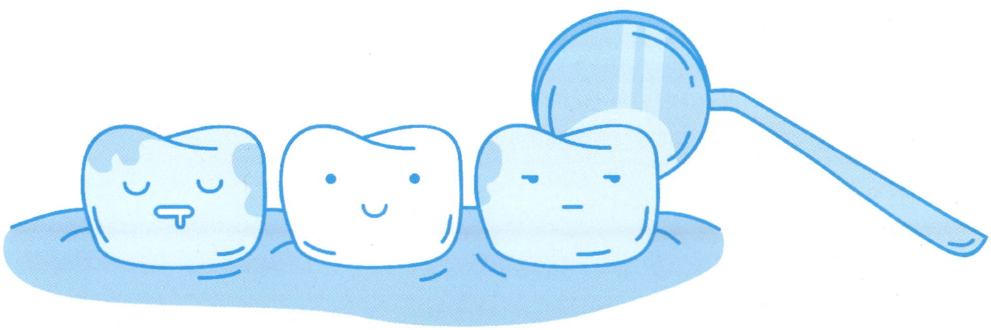

单词

单词	拼音	뜻
蛀牙	zhùyá	충치
补牙	bǔyá	이를 때우다
越来越	yuèláiyuè	점점
起来	qǐlái	~하기 시작하면
严重	yánzhòng	심각하다
脓肿	nóngzhǒng	농양
遗传	yíchuán	유전
化学反应	huàxuéfǎnyìng	화학반응
造成	zàochéng	유발하다
细菌	xìjūn	세균
影响	yǐngxiǎng	영향
蔗糖	zhètáng	자당
酸	suān	산
牙釉质	yáyòuzhì	법랑질
牙髓	yásuǐ	치수
脱落	tuōluò	빠지다
坏死	huàisǐ	괴사
小看	xiǎokàn	대수롭지 않게 보다
虫牙	chóngyá	충치
洞	dòng	구멍
神经	shénjīng	신경
要命	yàomìng	죽을 지경이다
感染	gǎnrǎn	감염
举个例子	jǔgèlìzǐ	예를 들어 말하다
唾液	tuòyè	침, 타액
因素	yīnsù	요소
实际	shíjì	실제적인
日常	rìcháng	일상적인
附着	fùzhuó	부착하는
碳水化合物	tànshuǐhuàhéwù	탄수화물
腐蚀	fǔshí	부식하다
牙本质	yáběnzhì	상아질
坚硬	jiānyìng	단단한
不至于	búzhìyú	~정도는 아니다
周围	zhōuwéi	주변

情景三 아말감

医：　您想要补什么样的材料?
nín xiǎng yào bǔ shén me yàng de cái liào
어떤 것으로 때우시길 원하세요?

患：　可以补银汞吗?
kě yǐ bǔ yín gǒng ma
아말감으로 때울 수 있을까요?

医：　我先看一看。
wǒ xiān kàn yí kàn
먼저 보겠습니다.

可以补银汞，但是我想推荐别的材料。
kě yǐ bǔ yín gǒng, dàn shì wǒ xiǎng tuī jiàn bié de cái liào
아말감으로 때울 수 있습니다만, 저는 다른 재료를 추천합니다.

患：　为什么?
wèi shén me
왜 그렇죠?

医：　您的牙齿已经补过银汞，其边缘发生了继发龋。
nín de yá chǐ yǐ jīng bǔ guò yín gǒng, qí biān yuán fā shēng le jì fā qǔ
전에 이미 아말감으로 때우셨는데 그 변연으로 2차 우식이 생겼습니다.

出于长期考虑，我推荐用贵金属补牙。
chū yú cháng qī kǎo lǜ, wǒ tuī jiàn yòng guì jīn shǔ bǔ yá
장기적으로 봤을 때 저는 금으로 때우기를 추천합니다.

患：　做贵金属的费用太高了，我治疗要用医保的。
zuò guì jīn shǔ de fèi yòng tài gāo le, wǒ zhì liáo yào yòng yī bǎo de
금으로 하는 것은 너무 비싸요. 저는 의료보험이 되는 치료를 하고 싶어요.

医： 好的，知道了。
hǎo de, zhī dào le
네, 알겠습니다.

单词

补 bǔ	때우다	材料 cáiliào	재료
银汞 yíngǒng	아말감	推荐 tuījiàn	추천하다
别的 biéde	다른	边缘 biānyuán	변연, 마진
继发龋 jìfāqǔ	2차 충치	贵金属 guìjīnshǔ	귀금속
费用 fèiyòng	비용	医保 yībǎo	의료보험

常用句

银汞是传统的补牙材料。
yín gǒng shì chuán tǒng de bǔ yá cái liào
아말감은 충치치료에 사용하는 전통적인 재료입니다.

银汞的边缘较容易发生继发龋。
yín gǒng de biān yuán jiào róng yì fā shēng jì fā qǔ
아말감 변연은 비교적 쉽게 충치가 재발합니다.

银汞是可以用医保的材料。
yín gǒng shì kě yǐ yòng yī bǎo de cái liào
아말감은 보험이 되는 재료입니다.

情景四 글래스 아이오노머

医： 今天要做玻璃离子充填治疗。
jīn tiān yào zuò bō lí lí zǐ chōng tián zhì liáo
오늘은 GI 충전을 하겠습니다.

患： 那是什么？
nà shì shén me
그게 뭐죠?

医： 是可以代替树脂的补牙材料，常用在不太受力的部位。
shì kě yǐ dài tì shù zhī de bǔ yá cái liào, cháng yòng zài bú tài shòu lì de bù wèi
레진 충전 대용으로 사용할 수 있는 재료입니다. 내구력이 덜 중요할 때 사용합니다.

虽然玻璃离子的耐磨性较低，但是其含有氟离子可以预防继发龋。
suī rán bō lí lí zǐ de nài mó xìng jiào dī, dàn shì qí hán yǒu fú lí zǐ kě yǐ yù fáng jì fā qǔ
GI는 닳기 쉬운 재료이지만, 불소를 함유하고 있어서 2차 충치를 예방합니다.

主要用在小孩子补牙治疗。
zhǔ yào yòng zài xiǎo hái zǐ bǔ yá zhì liáo
보통 아이들 충치치료에 쓰입니다.

患： 我的牙齿用玻璃离子补没问题吗？
wǒ de yá chǐ yòng bō lí lí zǐ bǔ méi wèn tí ma
GI 충전을 해도 괜찮을까요?

医： 因为牙洞非常小，没问题。
yīn wèi yá dòng fēi cháng xiǎo, méi wèn tí
문제없습니다. 충치가 굉장히 작기 때문이죠.

患： 明白了。
míng bái le
알겠습니다.

单词

玻璃离子 bōlílízǐ	글래스 아이오노머	代替 dàitì	대체하다
受力 shòulì	힘을 받다	部位 bùwèi	부위
耐磨性 nàimóxìng	내마모성	氟 fú	불소

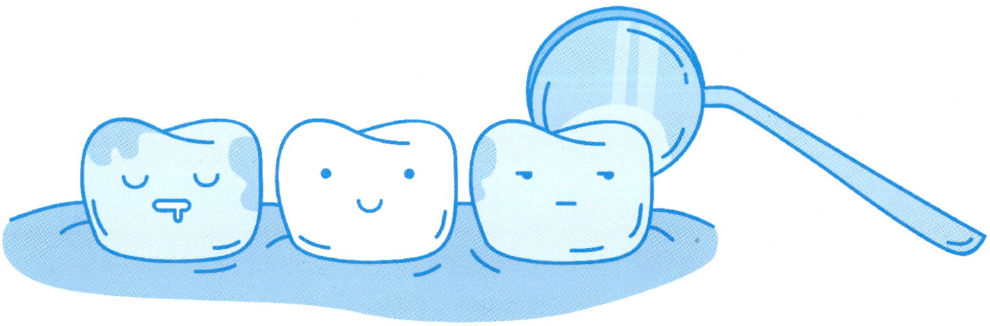

情景五 레진

患： 我可以简单补牙吗?
wǒ kě yǐ jiǎn dān bǔ yá ma
간단하게 치아를 때울 수 있을까요?

医： 树脂材料的硬度也强，更耐久，而且颜色与自然牙相似。
shù zhī cái liào de yìng dù yě qiáng, gèng nài jiǔ, ér qiě yán sè yǔ zì rán yá xiāng sì
레진은 경도가 강하고 오래 가며 색상이 자연치와 비슷합니다.

现在一颗蛀牙的洞较小，可以用树脂直接补上。
xiàn zài yì kē zhù yá de dòng jiào xiǎo, kě yǐ yòng shù zhī zhí jiē bǔ shàng
하나는 충치가 작아서 레진으로 때울 수 있습니다.

另一颗牙齿的邻面有龋，洞也较大，我还是推荐做树脂嵌体。
lìng yì kē yá chǐ de lín miàn yǒu qǔ, dòng yě jiào dà, wǒ hái shì tuī jiàn zuò shù zhī qiàn tǐ
다른 하나는 인접면이 상하고 깊어서 레진 인레이를 추천합니다.

患： 不一样吗?
bù yí yàng ma
다른가요?

医： 直接补树脂的话，今天可以完成，但树脂嵌体共需要两次就诊。
zhí jiē bǔ shù zhī de huà, jīn tiān kě yǐ wán chéng, dàn shù zhī qiàn tǐ gòng xū yào liǎng cì jiù zhěn
레진으로 직접 때우는 것은 오늘 마무리됩니다. 그러나 레진 인레이는 두 번 오셔야 합니다.

做树脂嵌体的话，首先要去除腐质，再取模。
zuò shù zhī qiàn tǐ de huà, shǒu xiān yào qù chú fǔ zhì, zài qǔ mó
레진 인레이는 우선 충치를 제거하고 본을 뜹니다.

最后，可以戴上树脂嵌体。
zuì hòu, kě yǐ dài shàng shù zhī qiàn tǐ
다음 번에 인레이를 끼울 수 있습니다.

患： 那么直接补不可以吗?
nà me zhí jiē bǔ bù kě yǐ ma
그러면 직접 때우면 안 되나요?

医： 考虑边缘的密合度和强度，只能做嵌体了。
kǎo lǜ biān yuán de mì hé dù hé qiáng dù, zhǐ néng zuò qiàn tǐ le
변연 부위의 접합도와 강도 때문에 인레이를 하셔야 합니다.

单词

单词	뜻	单词	뜻
简单 jiǎndān	간단하다	树脂 shùzhī	레진
树脂嵌体 shùzhīqiàntǐ	레진 인레이	完成 wánchéng	완성하다
去除 qùchú	제거하다	腐质 fǔzhì	우식 치질
取牙模 qǔyámó	본을 뜨다	戴 dài	씌우다
加工厂 jiāgōngchǎng	기공소	技工室 jìgōngshì	기공실
边缘 biānyuán	변연, 마진	密合度 mìhédù	접합도
强度 qiángdù	강도		

情景六 골드 인레이

医： 最常用的补牙材料有树脂、银汞、贵金属三种。
zuì cháng yòng de bǔ yá cái liào yǒu shù zhī､yín gǒng､guì jīn shǔ sān zhǒng
충치치료에 가장 많이 사용하는 재료는 레진, 아말감, 금 이렇게 세 가지가 있습니다.

患： 要选择哪一种好呢?
yào xuǎn zé nǎ yì zhǒng hǎo ne
어느 것으로 하는 것이 가장 좋나요?

医： 根据蛀牙的大小和位置，我们可以选择不同的材料。
gēn jù zhù yá de dà xiǎo hé wèi zhi, wǒ men kě yǐ xuǎn zé bù tóng de cái liào
충치의 위치와 크기에 따라 재료를 고를 수 있습니다.

贵金属是最结实，最牢固的一种材料。
guì jīn shǔ shì zuì jiē shi, zuì láo gù de yì zhǒng cái liào
금은 가장 튼튼하고 오래 유지되는 재료입니다.

您的后牙有较大的洞，适合做贵金属嵌体。
nín de hòu yá yǒu jiào dà de dòng, shì hé zuò guì jīn shǔ qiàn tǐ
당신의 어금니에 비교적 큰 구멍이 있어서 금으로 때우는 것이 적합합니다.

患： 今天就可以做嵌体吗?
jīn tiān jiù kě yǐ zuò qiàn tǐ ma
오늘 바로 인레이를 할 수 있나요?

医： 做贵金属嵌体的话，共需要两次就诊。
zuò guì jīn shǔ qiàn tǐ de huà, gòng xū yào liǎng cì jiù zhěn
금으로 때우는 치료를 하려면 두 번 내원하셔야 합니다.

患： 好的，那就开始吧。
hǎo de, nà jiù kāi shǐ ba
알겠습니다. 그럼 시작해 주세요.

医： 那先给您打麻醉针。
nà xiān gěi nín dǎ má zuì zhēn
우선 마취를 하겠습니다.

护： 请漱口，等五分钟后麻醉起效就开始了。
qǐng shù kǒu, děng wǔ fēn zhōng hòu má zuì qǐ xiào jiù kāi shǐ le
입을 헹구세요. 5분 후에 마취가 되면 시작하겠습니다.

患： 感觉已经麻了，舌头和嘴唇也麻了。
gǎn jué yǐ jīng má le, shé tóu hé zuǐ chún yě má le
이미 마취가 된 거 같아요. 혀끝과 입술도 느낌이 얼얼해요.

护： 麻醉持续两个小时左右，麻醉药失效之前最好不要吃东西。
má zuì chí xù liǎng gè xiǎo shí zuǒ yòu, má zuì yào shī xiào zhī qián zuì hǎo bú yào chī dōng xi
마취는 두 시간 정도 지속됩니다. 마취가 풀리기 전에 아무것도 드시지 마세요.

单词

大小 dàxiǎo	크기	位置 wèizhi	위치
结实 jiēshi	튼튼하다	牢固 láogù	견고하다
麻醉 mázuì	마취	持续 chíxù	지속되다
失效 shīxiào	효력을 잃다		

情景七 치료 I

医： 开始之前先给您戴上橡皮障。
kāi shǐ zhī qián xiān gěi nín dài shàng xiàng pí zhàng
치료를 시작하기 전에 러버댐을 걸겠습니다.

患： 那是什么？
nà shì shén me
그게 뭐지요?

医： 橡皮障可以防止口腔内的唾液防止流入操作区域内，
xiàng pí zhàng kě yǐ fáng zhǐ kǒu qiāng nèi de tuò yè liú rù cāo zuò qū yù nèi
고무막이 치아를 침으로부터 오염을 막아주고,

也防止小残屑掉入口腔内而意外吞入食道或气管内。
yě fáng zhǐ xiǎo cán xiè diào rù kǒu qiāng nèi ér yì wài tūn rù shí dào huò qì guǎn nèi
치아 부스러기가 목으로 넘어가는 것을 막아 줍니다.

患： 原来是这样。
yuán lái shì zhè yàng
그렇습니까?

医： 那我来把橡皮障夹子挂牙齿上了。
nà wǒ lái bǎ xiàng pí zhàng jiā zi guà yá chǐ shàng le
치아에 클램프를 걸겠습니다.

如果有不适感，请举左手。
rú guǒ yǒu bú shì gǎn, qǐng jǔ zuǒ shǒu
불편하시면 왼손을 들어주세요.

先把蛀牙去除干净了。
xiān bǎ zhù yá qù chú gān jìng le
충치를 먼저 갈아내겠습니다.

患： 嗯。
èn
네.

医： 口里的水不要咽下去，用鼻子呼吸。
kǒu lǐ de shuǐ bú yào yàn xià qù, yòng bí zǐ hū xī
입안에 있는 물은 삼키기 않도록 하세요. 코로 숨 쉬세요.

龋齿离神经很近，幸亏还没有到牙髓。
qǔ chǐ lí shén jīng hěn jìn, xìng kuī hái méi yǒu dào yá suǐ
충치가 신경과 굉장히 가깝습니다. 다행히 신경까지 도달한 정도는 아닙니다.

需要放安抚神经的材料。
xū yào fàng ān fǔ shén jīng de cái liào
치아를 진정시킬 수 있는 재료로 때워 놓겠습니다.

在牙洞最深的地方，用这材料做垫底来保护牙髓。
zài yá dòng zuì shēn de dì fang, yòng zhè cái liào zuò diàn dǐ lái bǎo hù yá suǐ
충치의 가장 깊은 곳에 베이스를 깔아 치수를 보호합니다.

这材料里面有氢氧化钙，它可以保护牙髓。
zhè cái liào lǐ miàn yǒu qīng yǎng huà gài, tā kě yǐ bǎo hù yá suǐ
재료 안에는 수산화칼슘이 있어서 치수를 보호합니다.

充填之后持续牙痛的话，需要进行根管治疗。
chōng tián zhī hòu chí xù yá tòng de huà, xū yào jìn xíng gēn guǎn zhì liáo
충전을 한 후에도 치아의 통증이 지속되면 신경치료를 받으셔야 합니다.

（两周后） 2주 후

患： 医生，治疗的那颗牙一点都不疼。
yī shēng, zhì liáo de nà kē yá yì diǎn dōu bù téng
선생님, 치료한 치아가 하나도 아프지 않아요.

医： 那么，今天就取模，再做贵金属嵌体。
nà me, jīn tiān jiù qǔ mó, zài zuò guì jīn shǔ qiàn tǐ
그럼 오늘은 골드 인레이용 본을 뜨겠습니다.

护： 取模需要你的配合。
qǔ mó xū yào nǐ de pèi hé
본을 뜰 때 환자 분의 협조가 필요합니다.

患： 好的。
hǎo de
네.

护： 把嘴张开点。
bǎ zuǐ zhāng kāi diǎn
입을 벌려보세요.

我会在嘴里放一个棉卷，做干燥。
wǒ huì zài zuǐ lǐ fàng yí gè mián juǎn, zuò gān zào
입에 솜을 넣고 건조시키겠습니다.

嘴巴要一直张开。
zuǐ bā yào yì zhí zhāng kāi
입은 계속 벌리세요.

咬住，好的，请等五分钟，之后硅橡胶材料会变硬。
yǎo zhù, hǎo de, qǐng děng wǔ fēn zhōng, zhī hòu guī xiàng jiāo cái liào huì biàn yìng
다물어 보세요. 좋습니다. 고무재료가 굳을 때까지 5분 정도 가만히 계세요.

张嘴，请漱口。
zhāng zuǐ, qǐng shù kǒu
입을 벌리시고 헹구세요.

患： 完了吗?
wán le ma
끝났나요?

医： 还有一件事，牙齿上需要充填临时材料。
hái yǒu yí jiàn shì, yá chǐ shàng xū yào chōng tián lín shí cái liào
한 가지 남았습니다. 임시 재료로 채워 넣겠습니다.

因为临时材料较弱，所以不能咬硬的东西。
yīn wèi lín shí cái liào jiào ruò, suǒ yǐ bù néng yǎo yìng de dōng xi
임시 충전재는 약하기 때문에 딱딱한 것을 씹지 말아야 합니다.

如果临时材料脱落了，马上来就诊。
rú guǒ lín shí cái liào tuō luò le, mǎ shàng lái jiù zhěn
만약 임시 재료가 떨어지면 즉시 내원하세요.

单词

戴 dài	걸다	橡皮障 xiàngpízhàng	러버댐
唾液 tuòyè	타액	操作 cāozuò	조작하다
残屑 cánxiè	부스러기	意外 yìwài	뜻밖에
吞入 tūnrù	삼키다	夹子 jiāzi	클램프
挂 guà	걸다	不适感 búshìgǎn	불편함
咽下去 yànxiàqù	삼키다	鼻子 bízǐ	코
呼吸 hūxī	호흡하다	幸亏 xìngkuī	다행히
安抚 ānfǔ	진정시키다	垫底 diàndǐ	베이스
氢氧化钙 qīngyǎnghuàgài	수산화칼슘	取模 qǔmó	본을 뜨다
棉卷 miánjuǎn	코튼 롤		

情景八 치료 II

医: 今天就要戴上嵌体了。
jīn tiān jiù yào dài shàng qiàn tǐ le
오늘은 인레이를 붙이겠습니다.

患: 复杂吗?
fù zá ma
복잡한가요?

医: 不复杂，戴嵌体时会有点发酸，但不会疼。
bú fù zá, dài qiàn tǐ shí huì yǒu diǎn fā suān, dàn bú huì téng
복잡하지 않습니다. 약간 시릴 수 있지만 아프지는 않아요.

患: 好的。
hǎo de
좋습니다.

医: 那么，把牙齿吹干后用水门汀粘上嵌体。
nà me, bǎ yá chǐ chuī gān hòu yòng shuǐ mén tīng zhān shàng qiàn tǐ
이제 치아를 건조시키고 시멘트로 인레이를 붙입니다.

请咬住棉卷。
qǐng yǎo zhù mián juǎn
이 솜을 물어보세요.

紧咬住这杆子，要继续施力。
jǐn yǎo zhù zhè gān zǐ, yào jì xù shī lì
이 스틱을 물어주시고 계속 일정한 압력을 주셔야 합니다.

直到粘接剂凝固，我们等三分钟左右吧。
zhí dào zhān jiē jì níng gù, wǒ men děng sān fēn zhōng zuǒ yòu ba
접착제가 굳을 때까지 3분 정도 기다리겠습니다.

我要去掉多余的粘接剂，会有点刺激感。
wǒ yào qù diào duō yú de zhān jiē jì, huì yǒu diǎn cì jī gǎn
여분의 접착제를 제거하겠습니다. 약간 따끔할 수 있습니다.

患：还可以。
hái kě yǐ
괜찮습니다.

医：现在要检查咬合高度。
xiàn zài yào jiǎn chá yǎo hé gāo dù
이제 교합을 검사하겠습니다.

上下咬一咬这张咬合纸。
shàng xià yǎo yī yǎo zhè zhāng yǎo hé zhǐ
이 교합지를 탁탁 물어보세요.

不是用前牙咬的，而是用后牙。怎么样？
bú shì yòng qián yá yǎo de, ér shì yòng hòu yá zěn me yàng
앞니가 아니라 어금니로 물어보세요. 어떠신가요?

患：感觉有点高了。
gǎn jué yǒu diǎn gāo le
약간 높은 거 같아요.

医：我看到高的部位了，调好了，感觉怎么样？
wǒ kàn dào gāo de bù wèi le, tiáo hǎo le, gǎn jué zěn me yàng
높은 부위가 보입니다. 조절하겠습니다. 어떠신가요?

患：很好。
hěn hǎo
좋습니다.

医：那么这次用后牙左右磨一磨。怎么样？
nà me zhè cì yòng hòu yá zuǒ yòu mó yī mó zěn me yàng
제 좌우로 갈아보세요. 어떠신가요?

患: 牙齿左右移动的时候，有点被干扰的感觉。
yá chǐ zuǒ yòu yí dòng de shí hòu, yǒu diǎn bèi gān rǎo de gǎn jué
좌우로 움직일 때 치아가 걸리는 것 같아요.

医: 调好了，好了吗?
tiáo hǎo le, hǎo le ma
조정하겠습니다. 어떠신가요?

患: 非常好。
fēi cháng hǎo
아주 좋습니다.

您要注意牙齿与嵌体之间会嵌塞食物残渣。
nín yào zhù yì yá chǐ yǔ qiàn tǐ zhī jiān huì qiàn sāi shí wù cán zhā
금니와 옆 치아 사이에 음식물 찌꺼기가 끼지 않도록 주의하세요.

如果这颗牙齿不舒服，随时过来调整。
rú guǒ zhè kē yá chǐ bù shū fu, suí shí guò lái tiáo zhěng
이 치아가 불편하면 언제든지 다시 오세요.

患: 谢谢。
xiè xie
감사합니다.

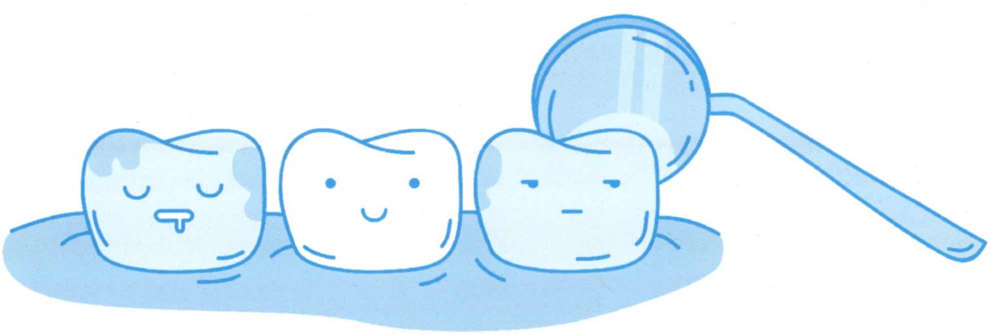

单词

单词	뜻	单词	뜻
复杂 fùzá	복잡하다	水门汀 shuǐméntīng	시멘트
粘接剂 zhānjiējì	접착제	棉卷 miánjuǎn	코튼 롤
杆子 gānzi	막대기	凝固 nínggù	굳다
多余 duōyú	잉여의	刺激 cìjī	자극
咬合纸 yǎohézhǐ	교합지	磨 mó	갈다
干扰 gānrǎo	간섭하다, 방해하다	嵌塞 qiànsāi	끼다
残渣 cánzhā	찌꺼기	随时 suíshí	언제든지

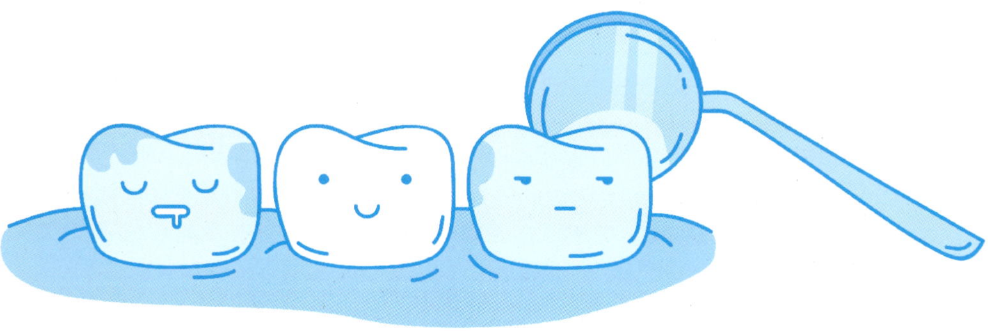

情景九 신경치료 I

患： 医生，我牙痛得很厉害。
yī shēng, wǒ yá tòng de hěn lì hai
선생님, 치아가 심하게 아파요.

医： 你有多久不舒服了？
nǐ yǒu duō jiǔ bù shū fu le
불편한 지 얼마나 되셨나요?

患： 已经痛了三天，越来越难受了。
yǐ jīng tòng le sān tiān, yuè lái yuè nán shòu le
이미 3일이나 아팠습니다. 갈수록 더 참기 어려워요.

现在也不断地痛，一压就痛得要命。
xiàn zài yě bú duàn de tòng, yì yā jiù tòng de yào mìng
지금도 끊임없이 아프고 누르면 엄청나게 아파요.

医： 我看了X光片，在你填充过的牙齿下面再龋坏了。
wǒ kàn le X guāng piān, zài nǐ tián chōng guò de yá chǐ xià miàn zài qǔ huài le
엑스레이 사진을 보니, 원래 치아의 충전물 아래로 충치가 생겼습니다.

龋坏已经到了牙髓。
qǔ huài yǐ jīng dào le yá suǐ
충치가 이미 치수까지 닿았네요.

患： 怎么办呢？
zěn me bàn ne
어떻게 하죠?

医： 要想保住这颗牙，唯一办法就是进行根管治疗。
yào xiǎng bǎo zhù zhè kē yá, wéi yī bàn fǎ jiù shì jìn xíng gēn guǎn zhì liáo
이 치아를 살리려면 신경치료를 하는 수밖에 없습니다.

患： 那是什么？我不太了解，也不懂是什么样的治疗法。
nà shì shén me wǒ bú tài liáo jiě, yě bù dǒng shì shén me yàng de zhì liáo fǎ
그게 뭐죠? 잘 모르겠어요. 어떤 치료법인지도 모르고요.

医： 我告诉你怎样治疗。
wǒ gào sù nǐ zěn yàng zhì liáo
어떻게 치료하는지 알려드리겠습니다.

首先，我要在牙齿的顶端开一个口，
shǒu xiān, wǒ yào zài yá chǐ de dǐng duān kāi yí gè kǒu,
우선 치아의 상단에 구멍을 열 것입니다.

使感染的牙髓暴露出来。
shǐ gǎn rǎn de yá suǐ bào lù chū lái
감염된 치수가 밖으로 나오도록 말이죠.

你看得见在X光片上的黑线吗？那是根管和髓腔。
nǐ kàn de jiàn zài X guāng piān shàng de hēi xiàn ma nà shì gēn guǎn hé suǐ qiāng
엑스레이에서 검은색 선이 보이시나요? 그것이 근관과 치수강입니다.

我看牙根周围也感染了。
wǒ kàn yá gēn zhōu wéi yě gǎn rǎn le
치아 뿌리 주변에도 감염이 되었네요.

牙齿开了口，就可以把脓排掉，把根管扩大、清洗、磨平。
yá chǐ kāi le kǒu, jiù kě yǐ bǎ nóng pái diào, bǎ gēn guǎn kuò dà、qīng xǐ、mó píng
치아를 열면 곧 농을 빼낼 수 있고, 근관을 넓히고, 세척하고, 평평하게 합니다.

在牙齿里放进药物，下次来诊之前先暂时填补上。
zài yá chǐ lǐ fàng jìn yào wù, xià cì lái zhěn zhī qián xiān zàn shí tián bǔ shàng
치아 안에 약을 넣어서 치료를 진행합니다. 다음 예약 때까지 임시 충전물로 메꾸게 됩니다.

患： 以后怎么做呢？
yǐ hòu zěn me zuò ne
그 다음은 어떻게 하나요?

医： 等到感染治好了以后，我就要用牙胶把根管补上。
děng dào gǎn rǎn zhì hǎo le yǐ hòu, wǒ jiù yào yòng yá jiāo bǎ gēn guǎn bǔ shàng
감염을 치료한 후에 근관을 충전물로 충전하면 됩니다.

补了之后就可以把根管封住，不再被感染。
bǔ le zhī hòu jiù kě yǐ bǎ gēn guǎn fēng zhù, bú zài bèi gǎn rǎn
근관을 완전히 막게 되고 다시 감염이 되지 않도록 합니다.

可能需要三到四次来院，就可以完成治疗。
kě néng xū yào sān dào sì cì lái yuàn, jiù kě yǐ wán chéng zhì liáo
아마 3~4회 정도 예약하고 오셔야 치료가 끝날 수 있습니다.

一旦开始了根管治疗，不论有没有疼痛感，
yí dàn kāi shǐ le gēn guǎn zhì liáo, bú lùn yǒu méi yǒu téng tòng gǎn,
일단 근관치료를 시작하면 통증이 없더라도

最好做到治疗完成为止。
zuì hǎo zuò dào zhì liáo wán chéng wéi zhǐ
끝까지 치료해야 합니다.

哪怕根管治疗很成功，就算把它治好了，
nǎ pà gēn guǎn zhì liáo hěn chéng gōng, jiù suàn bǎ tā zhì hǎo le,
그리고 신경치료는 아무리 잘 하였어도

都有再次被感染的可能性。
dōu yǒu zài cì bèi gǎn rǎn de kě néng xìng
다시 재발할 가능성이 있습니다.

患： 听起来很麻烦，能不能直接拔牙呢？
tīng qǐ lái hěn má fán, néng bù néng zhí jiē bá yá ne
매우 번거로울 거 같은데 치아를 뽑아버리면 안 되나요?

医： 我不建议拔，尽可能把牙齿保住。
wǒ bú jiàn yì bá, jìn kě néng bǎ yá chǐ bǎo zhù
저는 뽑지 않기를 권합니다. 최대한 치아를 살리고자 합니다.

单词

不断地 búduànde	끊임없이	压 yā	누르다
牙髓 yásuǐ	치수	熟悉 shúxī	익숙하다
顶端 dǐngduān	맨 위	感染 gǎnrǎn	감염
暴露 bàolù	드러나다	黑线 hēixiàn	검은 선
脓 nóng	농양	根管 gēnguǎn	근관
髓腔 suǐqiāng	치수강	弄大 nòngdà	크게 만들다
清洗 qīngxǐ	세척하다	磨平 mópíng	평평하게 갈다
牙胶 yájiāo	거타퍼차	封 fēng	막다
主张 zhǔzhāng	주장하다	保住 bǎozhù	남겨두다
一旦 yídàn	일단	成功 chénggōng	성공하다

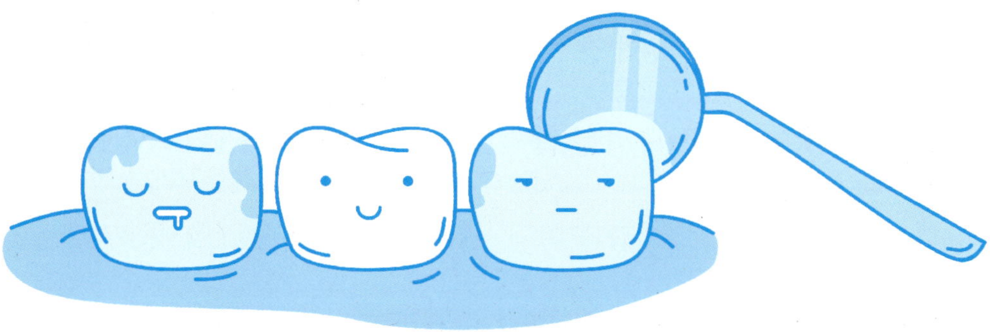

情景十 신경치료 II

医： 喝冷水时， 牙疼吗?
hē lěng shuǐ shí, yá téng ma
차가운 것에 치아가 아픈가요?

患： 喝不了冷水， 吸一口气就疼啊。
hē bù liǎo lěng shuǐ, xī yì kǒu qì jiù téng ā
찬물은 마실 수 없고, 바람만 닿아도 아픕니다.

医： 您可以明确指出哪颗牙疼吗?
nín kě yǐ míng què zhǐ chū nǎ kē yá téng ma
어떤 치아에 통증이 있는지 확실히 가리킬 수 있나요?

患： 不能， 反正有放射痛。
bù néng, fǎn zhèng yǒu fàng shè tòng
아니요. 아무튼 전체적으로 아파요.

医： 是不是晚上睡觉的时候更疼?
shì bú shì wǎn shàng shuì jiào de shí hòu gèng téng
밤에 주무실 때 더 아픈가요?

患： 是， 晚上更疼。
shì, wǎn shàng gèng téng
네. 밤에 특히 더 아픕니다.

医： 有自发痛吗?
yǒu zì fā tòng ma
가만히 있어도 아픈가요?

患： 从昨天开始， 不动它也疼， 受不了。
cóng zuó tiān kāi shǐ, bú dòng tā yě téng, shòu bù liǎo
어제부터 가만히 있어도 아파서 참을 수가 없어요.

医： 我来敲一敲这颗牙齿，怎么样?
wǒ lái qiāo yī qiāo zhè kē yá chǐ, zěn me yàng
치아를 두드려 보겠습니다. 어떻습니까?

患： 不太清楚，好像感觉有点不一样。
bú tài qīng chǔ, hǎo xiàng gǎn jué yǒu diǎn bù yí yàng
잘 모르겠습니다. 약간 다른 것 같기도 합니다.

医： 通过牙髓电力测试，能判断出牙齿神经还有没有活力。
tōng guò yá suǐ diàn lì cè shì, néng pàn duàn chū yá chǐ shén jīng hái yǒu méi yǒu huó lì
전기치수검사기를 사용하겠습니다. 이것은 신경이 살아 있는지 알 수 있습니다.

用冰棒测试一下。
yòng bīng bàng cè shì yí xià
얼음으로 테스트 해보겠습니다.

患： 哎呀!
āi ya
아악!

（数秒后） 몇 초 후에

医： 应该是急性牙髓炎，要做根管治疗，打麻药。
yīng gāi shì jí xìng yá suǐ yán, yào zuò gēn guǎn zhì liáo, dǎ má yào
급성 치수염이네요. 신경치료를 하도록 합니다. 마취합니다.

患： 打完麻醉之后一点都不疼了。
dǎ wán má zuì zhī hòu yì diǎn dōu bù téng le
마취를 하니까 하나도 아프지 않네요.

医： 是的。一旦给有疼痛的牙齿打麻药，就立马消失疼痛感。
shì de yí dàn gěi yǒu téng tòng de yá chǐ dǎ má yào, jiù lì mǎ xiāo shī téng tòng gǎn
그렇습니다. 통증의 원인인 치아에 마취가 되면 통증은 즉시 사라집니다.

患： 那个尖尖的针是什么？
nà gè jiān jiān de zhēn shì shén me
저 날카로운 침은 뭐지요?

医： 这都是根管治疗用的工具。
zhè dōu shì gēn guǎn zhì liáo yòng de gōng jù
근관치료에 사용되는 도구들입니다.

有锉、根测仪、镍钛机、根充糊剂、牙胶、次氯酸钠、
yǒu cuò、gēn cè yí、niè tài jī、gēn chōng hú jì、yá jiāo、cì lǜ suān nà、
파일과 근관장측정기, Ni-Ti 모터, 실러, 거타퍼차, 차아염소산나트륨,

生理盐水等。
shēng lǐ yán shuǐ děng
생리식염수 등이 있습니다.

患： 好了，开始吧。
hǎo le, kāi shǐ ba
알겠습니다. 시작하세요.

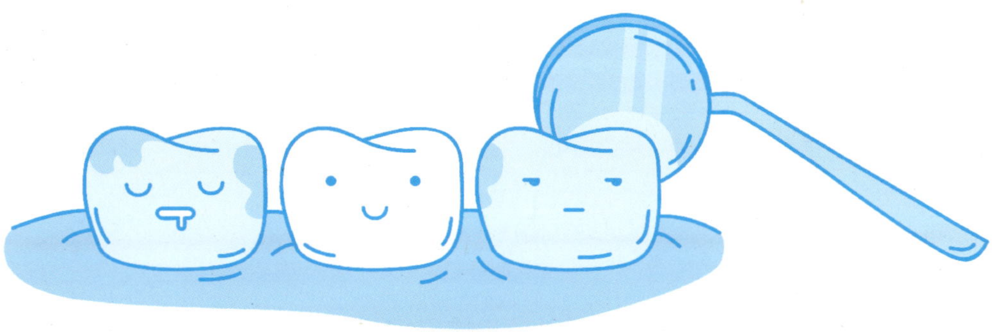

单词

单词	뜻	单词	뜻
冷水 lěngshuǐ	차가운 물	吸气 xīqì	숨을 들이마시다
指 zhǐ	가리키다	放射痛 fàngshètòng	방사통
睡觉 shuìjiào	잠자다	自发痛 zìfātòng	자발통
受不了 shòubuliǎo	참을 수 없다	活力 huólì	활력
电力测试 diànlìcèshì	전기테스트	冰棒 bīngbàng	얼음막대기
测试 cèshì	테스트하다	急性 jíxìng	급성
牙髓炎 yásuǐyán	치수염	消失 xiāoshī	사라지다
立马 lìmǎ	즉시	锉 cuò	파일
根测仪 gēncèyí	근관장측정기	镍钛机 niètàijī	Ni–Ti 모터
根充糊剂 gēnchōnghújì	실러	牙胶 yájiāo	거타퍼차
次氯酸钠 cìlǜsuānnà	차아염소산나트륨	生理盐水 shēnglǐyánshuǐ	식염수

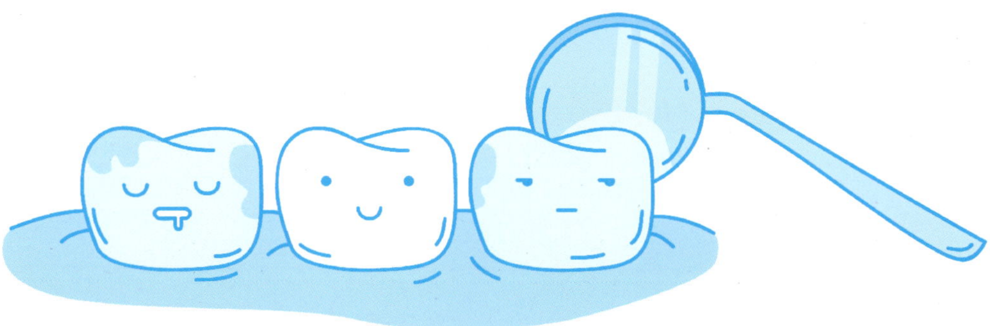

根管治疗后的注意事项

1. 根管治疗充填完毕，一周内可能会出现胀、
gēn guǎn zhì liáo chōng tián wán bì, yī zhōu nèi kě néng huì chū xiàn zhàng 、
闷或轻微疼痛，属正常状况。
mèn huò qīng wēi téng tòng, shǔ zhèng cháng zhuàng kuàng
通常三天以后不适状况会逐渐消退，恢复正常感觉。
tōng cháng sān tiān yǐ hòu bú shì zhuàng kuàng huì zhú jiàn xiāo tuì, huī fù zhèng cháng gǎn jué

2. 根管治疗后有不适感，牙科医师一般会开些止痛消炎药，
gēn guǎn zhì liáo hòu yǒu bú shì gǎn, yá kē yī shī yì bān huì kāi xiē zhǐ tòng xiāo yán yào,
患者应按时按量服用。
huàn zhě yīng àn shí àn liàng fú yòng

3. 根管治疗后修复牙齿前禁食硬食，修复前牙齿容易劈裂，
gēn guǎn zhì liáo hòu xiū fù yá chǐ qián jìn shí yìng shí, xiū fù qián yá chǐ róng yì pī liè
尽量不用根管治疗的一侧进行咀嚼。
jǐn liàng bú yòng gēn guǎn zhì liáo de yí cè jìn xíng jǔ jué

4. 若根管治疗结束，三天后，有不适，或出现异常疼痛等问题，
ruò gēn guǎn zhì liáo jié shù, sān tiān hòu, yǒu bú shì, huò chū xiàn yì cháng téng tòng děng wèn tí
应及时与主治医师联系，进行进一步的治疗。
yīng jí shí yǔ zhǔ zhì yī shī lián xì, jìn xíng jìn yí bù de zhì liáo

5. 根管治疗后需要全冠修复。
gēn guǎn zhì liáo hòu xū yào quán guàn xiū fù

6. 在进行根管治疗后，在一定的日期内进行复检工作，
zài jìn xíng gēn guǎn zhì liáo hòu, zài yí dìng de rì qī nèi jìn xíng fù jiǎn gōng zuò
患者应严格按照医师的规定进行定期的检查。
huàn zhě yīng yán gé àn zhào yī shī de guī dìng jìn xíng dìng qī de jiǎn chá

근관치료 후 주의사항

7. 过几个月甚至几年后再出现疼痛感，可以重新做根管治疗。
guò jǐ gè yuè shèn zhì jǐ nián hòu zài chū xiàn téng tòng gǎn, kě yǐ chóng xīn zuò gēn guǎn zhì liáo

8. 若没有重做的条件，可以做根尖切除术。
ruò méi yǒu chóng zuò de tiáo jiàn, kě yǐ zuò gēn jiān qiē chú shù

---

1. 치료 후 일주일 동안 치아가 예민할 수 있고 통증이 있거나 부을 수 있습니다. 보통 3일 정도면 불편한 증상이 줄어들고 정상으로 회복됩니다.

2. 통증으로 불편하시면 치과에서 처방해 드린 진통제를 용법에 맞게 복용하십시오.

3. 치료받은 치아는 수복될 때까지 강하게 물거나 단단한 것을 씹지 않도록 해야 합니다. 수복되지 않은 치아는 깨지기 쉽기 때문에 가능한 한 반대쪽으로 음식을 드셔야 합니다.

4. 신경치료 후 3일 정도 불편하고 비정상적인 통증이 나타나면 즉시 의사와 연락하여 다른 치료를 진행하십시오.

5. 신경치료 후에 크라운으로 씌워주어야 합니다.

6. 신경치료 후 일정한 기간 안에 재검진을 받아야 합니다.
   환자는 의사의 지시에 따라 반드시 정기적으로 검진을 받으세요.

7. 가끔 몇 달이나 몇 년 후에 재발하는 경우가 있는데 재신경치료를 할 수 있습니다.

8. 재신경치료를 할 수 없는 경우에 치근단절제술을 시행할 수 있습니다.

情景十一 치근단절제술

患： 我这一颗牙有毛病，就是这颗上次治疗过的前牙。
wǒ zhè yì kē yá yǒu máo bìng, jiù shì zhè kē shàng cì zhì liáo guò de qián yá
이 치아에 문제가 있어요. 바로 전에 치료했던 앞니에요.

尤其是咬合时就更感到痛，压着十分难受。
yóu qí shì yǎo hé shí jiù gèng gǎn dào tòng, yā zhe shí fēn nán shòu
제가 치아를 다물 때 매우 아파요. 거기를 누르면 매우 아픕니다.

医： 我看到牙龈已经发红，发炎了。
wǒ kàn dào yá yín yǐ jīng fā hóng, fā yán le
잇몸에 빨갛게 염증이 생긴 부분이 보이네요.

什么时候开始痛的?
shén me shí hòu kāi shǐ tòng de
언제부터 통증이 느껴지셨나요?

患： 大概一个星期以前就有钝痛的感觉。
dà gài yí gè xīng qī yǐ qián jiù yǒu dùn tòng de gǎn jué
1주일 전부터 묵직한 느낌이 있었어요.

医： 由X光片显示，根尖的周围已经被感染。
yóu X guāng piān xiǎn shì, gēn jiān de zhōu wéi yǐ jīng bèi gǎn rǎn
엑스레이에서 보이는 것처럼 이미 뿌리 주변이 감염되었습니다.

这颗牙齿的根管已经治疗过。
zhè kē yá chǐ de gēn guǎn yǐ jīng zhì liáo guò
이 치아는 전에 치료를 했었습니다.

你记得它什么时候治的吗?
nǐ jì dé tā shén me shí hòu zhì de ma
언제 치료한 것인지 기억나십니까?

患： 大约三年前。
dà yuē sān nián qián
대략 3년 전이요.

医： 有时候治疗过的根尖会被感染或发展成囊肿。
yǒu shí hòu zhì liáo guò de gēn jiān huì bèi gǎn rǎn huò fā zhǎn chéng náng zhǒng
가끔씩 치료를 한 뿌리 끝이 감염되거나 낭종이 되는 경우가 있습니다.

这种情况并不一定都要把牙拔掉。
zhè zhǒng qíng kuàng bìng bù yí dìng dōu yào bǎ yá bá diào
이런 상황에서 무조건 치아를 뽑는 것은 아닙니다.

通常进行根尖切除术就可以治好。
tōng cháng jìn xíng gēn jiān qiē chú shù jiù kě yǐ zhì hǎo
치근단절제술로 치료를 할 수 있습니다.

患： 医生，那是什么手术?
yī shēng, nà shì shén me shǒu shù
선생님, 그건 무슨 수술이죠?

医： 根尖切除术就是除掉被感染的根尖部分的手术。
gēn jiān qiē chú shù jiù shì chú diào bèi gǎn rǎn de gēn jiān bù fen de shǒu shù
치근단절제술이란 감염된 뿌리 끝 부분을 제거하는 수술입니다.

另外，还要将牙根周围颌骨被感染的组织进行切除。
lìng wài, hái yào jiāng yá gēn zhōu wéi hé gǔ bèi gǎn rǎn de zǔ zhī jìn xíng qiē chú
게다가 치아 주변 감염된 골조직도 함께 제거를 합니다.

患： 这样做需要什么呢?
zhè yàng zuò xū yào shén me ne
그렇게 하려면 무엇이 필요할까요?

医： 需要用逆向填补法。
xū yào yòng nì xiàng tián bǔ fǎ
역방향으로 충전하는 방법이 필요합니다.

用MTA材料封住根尖孔，使牙齿不再被感染。
yòng MTA cái liào fēng zhù gēn jiān kǒng, shǐ yá chǐ bú zài bèi gǎn rǎn
MTA라는 재료로 치근단 구멍을 막아서 치아가 감염되지 않도록 하는 것입니다.

患：请给我解释你具体会怎么做，好吗?
qǐng gěi wǒ jiě shì nǐ huì jù tǐ zěn me zuò, hǎo ma
어떻게 하는 것인지 설명해 주실 수 있나요?

医：就在牙根尖上边切开牙龈，再把被感染的牙根尖和组织切除之后，
jiù zài yá gēn jiān shàng biān qiē kāi yá yín, zài bǎ bèi gǎn rǎn de yá gēn jiān hé zǔ zhī qiē chú zhī hòu,
치아 뿌리 쪽 잇몸을 열어서 감염된 뿌리 끝과 주변 조직을 제거한 후에

在牙根尖里补上材料。
zài yá gēn jiān lǐ bǔ shàng cái liào
뿌리 끝에 재료를 채워 넣습니다.

患：要花多长时间?
yào huā duō cháng shí jiān
시간이 얼마나 걸리나요?

医：用不了半个钟头。
yòng bu liǎo bàn gè zhōng tóu
30분도 안 걸립니다.

患：好。会有什么副作用吗?
hǎo huì yǒu shén me fù zuò yòng ma
좋습니다. 어떤 부작용이 있나요?

医：会在牙龈上留一点瘢痕。
huì zài yá yín shàng liú yì diǎn bān hén
잇몸에 흉터가 남을 수 있습니다.

可是，我会把它缝合好，这样伤口会非常小。
kě shì, wǒ huì bǎ tā féng hé hǎo, zhè yàng shāng kǒu huì fēi cháng xiǎo
그러나 봉합을 잘하면 상처가 매우 작습니다.

术后两天也许会有点疼痛，吃点阿司匹林就可以了。
shù hòu liǎng tiān yě xǔ huì yǒu diǎn téng tòng, chī diǎn ā sī pǐ lín jiù kě yǐ le
수술 후 2일 정도 아프실 수 있는데 진통제를 드시면 됩니다.

嘴唇也会肿上两三天，
zuǐ chún yě huì zhǒng shàng liǎng sān tiān,
입술이 2~3일 부을 수 있으나

其他就不会有什么副作用，不至于影响到你的正常生活。
qí tā jiù bú huì yǒu shén me fù zuò yòng, bú zhì yú yǐng xiǎng dào nǐ de zhèng cháng shēng huó
정상적인 활동에 영향을 줄만한 부작용은 없습니다.

患：有什么要忌讳的吗?
yǒu shén me yào jì huì de ma
피해야 할 것이 있나요?

医：最好在这几天不要做剧烈运动。
zuì hǎo zài zhè jǐ tiān bú yào zuò jù liè yùn dòng
며칠 동안은 격렬한 운동을 하지 마십시오.

患：知道了。
zhī dào le
알겠습니다.

医：那我开始了，请给我拿表面麻药剂和注射器。
nà wǒ kāi shǐ le, qǐng gěi wǒ ná biǎo miàn má yào jì hé zhù shè qì
시작하겠습니다. 도포마취제와 주사기를 주세요.

把表面麻药剂先涂的话，打针时就不会那么不舒服了。
bǎ biǎo miàn má yào jì xiān tú de huà, dǎ zhēn shí jiù bú huì nà me bù shū fu le
우선 도포마취제를 바르면, 주사 바늘을 놓을 때 크게 불편하지 않습니다.

而且，打针时我会慢慢地打，这样能减轻疼痛。怎么样?
ér qiě, dǎ zhēn shí wǒ huì màn man de dǎ, zhè yàng néng jiǎn qīng téng tòng zěn me yàng
주사를 천천히 놓으면 통증을 줄일 수 있습니다. 어떤가요?

患： 还好。
hái hǎo
괜찮습니다.

医： 请拿一把手术刀。
qǐng ná yì bǎ shǒu shù dāo
메스를 주세요.

护： 我用吸唾器把您口腔内的唾液全部吸掉。
wǒ yòng xī tuò qì bǎ nín kǒu qiāng nèi de tuò yè quán bù xī diào
제가 석션으로 입안의 침을 빼내겠습니다.

医： 给我拿一把骨膜剥离器、一把刮匙。
gěi wǒ ná yì bǎ gǔ mó bō lí qì、yì bǎ guā chí
Periosteal Elevator와 큐렛을 주세요.

好，我现在就给你缝上。
hǎo, wǒ xiàn zài jiù gěi nǐ féng shàng
좋습니다. 그럼 이제 봉합하겠습니다.

不舒服吗?
bù shū fu ma
불편하신가요?

患： 不，一点也不痛，我觉得很好。
bù, yì diǎn yě bú tòng, wǒ jué de hěn hǎo
아니요. 조금도 불편하지 않아요.

医生，我下次什么时候过来?
yī shēng, wǒ xià cì shén me shí hòu guò lái
선생님. 다음 번엔 언제 오나요?

医： 下周同一时间来吧，到时我给你拆线。
xià zhōu tóng yī shí jiān lái ba, dào shí wǒ gěi nǐ chāi xiàn
다음 주 같은 시간에 오십시오. 그때 실밥을 제거하겠습니다.

只要几分钟就行了。
zhǐ yào jǐ fēn zhōng jiù xíng le
몇 분이면 됩니다.

护： 每次吃了饭之后，记得用温水漱下缝合的地方。
měi cì chī le fàn zhī hòu, jì de yòng wēn shuǐ shù xià féng hé de dì fang
매번 식사 후에 봉합한 부위를 따뜻한 물로 잘 헹궈주세요.

单词

单词	뜻	单词	뜻
毛病 máobìng	문제가 있다	难受 nánshòu	불편하다
发红 fāhóng	붉어지다	发炎 fāyán	염증이 생기다
钝痛 dùntòng	묵직한 통증	发展 fāzhǎn	발전하다
偶尔 ǒuěr	가끔	囊肿 nángzhǒng	낭종(cyst)
通常 tōngcháng	일반적으로	治好 zhìhǎo	완치하다
手术 shǒushù	수술	切除 qiēchú	제거하다
另外 lìngwài	그밖에	逆方向 nìfāngxiàng	역방향
填补 tiánbǔ	채우다	封住 fēngzhù	막다
根尖孔 gēnjiānkǒng	근첨단	以便 yǐbiàn	~하도록
解释 jiěshì	설명하다	副作用 fùzuòyòng	부작용
留 liú	남기다	瘢痕 bānhén	상처
缝合 fénghé	봉합하다	也许 yěxǔ	아마도
阿司匹林 āsīpǐlín	아스피린	正常 zhèngcháng	정상
避免 bìmiǎn	피하다	剧烈 jùliè	격렬한
骨膜剥离器 gǔmóbōlíqì	Periosteal Elevator	刮匙 guāchí	큐렛
温水 wēnshuǐ	따듯한 물	忌讳 jìhuì	금기하다

情景十二 치경부 마모증

患： 我有牙齿酸痛。
wǒ yǒu yá chǐ suān tòng
치아가 시립니다.

医： 我有很多病人也都有这个问题。
wǒ yǒu hěn duō bìng rén yě dōu yǒu zhè gè wèn tí
저의 많은 환자분이 이러한 문제가 있습니다.

当牙龈萎缩后， 牙根的表面就暴露在外。
dāng yá yín wěi suō hòu, yá gēn de biǎo miàn jiù bào lù zài wài
잇몸이 퇴축한 후에 뿌리의 표면이 밖으로 드러난 것입니다.

牙根是没有被牙釉质盖住的。
yá gēn shì méi yǒu bèi yá yòu zhì gài zhù de
치근은 법랑질로 덮여있지 않습니다.

患： 所以我的牙龈已经萎缩了吗?
suǒ yǐ wǒ de yá yín yǐ jīng wěi suō le ma
제 잇몸이 이미 퇴축이 된 건가요?

医： 是的。这就是当牙齿碰到冷热东西时， 就会敏感的主要原因。
shì de zhè jiù shì dāng yá chǐ pèng dào lěng rè dōng xi shí, jiù huì mǐn gǎn de zhǔ yào yuán yīn
그렇습니다. 이것이 차거나 뜨거운 것이 치아에 닿을 때 민감하게 느끼는 원인입니다.

敏感的程度时不时会有改变。
mǐn gǎn de chéng dù shí bù shí huì yǒu gǎi biàn
민감한 정도는 때때로 변합니다.

用牙刷或牙线给牙齿清洁时， 就会疼得更厉害。
yòng yá shuā huò yá xiàn gěi yá chǐ qīng jié shí, jiù huì téng de gèng lì hai
칫솔이나 치실을 사용할 때에 통증이 더 심합니다.

患： 是，我刷牙时感到很痛。
shì, wǒ shuā yá shí gǎn dào hěn tòng
맞습니다. 양치할 때 많이 아프더군요.

医： 虽然不舒服，但是刷牙仍然要刷的很透彻。
suī rán bù shū fu, dàn shì shuā yá réng rán yào shuā de hěn tòu chè
비록 불편하지만 그래도 양치질은 꼼꼼히 하셔야 합니다.

为了减少疼痛，可以放点脱敏药，也可以试一试用脱敏牙膏。
wèi le jiǎn shǎo téng tòng, kě yǐ fàng diǎn tuō mǐn yào, yě kě yǐ shì yí shì yòng tuō mǐn yá gāo
통증을 해결하기 위해서 약을 바르거나 민감용 치약을 써보세요.

但是在牙颈部被磨损的牙齿一定要补上。
dàn shì zài yá jǐng bù bèi mó sǔn de yá chǐ yí dìng yào bǔ shàng
그러나 치경부가 마모된 치아는 반드시 때워야 합니다.

患： 医生，你所说的牙龈萎缩是能预防的吗?
yī shēng, nǐ suǒ shuō de yá yín wěi suō shì néng yù fáng de ma
선생님, 말씀하신 치은퇴축을 예방할 수 있나요?

医： 可能因为刷牙刷得不正确，这就造成牙龈根颈萎缩和磨损。
kě néng yīn wèi shuā yá shuā de bú zhèng què , zhè jiù zào chéng yá yín gēn jǐng wěi suō hé mó sǔn
아마도 양치하는 방법이 바르지 않아서 치은퇴축과 마모가 일어날 수 있습니다.

或者有咬牙或磨牙的习惯而导致牙齿颈部受力。
huò zhě yǒu yǎo yá huò mó yá de xí guàn ér dǎo zhì yá chǐ jǐng bù shòu lì
또는 이를 꽉 물거나 이갈이 습관으로 치경부가 힘을 받았을 수 있습니다.

当你醒来时发现自己在磨牙，那就不要再做了。
dāng nǐ xǐng lái shí fā xiàn zì jǐ zài mó yá, nà jiù bú yào zài zuò le
깨어났을 때 이를 가는 자신을 발견했다면 하지 말아야 합니다.

患： 是吗，我会注意刷牙。
shì ma, wǒ huì zhù yì shuā yá
그렇군요. 양치질을 조심해서 할게요.

能不能采用根管治疗方法?
néng bù néng cǎi yòng gēn guǎn zhì liáo fāng fǎ
신경치료를 할 수는 없나요?

医: 不, 在这种情况下不用根管治疗, 除非这些牙齿磨损太深。
bù, zài zhè zhǒng qíng kuàng xià bú yòng gēn guǎn zhì liáo, chú fēi zhè xiē yá chǐ mó sǔn tài shēn
아닙니다. 이런 경우는 치아의 마모가 심하지 않다면 신경치료를 하지 않습니다.

我给你补上问题就解决了。
wǒ gěi nǐ bǔ shàng wèn tí jiù jiě jué le
때우는 것으로 문제를 해결할 수 있습니다.

患: 这是永久性的吗?
zhè shì yǒng jiǔ xìng de ma
영구적인 것인가요?

医: 如果你喜欢吃硬的东西, 就可能会掉。
rú guǒ nǐ xǐ huān chī yìng de dōng xi, jiù kě néng huì diào
만약에 딱딱한 것을 드시기 좋아한다면 떨어질 수도 있습니다.

还有刷牙时也尽量按正确方法来刷。
hái yǒu shuā yá shí yě jìn liàng àn zhèng què fāng fǎ lái shuā
그리고 양치질도 올바르게 하셔야 합니다.

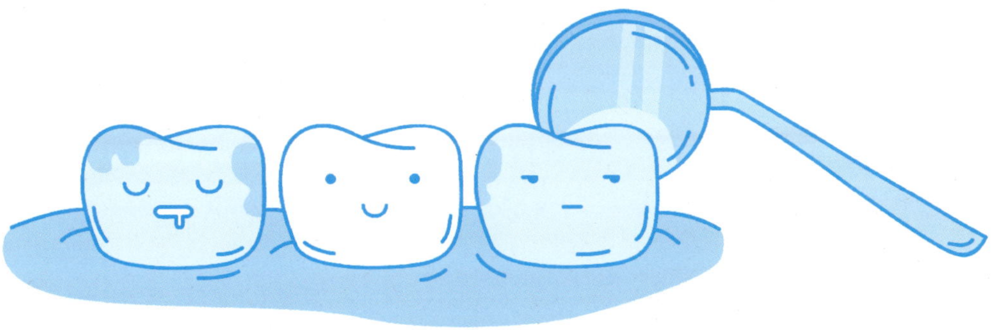

单词

边缘 biānyuán	변연
敏感 mǐngǎn	민감하다
萎缩 wěisuō	퇴축하다
程度 chéngdù	정도
时不时 shíbùshí	자주
虽然 suīrán	비록
透彻 tòuchè	투철하다
脱敏 tuōmǐn	민감함을 없애다
磨损 mósǔn	마모되다
习惯 xíguàn	습관
醒 xǐng	깨어나다
永久性 yǒngjiǔxìng	영구적인
十分 shífēn	매우 몹시
许多 xǔduō	많은
外面 wàimian	바깥
碰 pèng	부딪히다
改变 gǎibiàn	변하다
但是 dànshì	그러나
仍然 réngrán	여전히
牙膏 yágāo	치약
颈部 jǐngbù	경부
刺激 cìjī	자극적이다
采用 cǎiyòng	채용하다

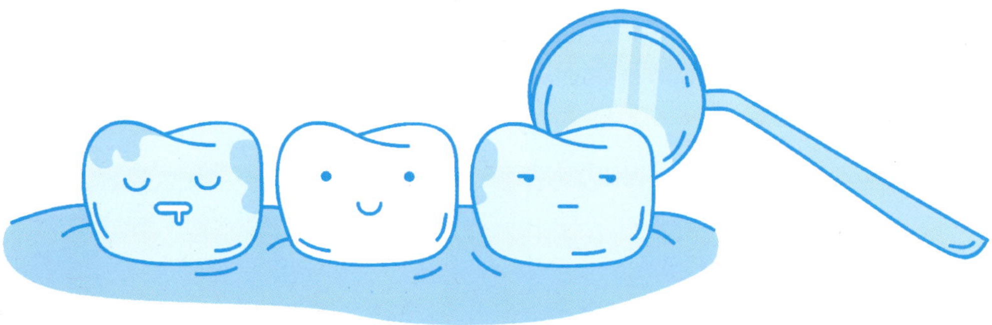

情景十三 치아미백

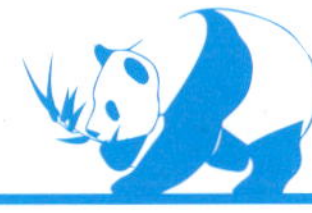

患： 我的牙齿有点发黄，想做个美白。
wǒ de yá chǐ yǒu diǎn fā huáng, xiǎng zuò gè měi bái
치아가 노란색이어서 하얗게 하고 싶어요.

医： 我认为没有那么黄，但你想要白一点的话可以考虑牙齿美白。
wǒ rèn wéi méi yǒu nà me huáng, dàn nǐ xiǎng yào bái yì diǎn de huà kě yǐ kǎo lǜ yá chǐ měi bái
나쁘지는 않은데요. 하지만 너무 신경 쓰이시면 치아미백을 고려해 보세요.

很多人都要好莱坞微笑。
hěn duō rén dōu yào hǎo lái wù wēi xiào
많은 사람들이 할리우드 미소를 원합니다.

美白有两种方法，一种是自家美白，另一种是专家美白。
měi bái yǒu liǎng zhǒng fāng fǎ, yì zhǒng shì zì jiā měi bái, lìng yì zhǒng shì zhuān jiā měi bái
두 가지 치아미백 방법이 있는데 하나는 자가 미백이고, 다른 하나는 전문가 미백입니다.

患： 哪种方式更有效呢?
nǎ zhǒng fāng shì gèng yǒu xiào ne
어떤 방식이 제게 효과적일까요?

医： 最好两种方式一起用。
zuì hǎo liǎng zhǒng fāng shì yì qǐ yòng
두 가지 방법을 병행하는 것이 좋습니다.

患： 今天可以做吗?
jīn tiān kě yǐ zuò ma
오늘 치료할 수 있나요?

医： 美白开始之前先做洗牙、补牙等前期工作。
měi bái kāi shǐ zhī qián xiān zuò xǐ yá 、 bǔ yá děng qián qī gōng zuò
치아미백 치료 전에 스케일링과 충치치료 등 준비 작업을 합니다.

今天先做洗牙，下周再做美白。
jīn tiān xiān zuò xǐ yá , xià zhōu zài zuò měi bái
오늘 스케일링을 받으시고 다음 주에는 미백치료를 합니다.

（一周后） 일주일 후

医： 需要放一个开口器。
xū yào fàng yí gè kāi kǒu qì
개구기를 끼우겠습니다.

涂上美白药膏，做的过程中你可以咽口水。
tú shàng měi bái yào gāo, zuò de guò chéng zhōng nǐ kě yǐ yàn kǒu shuǐ
치아에 미백 젤을 바르겠습니다. 시술하는 동안 침은 삼키셔도 괜찮습니다.

照激光可以增强美白的效果。
zhào jī guāng kě yǐ zēng qiáng měi bái de xiào guǒ
특수 광선으로 미백이 빠르게 진행되도록 할 것입니다.

请戴着保护镜。
qǐng dài zhe bǎo hù jìng
보호 안경을 써주세요.

那现在给你冲洗药剂。
nà xiàn zài gěi nǐ chōng xǐ yào jì
이제 약제를 씻어내겠습니다.

患： 好了吗?
hǎo le ma
다 되었나요?

医： 在家也可以美白。
zài jiā yě kě yǐ měi bái
집에서 미백을 할 수 있습니다.

患： 怎么做?
zěn me zuò
어떻게 하나요?

医： 我们给你做个人牙套。
wǒ men gěi nǐ zuò gè rén yá tào
이 시술을 위해서 개인용 트레이를 만들 겁니다.

把美白药挤在牙套上， 至少戴八个小时。
bǎ měi bái yào jǐ zài yá tào shàng, zhì shǎo dài bā gè xiǎo shí
그리고 트레이에 미백 젤을 넣고 최소 8시간 주무시는 동안 끼게 됩니다.

大约一到两个星期就可以见效。
dà yuē yī dào liǎng gè xīng qī jiù kě yǐ jiàn xiào
1~2주 안에 미백 효과가 나타납니다.

患： 不会疼吗?
bú huì téng ma
아프지 않겠죠?

医： 不会疼， 可是牙齿会有点敏感， 但不会持续很久。
bú huì téng, kě shì yá chǐ huì yǒu diǎn mǐn gǎn, dàn bú huì chí xù hěn jiǔ
아프지 않아요. 하지만 치아가 좀 예민해질 수 있습니다. 오래 지속되지는 않습니다.

单词

发黄 fāhuáng	노랗다	愿意 yuànyì	원하다
好莱坞 hǎoláiwù	할리우드	牙套 yátào	스플린트
见效 jiànxiào	효과를 보다	开口器 kāikǒuqì	개구기
保护镜 bǎohùjìng	보안경		

第四节

牙周科
치주과

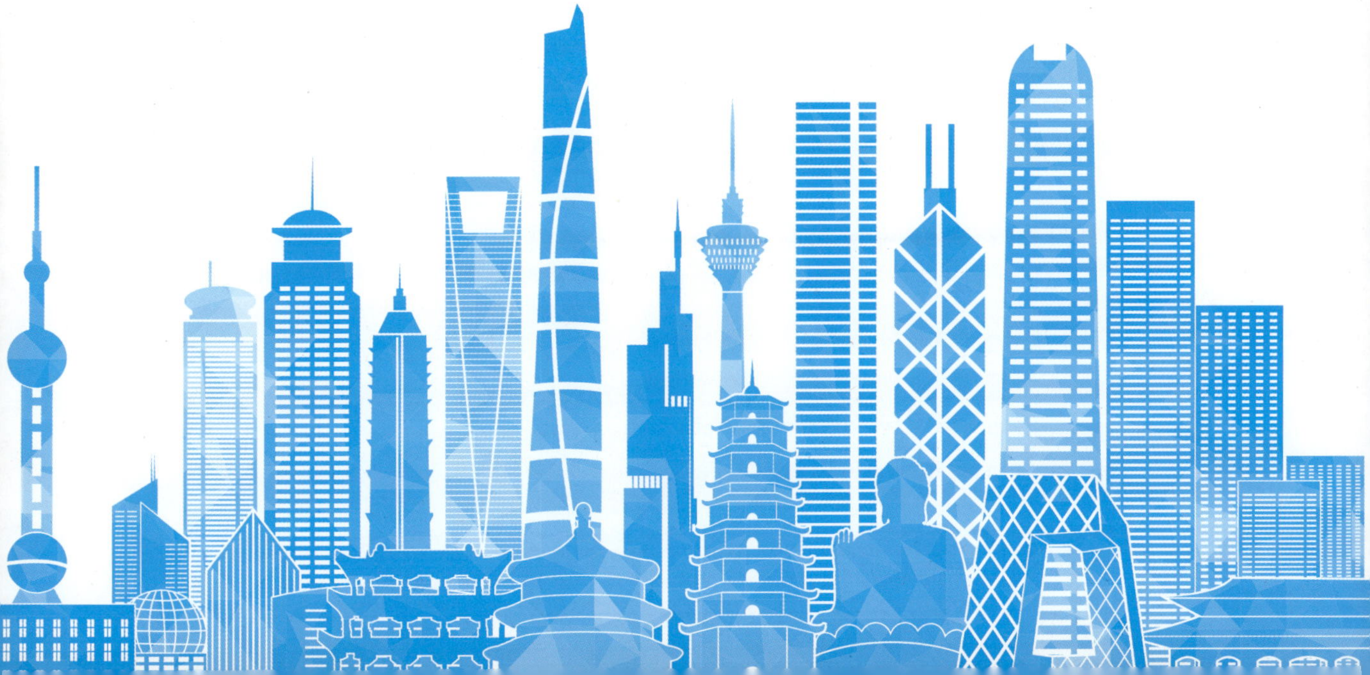

情景一 치주소파술 & 치근활택술

患： 我发现刷牙时牙龈出血。
wǒ fā xiàn shuā yá shí yá yín chū xiě
양치질할 때 잇몸에서 피가 납니다.

医： 出血大概多长时间了呢？
chū xiě dà gài duō cháng shí jiān le ne
피가 난 지 얼마나 되셨나요?

患： 牙龈出血大概一个星期了。
yá yín chū xiě dà gài yí gè xīng qī le
잇몸에서 피가 난 지 일주일이 되었어요.

医： 疼吗?
téng ma
아프신가요?

患： 不疼，但是出血现象越来越严重。
bù téng, dàn shì chū xiě xiàn xiàng yuè lái yuè yán zhòng
아뇨, 하지만 심해지는 거 같아요.

医： 牙龈出血通常预示着，牙齿需要全面清洗。
yá yín chū xiě tōng cháng yù shì zhe, yá chǐ xū yào quán miàn qīng xǐ
잇몸에서 피가 나기 시작하면 치아를 전체적으로 잘 관리해야 합니다.

你以前有没有做过牙龈治疗?
nǐ yǐ qián yǒu méi yǒu zuò guò yá yín zhì liáo
전에 잇몸을 치료하신 적이 있으신가요?

患： 没有，但是我洗过牙齿。
méi yǒu, dàn shì wǒ xǐ guò yá chǐ
아니요, 그런데 스케일링은 해봤어요.

医： 什么时候洗过？
shén me shí hòu xǐ guò
언제 스케일링을 하셨나요?

患： 一直都很忙，大概五年前洗过。
yì zhí dōu hěn máng, dà gài wǔ nián qián xǐ guò
계속 바빠서 5년 전에 스케일링을 했습니다.

医： 你的口腔卫生维护不好。
nǐ de kǒu qiāng wèi shēng wéi hù bù hǎo
구강위생 관리가 좋지 않습니다.

每天至少刷三次牙，每次至少要刷四到五分钟。
měi tiān zhì shǎo shuā sān cì yá, měi cì zhì shǎo yào shuā sì dào wǔ fēn zhōng
최소 하루 세 번, 매번 4~5분은 양치질을 하셔야 합니다.

同时，每天应该使用牙线。
tóng shí, měi tiān yīng gāi shǐ yòng yá xiàn
동시에 매일 치실을 사용하셔야 합니다.

需要每年一次定期检查。
xū yào měi nián yí cì dìng qī jiǎn chá
일 년에 한 번씩 정기 검사가 필요합니다.

患： 好的，我会尽力做到的，我有很长时间疏忽了我的牙齿。
hǎo de, wǒ huì jìn lì zuò dào de, wǒ yǒu hěn cháng shí jiān shū hū le wǒ de yá chǐ
네, 최대한 실천하겠습니다. 아주 긴 시간 동안 제 치아를 소홀히 하였습니다.

医： 现在我给您检查吧。
xiàn zài wǒ gěi nín jiǎn chá ba
검사를 해보도록 하겠습니다.

我看了您的X光片，您的牙龈和支持牙龈周围的骨头都萎缩了。
wǒ kàn le nín de X guāng piān, nín de yá yín hé zhī chí yá yín zhōu wéi de gǔ tóu dōu wěi suō le
엑스레이 사진을 보니 잇몸 주변의 지지하는 뼈가 많이 내려갔습니다.

就是在口腔内有力的支持着牙齿的牙槽骨被吸收。
jiù shì zài kǒu qiāng nèi yǒu lì de zhī chí zhe yá chǐ de yá cáo gǔ bèi xī shōu
구강 내에서 치아를 잘 잡아주는 치조골이 흡수되었습니다.

患： 严重吗?
yán zhòng ma
심각한가요?

医： 假若支持牙齿的骨头被吸收了，那么牙齿就会松动。
jiǎ ruò zhī chí yá chǐ de gǔ tóu bèi xī shōu le, nà me yá chǐ jiù huì sōng dòng
만약에 치아를 지지하는 뼈가 흡수되면 치아가 흔들립니다.

牙齿松动得越来越厉害，最终要拔牙了。
yá chǐ sōng dòng de yuè lái yuè lì hai, zuì zhōng yào bá yá le
치아가 점점 더 흔들리면 결국 이를 뽑아야 합니다.

松动的牙齿很容易受感染。
sōng dòng de yá chǐ hěn róng yì shòu gǎn rǎn
흔들리는 치아는 쉽게 감염이 됩니다.

随着年龄的增加，牙龈萎缩是正常的。
suí zhe nián líng de zēng jiā, yá yín wěi suō shì zhèng cháng de
나이가 들면서 잇몸이 수축하는 것은 정상입니다.

但牙龈过度萎缩是由牙周炎引起的病理状态。
dàn yá yín guò dù wěi suō shì yóu yá zhōu yán yǐn qǐ de bìng lǐ zhuàng tài
그러나 과하게 잇몸이 수축되는 이유는 대부분 치주염 때문입니다.

患： 那么怎么做治疗呢?
nà me zěn me zuò zhì liáo ne
그럼 어떻게 치료해야 하나요?

医： 我先拿牙周探针检查你的牙周袋深度。
wǒ xiān ná yá zhōu tàn zhēn jiǎn chá nǐ de yá zhōu dài shēn dù
프로브를 가지고 치주낭의 깊이를 측정하겠습니다.

超出三个毫米的部位，就说明有牙周袋。
chāo chū sān gè háo mǐ de bù wèi, jiù shuō míng yǒu yá zhōu dài
3mm 이상인 곳은 치주낭이 있다는 것입니다.

您能看到您的牙龈发红吗?
nín néng kàn dào nín de yá yín fā hóng ma
잇몸이 붉은색인 것이 보이나요?

看这里，我一碰到您的牙龈就容易出血。
kàn zhè lǐ, wǒ yí pèng dào nín de yá yín jiù róng yì chū xiě
여기를 보세요. 제가 잇몸을 건드리면 쉽게 피가 납니다.

先把你的牙龈上的牙石和污垢彻底清除，这就是跟洗牙一样。
xiān bǎ nǐ de yá yín shàng de yá shí hé wū gòu chè dǐ qīng chú, zhè jiù shì gēn xǐ yá yí yàng
우선 치아의 잇몸 위의 치석과 더러운 물질을 제거합니다. 스케일링과 같습니다.

还会教你如何正确使用牙刷。
hái huì jiāo nǐ rú hé zhèng què shǐ yòng yá shuā
그리고 어떻게 칫솔질을 하는지 알려드릴 것입니다.

患： 那样就可以治疗牙周病吗?
nà yàng jiù kě yǐ zhì liáo yá zhōu bìng ma
그것만 하면 치주질환을 치료할 수 있나요?

医： 不，我向你所指出的牙周袋是不可能有效清除的。
bù, wǒ xiàng nǐ suǒ zhǐ chū de yá zhōu dài shì bù kě néng yǒu xiào qīng chú de
제가 말씀드린 치주낭은 깨끗하게 할 수 없는 부위입니다.

不管你如何刷洗牙齿，
bù guǎn nǐ rú hé shuā xǐ yá chǐ,
어떻게 양치질을 하시든지

总是会有少量的食物和细菌残留在牙龈底下。
zǒng shì huì yǒu shǎo liàng de shí wù hé xì jūn cán liú zài yá yín dǐ xià
소량의 음식과 세균이 잇몸 아래에 남게 됩니다.

在牙龈下也会有牙石。
zài yá yín xià yě huì yǒu yá shí
치은 아래에도 치석이 있습니다.

在牙周袋里的食物、细菌和牙石都会引起牙龈出血。
zài yá zhōu dài lǐ de shí wù、xì jūn hé yá shí dōu huì yǐn qǐ yá yín chū xiě
치주낭 안의 음식물과 세균과 치석 모두 잇몸 출혈을 일으킵니다.

这些东西是造成牙龈萎缩和牙槽骨吸收的主要原因。
zhè xiē dōng xi shì zào chéng yá yín wěi suō hé yá cáo gǔ xī shōu de zhǔ yào yuán yīn
이것들이 잇몸과 치조골을 수축하게 하는 주요 원인입니다.

患： 那该怎么办?
nà gāi zěn me bàn
그럼 어떻게 하지요?

医： 需要做龈下刮治术。
xū yàozuò yín xià guā zhì shù
치근활택술이 필요합니다.

因为牙齿的根面有粗糙不平的部分，
yīn wèi yá chǐ de gēn miàn yǒu cū cāo bù píng de bù fen,
치근면은 거칠고 불규칙한 부분이 있습니다.

在其部位容易堆积牙垢和牙石。
zài qí bù wèi róng yì duī jī yá gòu hé yá shí
여기에 치태와 치석이 더 침착됩니다.

通过龈下刮治术使根面平整，同时去除所有的牙石和炎症组织。
tōng guò yín xià guā zhì shù shǐ gēn miàn píng zhěng, tóng shí qù chú suǒ yǒu de yá shí hé yán zhèng zǔ zhī
치근활택술을 통해 치근면을 부드럽게 하고 모든 치석과 염증조직을 제거합니다.

这样可以防止牙龈萎缩和牙槽骨吸收。
zhè yàng kě yǐ fáng zhǐ yá yín wěi suō hé yá cáo gǔ xī shōu
이렇게 잇몸과 치조골의 퇴축을 막을 수 있습니다.

患： 听起来有点可怕。
tīng qǐ lái yǒu diǎn kě pà
조금 무섭게 들리네요.

医： 为了去除龈下的牙石，需要打麻药。
wèi le qù chú yín xià de yá shí, xū yào dǎ má yào
잇몸 아래의 치석을 제거하기 위해서 마취를 해야 합니다.

治疗分四次进行。
zhì liáo fēn sì cì jìn xíng
치료는 네 번에 나누어서 진행합니다.

单词

越来越 yuèláiyuè	더욱더	严重 yánzhòng	심하다
全面 quánmiàn	전체적으로	应该 yīnggāi	반드시
疏忽 shūhu	소홀히 하다	支持 zhīchí	지지하다
萎缩 wěisuō	위축되다	牙槽骨 yácáogǔ	치조골
吸收 xīshōu	흡수하다	消失 xiāoshī	사라지다
松动 sōngdòng	흔들리다	最终 zuìzhōng	최종적으로
牙周炎 yázhōuyán	치주염	牙周探针 yázhōutànzhēn	프로브
牙周袋 yázhōudài	치주낭	污垢 wūgòu	때
总是 zǒngshì	결국	藏 cáng	숨기다
出血 chūxiě	출혈	龈下刮治术 yínxiàguāzhìshù	치근활택술
粗糙 cūcāo	거칠다	堆积 duījī	쌓여 있다
听起来 tīngqǐlai	~하게 들리다		

제 4 절

情景二 치은절제술

医： 牙龈切除时用手术刀、电刀、激光三种方法。
yá yín qiē chú shí yòng shǒu shù dāo、diàn dāo、jī guāng sān zhǒng fāng fǎ
치은절제에 수술용 나이프, 전기소작, 레이저 세 가지 방법이 있습니다.

患： 哪种方法最好呢?
nǎ zhǒng fāng fǎ zuì hǎo ne
어떤 방법이 제일 좋은가요?

医： 用激光的话，可以减少出血，愈合速度也快，
yòng jī guāng de huà, kě yǐ jiǎn shǎo chū xiě, yù hé sù dù yě kuài
레이저를 사용하면 출혈을 감소시키고, 치유 속도가 빠르며,

大大降低术后感染的可能性。
dà dà jiàng dī shù hòu gǎn rǎn de kě néng xìng
치료 후 감염 위험이 줄어듭니다.

患： 不疼吗?
bù téng ma
아프지 않나요?

医： 打完麻醉不会疼，但是会有点烧焦的味道。
dǎ wán má zuì bú huì téng, dàn shì huì yǒu diǎn shāo jiāo de wèi dào
마취를 하고 나면 아프지 않습니다. 그러나 약간의 타는 냄새가 납니다.

患： 好的，那么我做激光吧。
hǎo de, nà me wǒ zuò jī guāng ba
알겠습니다. 그럼 레이저로 하겠습니다.

单词

单词	뜻	单词	뜻
切除 qiēchú	잘라내다	手术刀 shǒushùdāo	메스
电刀 diàndāo	전기소작기	激光 jīguāng	레이저
愈合 yùhé	아물다	速度 sùdù	속도
烧焦 shāojiāo	타다	味道 wèidao	냄새

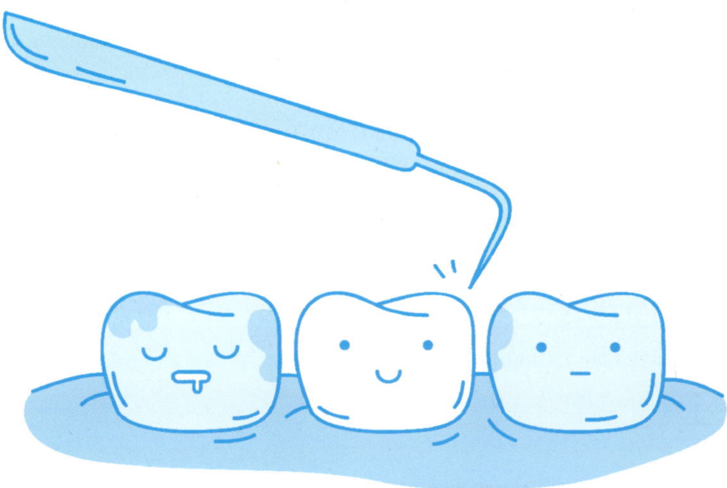

情景三 치은박리술

医： 你的牙周不太好，需要动手术。
nǐ de yá zhōu bú tài hǎo, xū yào dòng shǒu shù
잇몸 상태가 안 좋아서 수술을 해야 할 것 같습니다.

我建议你做牙龈切除术来消除牙周袋。
wǒ jiàn yì nǐ zuò yá yín qiē chú shù lái xiāo chú yá zhōu dài
잇몸을 잘라서 치주낭을 제거하는 것을 권합니다.

牙周袋消除了以后，你就可以更有效地使用牙刷和牙线，
yá zhōu dài xiāo chú le yǐ hòu, nǐ jiù kě yǐ gèng yǒu xiào de shǐ yòng yá shuā hé yá xiàn
치주낭을 제거하면 훨씬 효율적으로 양치질과 치실을 사용할 수 있고,

使牙龈变得健康。
shǐ yá yín biàn de jiàn kāng
잇몸이 건강해질 수 있습니다.

可以防止牙槽骨的吸收，牙齿就可以保住。
kě yǐ fáng zhǐ yá cáo gǔ de xī shōu, yá chǐ jiù kě yǐ bǎo zhù
치조골의 흡수를 막을 수 있고 치아를 보존할 수 있습니다.

患： 是不是我的牙齿已经没有希望了？
shì bú shì wǒ de yá chǐ yǐ jīng méi yǒu xī wàng le
제 치아가 희망이 없나요?

医： 当然不是，你的情况并不那么严重，
dāng rán bú shì, nǐ de qíng kuàng bìng bú nà me yán zhòng,
물론 아닙니다. 상황이 그렇게 심각하지 않습니다.

如治疗妥当，可以使你的牙齿保住多年。
rú zhì liáo tuǒ dāng, kě yǐ shǐ nǐ de yá chǐ bǎo zhù duō nián
치료를 잘하면 치아를 몇 년 더 사용할 수 있습니다.

患： 谢谢，医生。我希望您能给我治好。
xiè xie, yī shēng wǒ xī wàng nín néng gěi wǒ zhì hǎo
선생님, 감사합니다. 저를 잘 치료해 주실 거라 생각합니다.

（术后） 수술 후

医： 手术结束了，为了保护手术的部位要给你敷上牙周塞治剂。
shǒu shù jié shù le, wèi le bǎo hù shǒu shù de bù wèi yào gěi nǐ fū shàng yá zhōu sāi zhì jì
수술은 끝났습니다. 수술 부위를 보호하기 위해 치주팩을 붙여 드리겠습니다.

单词

单词	拼音	뜻
情况	qíngkuàng	상황
有效	yǒuxiào	효과적
控制	kòngzhì	조절하다
希望	xīwàng	희망하다
牙周塞治剂	yázhōusāizhìjì	치주팩
推荐	tuījiàn	추천하다
健康	jiànkāng	건강
保住	bǎozhù	유지하다
妥当	tuǒdang	알맞다

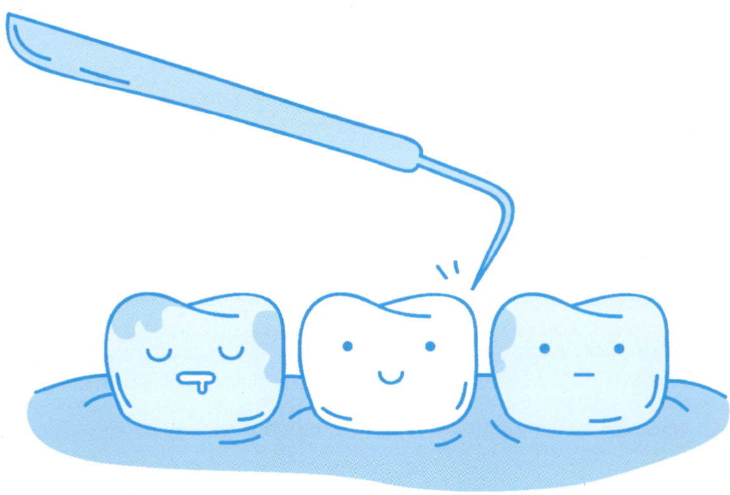

情景四 수술 후

患： 术后要注意哪些?
shù hòu yào zhù yì nǎ xiē
수술 후에 무엇을 조심해야 하나요?

医： 避免吃烫的、辣的食物。饮酒吸烟会阻碍伤口愈合。
bì miǎn chī tàng de、là de shí wù yǐn jiǔ xī yān huì zǔ ài shāng kǒu yù hé
뜨거운 것과 매운 것은 피하세요. 술과 담배는 상처 회복을 지연시킵니다.

牙周塞治剂尽量贴在手术部位一周左右。
yá zhōu sāi zhì jì jìn liàng tiē zài shǒu shù bù wèi yì zhōu zuǒ yòu
치주팩은 수술 부위에 1주일 정도 붙여 놓습니다.

给你开五天的抗生素，把药吃完。
gěi nǐ kāi wǔ tiān de kàng shēng sù, bǎ yào chī wán
5일 정도의 항생제를 처방합니다. 다 드세요.

吃点软软的东西，多喝水。
chī diǎn ruǎn ruǎn de dōng xi, duō hē shuǐ
부드러운 음식을 드시고, 물을 많이 마시세요.

患： 那我什么时候再来?
nà wǒ shén me shí hòu zài lái
그러면 언제 다시 오나요?

医： 一周后过来拆线吧。
yì zhōu hòu guò lái chāi xiàn ba
일주일 후에 실밥을 제거하겠습니다.

患： 好的，下周见。
hǎo de, xià zhōu jiàn
알겠습니다. 다음 주에 뵙겠습니다.

单词

注意 zhùyì	주의하다	避免 bìmiǎn	피하다
烫 tàng	뜨겁다	辣 là	맵다
阻碍 zǔài	방해하다	抗生素 kàngshēngsù	항생제
拆线 chāixiàn	실밥을 풀다		

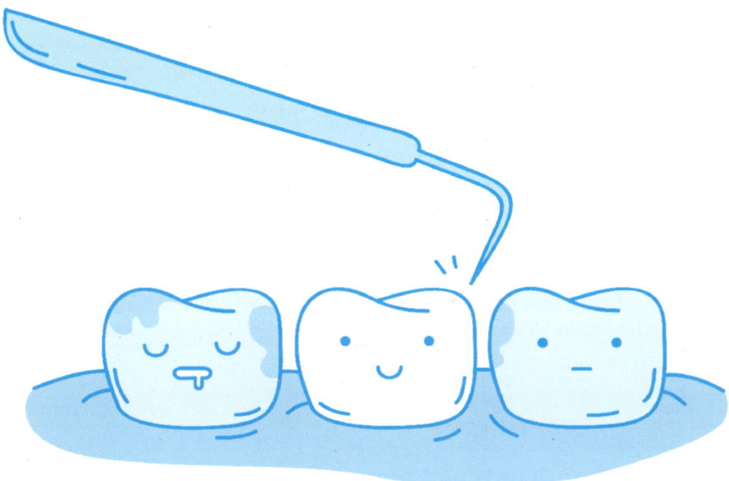

常用句

牙周炎是发生在牙肉、牙槽骨的一种慢性疾病。
yá zhōu yán shì fā shēng zài yá ròu、yá cáo gǔ de yì zhǒng màn xìng jí bìng
치주염은 잇몸과 치조골 등에 발생하는 만성질환입니다.

晚期会出现牙齿松动、牙周脓肿。
wǎn qī huì chū xiàn yá chǐ sōng dòng、yá zhōu nóng zhǒng
말기에 들어서면 치아가 흔들리고 치주에 종기가 생깁니다.

牙周脓肿的形成，会降低咀嚼器官功能。
yá zhōu nóng zhǒng de xíng chéng, huì jiàng dī jǔ jué qì guān gōng néng
치주농양이 생기면 음식을 씹는 저작기관의 기능이 떨어집니다.

牙周炎主要与营养，内分泌及牙石积聚等因素有关。
yá zhōu yán zhǔ yào yǔ yíng yǎng, nèi fēn mì jí yá shí jī jù děng yīn sù yǒu guān
치주염은 주로 영양, 내분비 및 쌓인 치석과 관련이 있습니다.

如果平时不注意口腔卫生，会导致牙菌斑和牙石堆积。
rú guǒ píng shí bú zhù yì kǒu qiāng wèi shēng, huì dǎo zhì yá jūn bān hé yá shí duī jī
평소 구강위생에 소홀했다면 플라그와 치석이 쌓이게 됩니다.

由牙石堆积造成的牙菌斑，直接引起牙龈炎。
yóu yá shí duī jī zào chéng de yá jūn bān, zhí jiē yǐn qǐ yá yín yán
치석으로 인해 생성되는 플라그는 직접적으로 치은염을 유발합니다.

如果耽误了治疗时机，最后只能把牙拔掉。
rú guǒ dān wù le zhì liáo shí jī, zuì hòu zhǐ néng bǎ yá bá diào
적절한 치료시기를 놓치게 되면 발치를 할 수밖에 없습니다.

牙周炎会引起冠心病和新生儿发育不良。
yá zhōu yán huì yǐn qǐ guān xīn bìng hé xīn shēng ér fā yù bù liáng
치주질환은 관상동맥경화증과 신생아 발육부진의 문제를 낳습니다.

常用句

牙周炎会引起糖尿病、内分泌紊乱等，
yá zhōu yán huì yǐn qǐ táng niào bìng、nèi fēn mì wěn luàn děng,
치주염은 당뇨병, 내분비교란 등을 일으키고,
从而大大降低身体的免疫力。
cóng ér dà dà jiàng dī shēn tǐ de miǎn yì lì
몸의 면역력을 저하시킵니다.

对于牙龈炎和早期牙周炎，
duì yú yá yín yán hé zǎo qī yá zhōu yán,
치은염과 조기 치주염의 경우
临床上采用洁治来去除牙石和牙菌斑。
lín chuáng shàng cǎi yòng jié zhì lái qù chú yá shí hé yá jūn bān
임상적으로 스케일링을 통해 치석과 플라그를 제거합니다.

如果牙周炎已发展到一定程度，要做牙周刮治。
rú guǒ yá zhōu yán yǐ fā zhǎn dào yí dìng chéng dù, yào zuò yá zhōu guā zhì
치주염이 어느 정도 진행되었다면 치주수술을 해야 합니다.

洁治和刮治是牙周病的最基本的治疗法。
jié zhì hé guā zhì shì yá zhōu bìng de zuì jī běn de zhì liáo fǎ
스케일링과 잇몸치료는 가장 기본적인 치주염 치료법입니다.

注意饮食结构和营养，两者都要均衡。
zhù yì yǐn shí jié gòu hé yíng yǎng, liǎng zhě dōu yào jūn héng
식생활 및 영양 상태에 주의하셔야 합니다.

尽量少吃含糖食品，不抽烟，少喝酒，多吃富含纤维的食物。
jìn liàng shǎo chī hán táng shí pǐn, bù chōu yān, shǎo hē jiǔ, duō chī fù hán xiān wéi de shí wù
설탕이 들어간 음식을 적게 드시고, 금연하시고, 술을 적게 마시고, 섬유질이 풍부한 음식을 많이 드세요.

第五节

修复科
보철과

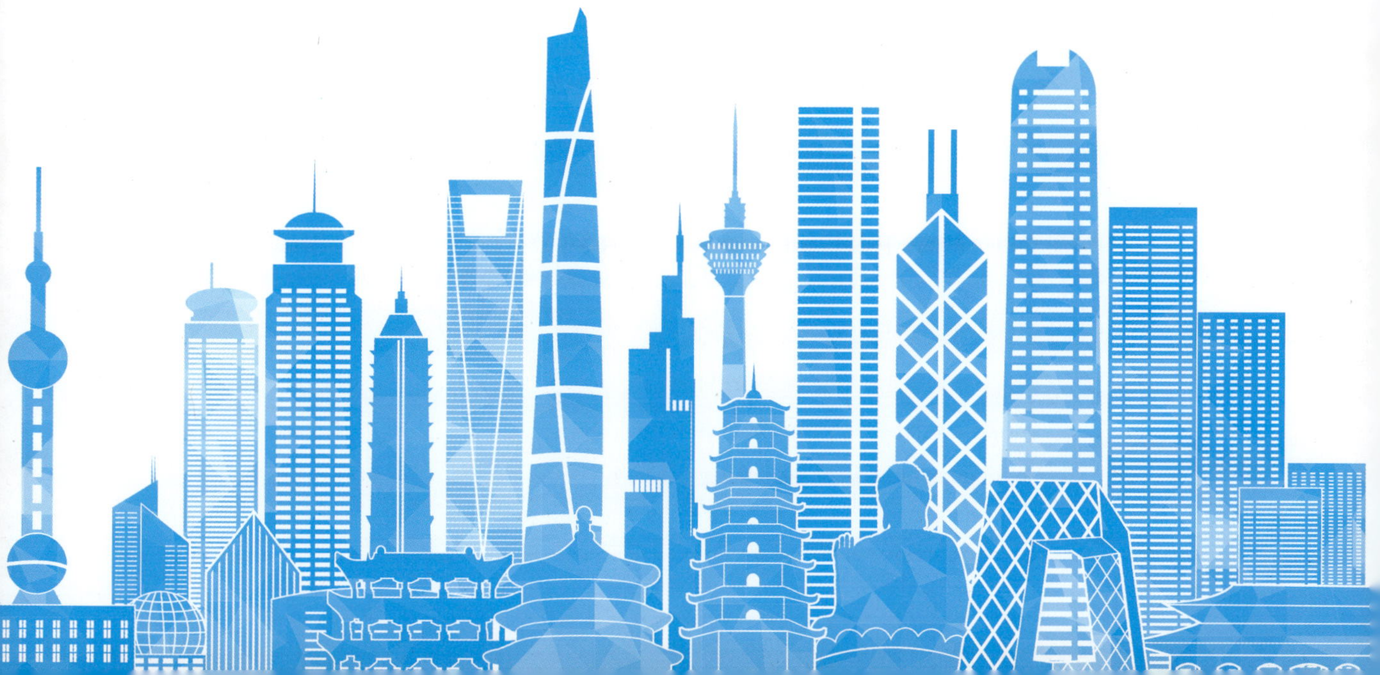

情景一 크라운 수복

患： 这颗牙齿为什么要套冠?
zhè kē yá chǐ wèi shén me yào tào guàn
이 치아는 왜 크라운을 해야 하지요?

医： 临床上，一般对于接受过根管治疗的牙齿需要做全冠修复。
lín chuáng shàng, yì bān duì yú jiē shòu guò gēn guǎn zhì liáo de yá chǐ xū yào zuò quán guàn xiū fù
임상에서 일반적으로 신경치료를 받은 치아는 크라운 수복이 필요합니다.

这主要是因为牙齿牙髓坏死后，就像大树枯了一样。
zhè zhǔ yào shì yīn wèi yá chǐ yá suǐ huài sǐ hòu, jiù xiàng dà shù kū le yí yàng
왜냐하면 치아의 신경이 죽은 후에는 고목나무와 비슷하기 때문입니다.

没有了血管神经的营养，就会变脆变弱,
méi yǒu le xuè guǎn shén jīng de yíng yǎng, jiù huì biàn cuì biàn ruò,
혈관신경의 영양공급이 없어지면 약해지게 되고

抵抗咀嚼的能力下降。
dǐ kàng jǔ jué de néng lì xià jiàng
저작압에 대한 저항 능력이 떨어지게 됩니다.

患： 那么就用金属冠套上去吗?
nà me jiù yòng jīn shǔ guàn tào shàng qù ma
그럼 금으로 된 크라운을 씌우나요?

医： 根据使用材料的不同，可以分为铸造金属冠,
gēn jù shǐ yòng cái liào de bù tóng, kě yǐ fēn wéi zhù zào jīn shǔ guàn,
크라운 재료는 금, PFM,

金属烤瓷冠和全瓷冠等。
jīn shǔ kǎo cí guàn hé quán cí guàn děng
올세라믹 세 가지가 있습니다.

一般来讲，在后牙区主要使用铸造金属冠。
yì bān lái jiǎng, zài hòu yá qū zhǔ yào shǐ yòng zhù zào jīn shǔ guàn
일반적으로 구치부는 금속관을 사용하였습니다.

而现在呢，金属烤瓷冠和全瓷冠强度都达到了一定的水平，
ér xiàn zài ne, jīn shǔ kǎo cí guàn hé quán cí guàn qiáng dù dōu dá dào le yí dìng de shuǐ píng
현재 PFM이나 올세라믹의 강도가 일정 수준에 도달하여

都适用于后牙，还更美观些。
dōu shì yòng yú hòu yá, hái gèng měi guān xiē
구치부에도 사용할 수 있고 더욱 심미적입니다.

前牙区的话，优先考虑使用全瓷冠，其次有金属烤瓷冠等。
qián yá qū de huà, yōu xiān kǎo lǜ shǐ yòng quán cí guà, qí cì yǒu jīn shǔ kǎo cí guàn děng
앞니는 우선적으로 올세라믹을 사용하고 그 다음 PFM을 고려할 수 있습니다.

患: 哪个材料最结实呢?
nǎ gè cái liào zuì jiē shi ne
어떤 재료가 가장 튼튼한가요?

医: 当然，金属的强度是最好的。
dāng rán, jīn shǔ de qiáng dù shì zuì hǎo de
금의 강도가 가장 좋습니다.

黄金是生物相容性最好的金属，是最早用于冠修复的金属。
huáng jīn shì shēng wù xiāng róng xìng zuì hǎo de jīn shǔ, shì zuì zǎo yòng yú guàn xiū fù de jīn shǔ
금은 생물 호환성이 가장 우수하며 가장 초기에 치아를 수복할 때 쓰던 재료입니다.

不与人体组织起任何反应，
bù yǔ rén tǐ zǔ zhī qǐ rèn hé fǎn yīng,
인체 조직과 어떠한 반응도 없으며

不存在牙龈发炎、颈缘发黑、金属异味等问题。
bù cún zài yá yín fā yán、jǐng yuán fā hēi、jīn shǔ yì wèi děng wèn tí
잇몸에 염증이 생기거나 변연에 검은색 선이 생기거나 금속의 맛이 나지 않습니다.

患： 但是做黄金冠，颜色上会不会太难看呢?
dàn shì zuò huáng jīn guàn, yán sè shàng huì bú huì tài nán kàn ne
그런데 금으로 하면 색이 너무 보기 싫지 않나요?

医： 如果你在乎颜色的话，还可以考虑烤瓷冠和全瓷冠。
rú guǒ nǐ zài hū yán sè de huà, hái kě yǐ kǎo lǜ kǎo cí guàn hé quán cí guàn
만약에 색을 걱정하신다면 PFM이나 올세라믹을 생각하실 수 있습니다.

患： 烤瓷冠是什么?
kǎo cí guàn shì shén me
PFM은 어떤 것인가요?

医： 选用金属作为内层牙冠，
xuǎn yòng jīn shǔ zuò wéi nèi céng yá guàn,
금속으로 치관의 내면을 만들고

然后用牙科专用瓷性材料高温烧结在金属的表面。
rán hòu yòng yá kē zhuān yòng cí xìng cái liào gāo wēn shāo jié zài jīn shǔ de biǎo miàn
그 후에 치과 전용 도자기 재료를 고온에 구워서 금속의 표면에 입히는 것입니다.

耐久性不如贵金属好，但是更美观些。
nài jiǔ xìng bù rú guì jīn shǔ hǎo, dàn shì gèng měi guān xiē
내구성이 금보다는 못하지만 심미적인 부분은 좋습니다.

最近随着材料的发达，全瓷的强度也达到了一定的水平，
zuì jìn suí zhe cái liào de fā dá, quán cí de qiáng dù yě dá dào le yí dìng de shuǐ píng,
최근 재료가 발달하면서 올세라믹의 강도도 일정 수준에 도달하여

可以适用于后牙。
kě yǐ shì yòng yú hòu yá
구치부에 사용할 수 있습니다.

患： 我还是做烤瓷牙了。
wǒ hái shì zuò kǎo cí yá le
PFM으로 할게요.

医： 好的，为了做冠修复，你至少来两次。
hǎo de, wèi le zuò guàn xiū fù, nǐ zhì shǎo lái liǎng cì
좋습니다. 크라운을 하시려면 적어도 두 번은 내원하셔야 합니다.

牙冠都是在加工厂做的。
yá guàn dōu shì zài jiā gōng chǎng zuò de
크라운은 기공소에서 제작됩니다.

患： 那今天做什么？
nà jīn tiān zuò shén me
오늘은 무엇을 하나요?

医： 今天做牙体预备。
jīn tiān zuò yá tǐ yù bèi
오늘은 프렙을 합니다.

需要磨一定量的牙齿来空出将来套冠的空间。
xū yào mó yí dìng liàng de yá chǐ lái kōng chū jiāng lái tào guàn de kōng jiān
치아의 일정한 양을 삭제하여 크라운을 씌울 공간을 만듭니다.

然后取模型送到加工厂，还要做临时牙给你套上。
rán hòu qǔ mó xíng sòng dào jiā gōng chǎng, hái yào zuò lín shí yá gěi nǐ tào shàng
그 다음 본을 떠서 기공소에 보내고, 임시 치아를 만들어 씌워드릴 것입니다.

患： 好的。
hǎo de
알겠습니다.

（治疗后）치료 후

医： 现在就做临时牙了。
xiàn zài jiù zuò lín shí yá le
임시 치아를 만들겠습니다.

临时牙材料的味道很刺激,
lín shí yá cái liào de wèi dào hěn cì jī,
임시 치아 재료의 냄새가 매우 자극적입니다.

这种材料凝固时还会有点发热。
zhè zhǒng cái liào níng gù shí hái huì yǒu diǎn fā rè
이 재료가 굳는 동안 치아에서 열을 느낄 수 있습니다.

患: 嗯。
èn
네.

医: 如果你咬硬东西, 或吃粘的, 这颗临时牙很容易脱落。
rú guǒ nǐ yǎo yìng dōng xi, huò chī nián de , zhè kē lín shí yá hěn róng yì tuō luò
만약 이 치아로 딱딱하거나 끈적끈적한 음식을 먹으면 치아가 빠질 수 있습니다.

患: 掉了怎么办?
diào le zěn me bàn
빠지면 어떻게 합니까?

医: 临时牙掉了马上过来就诊。
lín shí yá diào le mă shàng guò lái jiù zhěn
임시 치아가 빠지면 바로 병원으로 오세요.

若长时间没有戴临时牙, 有可能引起牙齿移动。
ruò cháng shí jiān méi yǒu dài lín shí yá , yǒu kě néng yǐn qǐ yá chǐ yí dòng
만약 오랫동안 임시 치아를 하지 않으면 치아가 이동할 수 있습니다.

最后导致冠不适合。
zuì hòu dǎo zhì guàn bú shì hé
최종 보철물이 안 맞을 수 있습니다.

(一周后) 일주일 후

医: 取临时牙了，最后戴修复冠之前，先把牙齿清洗好。
qǔ lín shí yá le, zuì hòu dài xiū fù guàn zhī qián, xiān bǎ yá chǐ qīng xǐ hǎo

임시 치아를 제거합니다. 최종 보철물을 끼우기 전에 치아를 세척합니다.

患: 戴上修复冠后总觉得有点紧。
dài shàng xiū fù guàn hòu zǒng jué de yǒu diǎn jǐn

크라운이 너무 꽉 끼는 느낌입니다.

医: 我来调一下，戴上用几天就适应了。
wǒ lái tiáo yí xià, dài shàng yòng jǐ tiān jiù shì yìng le

조절하겠습니다. 끼우고 며칠 사용하시면 적응이 될 겁니다.

患: 还要注意哪些?
hái yào zhù yì nǎ xiē

어떤 부분을 주의해야 하나요?

医: 所有的修复体都需要维护。
suǒ yǒu de xiū fù tǐ dōu xū yào wéi hù

모든 보철물은 관리가 필요합니다.

饭后一定要刷牙，还要用牙线，
fàn hòu yí dìng yào shuā yá, hái yào yòng yá xiàn,

식사 후에 양치질을 하시고 치실을 사용하여

尽量避免修复冠与牙齿之间嵌塞食物。
jìn liàng bì miǎn xiū fù guàn yǔ yá chǐ zhī jiān qiàn sāi shí wù

크라운과 치아 사이에 음식물이 끼지 않도록 하세요.

单词

单词	뜻	单词	뜻
套冠 tàoguàn	크라운을 씌우다	临床 línchuáng	임상
接受 jiēshòu	받아들이다	坏死 huàisǐ	괴사하다
枯 kū	마르다	营养 yíngyǎng	영양
脆 cuì	쉽게 부러지다	弱 ruò	약하다
抵抗 dǐkàng	저항하다	咀嚼 jǔjué	저작하다
铸造 zhùzào	주조하다	下降 xiàjiàng	떨어지다
金属烤瓷冠 jīnshǔkǎocíguàn	PFM	全瓷 quáncí	올세라믹
强度 qiángdù	강도	达到 dá dào	도달하다
结实 jiēshi	튼튼하다	生物相容性 shēngwùxiāngróngxìng	생물적합성
任何 rènhé	어떠한	反应 fǎnyìng	반응하다
颈缘 jǐngyuán	치경부 변연	异味 yìwèi	이상한 냄새
颜色 yánsè	색	难看 nánkàn	보기 흉하다
高温 gāowēn	고온	烧结 shāojié	소결하다
牙体预备 yátǐyùbèi	치아형성	磨 mó	갈다
空间 kōngjiān	공간	加工厂 jiāgōngchǎng	기공소
临时牙 línshíyá	임시 치아	刺激 cìjī	자극하다
凝固 nínggù	응고되다	硬 yìng	딱딱한
粘 nián	끈끈한	移动 yídòng	이동하다
紧 jǐn	빡빡하다	适应 shìyìng	적응하다
注意 zhùyì	주의하다	嵌塞 qiànsāi	끼다

情景二 심미보철 I

患： 我之前做冠的牙齿劈了，能不能重新镶牙？
wǒ zhī qián zuò guàn de yá chǐ pī le , néng bù néng chóng xīn xiāng yá
원래 크라운 했던 치아가 부러졌습니다. 다시 이를 할 수 있을까요?

医： 剩余的牙体没有多少。
shèng yú de yá tǐ méi yǒu duō shǎo
남아있는 치아가 충분하지 않습니다.

这样的话，先打个桩，然后再做牙冠。
zhè yàng de huà, xiān dǎ gè zhuāng, rán hòu zài zuò yá guàn
이 경우 치아를 복원하기 위해서 포스트를 세우고 다시 치아를 만듭니다.

患： 打桩？那是什么？
dǎ zhuāng nà shì shén me
포스트요? 그게 뭐죠?

医： 由于龋齿、折断、根管治疗等，损失了大量的牙体组织。
yóu yú qǔ chǐ、shé duàn、gēn guǎn zhì liáo děng, sǔn shī le dà liàng de yá tǐ zǔ zhī
충치나 파절, 수복물의 탈락, 신경치료 등으로 치아의 많은 부분이 손실됩니다.

因为剩余的牙体组织不足，所以利用根的内部做一个桩，
yīn wèi shèng yú de yá tǐ zǔ zhī bù zú, suǒ yǐ lì yòng gēn de nèi bù zuò yí gè zhuāng
남아있는 치아가 얼마 없기 때문에 포스트를 사용해서

可以修复原来的牙齿。
kě yǐ xiū fù yuán lái de yá chǐ
원래 치아 부분을 복원할 수 있습니다.

患： 我以为这颗牙要拔了呢，还好可以重新做个牙齿。
wǒ yǐ wéi zhè kē yá yào bá le ne, hái hǎo kě yǐ chóng xīn zuò gè yá chǐ
저는 이 치아를 뽑아야 하나 걱정했는데 다시 이를 할 수 있어서 매우 기쁩니다.

医： 考虑前牙美观，我推荐做纤维桩和全瓷冠修复。
kǎo lǜ qián yá měi guān, wǒ tuī jiàn zuò xiān wéi zhuāng hé quán cí guàn xiū fù
앞니의 미관을 고려하여 저는 Fibro post와 올세라믹 크라운을 추천합니다.

患： 价格会很高吧，能不能给我介绍稍微便宜的材料?
jià gé huì hěn gāo ba, néng bù néng gěi wǒ jiè shào shāo wēi pián yi de cái liào
가격이 매우 비싸지 않은가요? 저에게 약간 저렴한 재료를 추천해주세요.

烤瓷牙应该便宜点吧。
kǎo cí yá yīng gāi pián yi diǎn ba
PFM이 저렴하지 않은가요?

医： 烤瓷冠的最大短处就是时间长了牙颈部会发黑，
kǎo cí guàn de zuì dà duǎn chù jiù shì shí jiān cháng le yá jǐng bù huì fā hēi
PFM의 가장 큰 단점은 시간이 가면 잇몸 쪽이 검게 되어,

美观上远远不如全瓷冠。
měi guān shàng yuǎn yuǎn bù rú quán cí guàn
미관상 올세라믹과 차이가 큽니다.

全瓷牙是像自然牙一样半透明的。
quán cí yá shì xiàng zì rán yá yí yàng bàn tòu míng de
올세라믹 크라운은 자연치와 같이 반투명합니다.

患： 那么便宜的全瓷牙大概多少钱?
nà me pián yi de quán cí yá dà gài duō shǎo qián
그렇다면 저렴한 올세라믹은 얼마지요?

医： 全瓷冠也有不同档次的。那么CEREC冠也是不错的选择。
quán cí guàn yě yǒu bù tóng dàng cì de nà me CEREC guàn yě shì bú cuò de xuǎn zé
올세라믹도 가격이 다 다릅니다. 그렇다면 CEREC 크라운도 나쁘지 않은 선택입니다.

患： CEREC?那是什么?
CEREC nà shì shén me
CEREC? 그게 뭐죠?

医： CEREC是椅旁修复系统的英文缩写。
CEREC shì yǐ páng xiū fù xì tǒng de yīng wén suō xiě
CEREC은 Chair-side Economical Restoration of Esthetic Ceramics의 약자입니다.

是一个由计算机支持、进行全瓷修复体制作设计的过程。
shì yí gè yóu jì suàn jī zhī chí、jìn xíng quán cí xiū fù tǐ zhì zuò shè jì de guò chéng
컴퓨터를 통한 설계 제작 과정으로 올세라믹 수복물을 제작하는 과정입니다.

这种技术的最大优点就是当天可以完成修复体。
zhè zhǒng jì shù de zuì dà yōu diǎn jiù shì dàng tiān kě yǐ wán chéng xiū fù tǐ
이 기술의 가장 장점은 당일에 수복물을 완성할 수 있는 것입니다.

而且全瓷牙的颜色也与自然牙接近。
ér qiě quán cí yá de yán sè yě yǔ zì rán yá jiē jìn
게다가 크라운의 색도 자연치와 가깝습니다.

患： 那么我就做CEREC全瓷牙了。
nà me wǒ jiù zuò CEREC quán cí yá le
그렇다면 CEREC 크라운으로 하겠습니다.

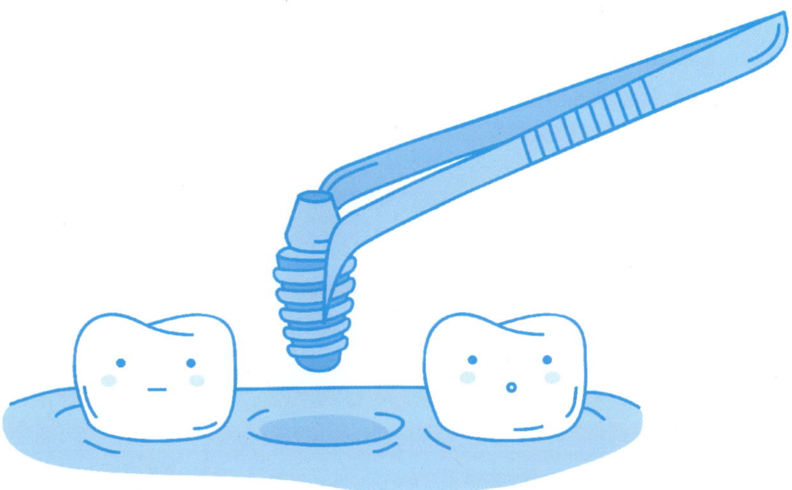

单词

单词	拼音	뜻
原来	yuánlái	원래
重新	chóngxīn	새로
剩余	shèngyú	남은
折断	zhéduàn	부러지다
担心	dānxīn	걱정하다
介绍	jièshào	소개하다
便宜	piányi	저렴하다
透明	tòumíng	투명하다
英文	yīngwén	영문
计算机	jìsuànjī	컴퓨터
制作	zhìzuò	제작하다
进行	jìnxíng	진행하다
当天	dàngtiān	당일
接近	jiējìn	가깝다
劈	pī	쪼개지다
镶牙	xiāngyá	이를 해 넣다
桩	zhuāng	포스트
不足	bùzú	부족하다
纤维	xiānwéi	섬유
稍微	shāowēi	약간
缺点	quēdiǎn	결점
档次	dàngcì	등급
缩写	suōxiě	약자
设计	shèjì	설계하다
过程	guòchéng	과정
优点	yōudiǎn	우수한 점
完成	wánchéng	완성하다

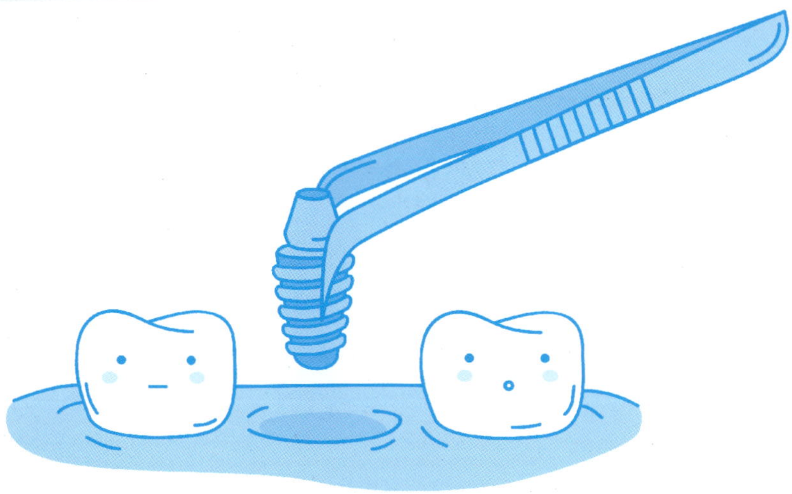

情景三 심미보철 II

患： 门牙间有个缝隙，怎么补呢?
mén yá jiān yǒu gè fèng xì, zěn me bǔ ne
앞니 사이에 틈이 있어요. 어떻게 고치죠?

医： 有三种方法。如矫正、瓷贴面、利用树脂等。
yǒu sān zhǒng fāng fǎ rú jiǎo zhèng、cí tiē miàn、lì yòng shù zhī děng
세 가지 방법이 있어요. 교정, 비니어 및 레진을 이용하는 방법입니다.

患： 哪种方式最好?
nǎ zhǒng fāng shì zuì hǎo
어느 것이 가장 좋죠?

医： 看情况而定。但像你这样的情况，我会推荐做瓷贴面。
kàn qíng kuàng ér dìng dàn xiàng nǐ zhè yàng de qíng kuàng, wǒ huì tuī jiàn zuò cí tiē miàn
상황에 따라 다르지만 이런 경우 비니어를 추천합니다.

患： 瓷贴面会不会容易掉?
cí tiē miàn huì bú huì róng yì diào
비니어는 떨어지지 않나요?

医： 所有的修复体都得注意，不要受力。
suǒ yǒu de xiū fù tǐ dōu děi zhù yì, bú yào shòu lì
모든 보철물은 외부의 강한 힘으로부터 조심하셔야 합니다.

但正常咀嚼运动肯定不会有问题。
dàn zhèng cháng jǔ jué yùn dòng kěn dìng bú huì yǒu wèn tí
그러나 정상적인 음식물 섭취는 문제가 없습니다.

患： 如果做矫正的话要花多长时间?
rú guǒ zuò jiǎo zhèng de huà yào huā duō cháng shí jiān
만약 교정을 한다면 시간이 얼마나 걸리나요?

医： 大概一年半到两年。
dà gài yì nián bàn dào liǎng nián
대략 1년 반에서 2년이 걸립니다.

患： 贴面需要多长时间?
tiē miàn xū yào duō cháng shí jiān
비니어는 얼마나 걸리나요?

医： 包括这次共需要两次。下周就可以完成了。
bāo kuò zhè cì gòng xū yào liǎng cì xià zhōu jiù kě yǐ wán chéng le
오늘까지 포함하여 두 번입니다. 다음 주면 완성할 수 있습니다.

患： 那我还是做贴面好了。
nà wǒ hái shì zuò tiē miàn hǎo le
그러면 비니어를 하도록 하겠습니다.

医： 贴面的话，磨牙的量非常少。
tiē miàn de huà, mó yá de liàng fēi cháng shǎo
비니어는 치아 삭제하는 양이 아주 적습니다.

而且瓷贴面的颜色与自然牙接近。
ér qiě cí tiē miàn de yán sè yǔ zì rán yá jiē jìn
세라믹 비니어는 아주 자연색에 가깝고 자연치처럼 보입니다.

如果你有夜磨牙的习惯，最好晚上戴上牙套保护贴面再入睡。
rú guǒ nǐ yǒu yè mó yá de xí guàn, zuì hǎo wǎn shàng dài shàng yá tào bǎo hù tiē miàn zài rù shuì
밤에 치아를 가는 습관이 있으면, 비니어를 보호하기 위해 스플린트를 착용하세요.

单词

门牙 ményá	앞니	缝隙 fèngxì	틈새
修补 xiūbǔ	보수하다	方式 fāngshì	방식
贴面 tiēmiàn	비니어	受力 shòulì	힘을 받다
包括 bāokuò	포함하여	牙套 yátào	스플린트
夜磨牙 yèmóyá	이갈이	咀嚼运动 jǔjuéyùndòng	저작운동

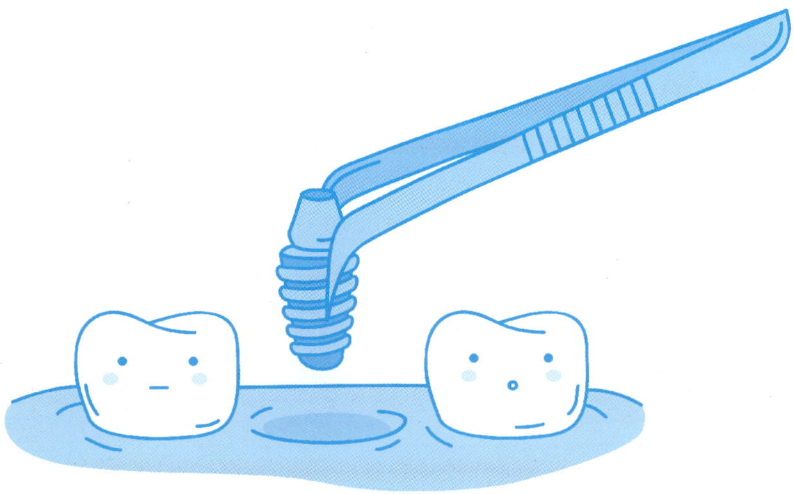

情景四 고정성 의치

患： 医生，上次拔牙的地方全好了，没问题了。
yī shēng, shàng cì bá yá de dì fang quán hǎo le, méi wèn tí le
선생님, 저번에 발치한 부위가 전부 나았어요. 괜찮습니다.

医： 好，你该用固定桥来代替拔掉的牙齿。
hǎo, nǐ gāi yòng gù dìng qiáo lái dài tì bá diào de yá chǐ
좋습니다. 빠진 치아를 대신하여 브릿지를 해 넣어야 합니다.

患： 你认为一定需要吗?
nǐ rèn wéi yí dìng xū yào ma
그게 꼭 필요한가요?

医： 是的，不做不行。
shì de, bú zuò bù xíng
그렇습니다. 안 하면 안 됩니다.

要是不做固定桥的话，
yào shì bú zuò gù dìng qiáo de huà
브릿지를 하지 않으면,

那么在拔完牙齿的空隙两边的牙齿会变得松动乃至倾斜。
nà me zài bá wán yá chǐ de kòng xì liǎng biān de yá chǐ huì biàn de sōng dòng nǎi zhì qīng xié
발치한 공간 양쪽의 치아가 흔들리고 기울어 쓰러지게 됩니다.

若不把它保持在正确的位置上，那么就会过早地脱落。
ruò bù bǎ tā bǎo chí zài zhèng què de wèi zhì shàng, nà me jiù huì guò zǎo de tuō luò
치아를 올바른 위치로 잡아주지 않으면 머지않아 빠지게 됩니다.

患： 为什么牙齿松动就会脱落?
wèi shén me yá chǐ sōng dòng jiù huì tuō luò
왜 치아가 흔들리고 빠지게 되죠?

医：牙齿因松动而脱落是基于不正常咬合。
yá chǐ yīn sōng dòng ér tuō luò shì jī yú bú zhèng cháng yǎo hé
치아가 흔들리고 빠지게 되는 이유는 바르지 않은 교합 때문입니다.

不正常的咬合力会破坏牙齿周围组织，
bú zhèng cháng de yǎo hé lì huì pò huài yá chǐ zhōu wéi zǔ zhī
바르지 못한 교합력은 치아 조직을 망가뜨리고,

和破坏巩固牙齿的组织。
hé pò huài gǒng gù yá chǐ de zǔ zhī
튼튼한 치아를 흔들리게 합니다.

没有了下牙，上牙也变得不好。
méi yǒu le xià yá, shàng yá yě biàn de bù hǎo
아래 이가 빠지면 위 치아도 안 좋아집니다.

因为在它底下没有牙齿撑住它，会变得往下突出。
yīn wèi zài tā dǐ xià méi yǒu yá chǐ chēng zhù tā, huì biàn de wǎng xià tū chū
왜냐하면 아래쪽의 지지하던 치아가 없어져서 아래쪽으로 내려오기 때문입니다.

结果，搞得这对颌牙齿也会脱落。
jié guǒ, gǎo de zhè duì hé yá chǐ yě huì tuō luò
결국 이 반대편의 치아도 빠지게 되는 것입니다.

患：明白了，固定桥怎么做呢?
míng bái le, gù dìng qiáo zěn me zuò ne
알겠습니다. 브릿지는 어떻게 하나요?

医：我要在空隙两边的两颗牙齿上做两个金牙冠，
wǒ yào zài kòng xì liǎng biān de liǎng kē yá chǐ shàng zuò liǎng gè jīn yá guàn
빈 치아의 양쪽의 치아에 금니를 씌울 것입니다.

同时，我把掉牙的地方与牙冠连接上。
tóng shí, wǒ bǎ diào yá de dì fang yǔ yá guàn lián jiē shàng
동시에 치아가 빠진 공간에 연결된 치아를 하나 만듭니다.

患： 我真不想做金牙。
wǒ zhēn bù xiǎng zuò jīn yá
정말 금으로 하고 싶지 않습니다.

医： 不用担心，你还可以选烤瓷牙。
bú yòng dān xīn, nǐ hái kě yǐ xuǎn kǎo cí yá
걱정하지 마세요. PFM도 선택하실 수 있습니다.

这样就看起来很自然。
zhè yàng jiù kàn qǐ lái hěn zì rán
그러면 보기에 더 자연스럽습니다.

患： 你怎样给牙齿安上牙冠呢？
nǐ zěn yàng gěi yá chǐ ān shàng yá guàn ne
어떻게 치아에 크라운을 씌우나요?

医： 我要磨这两颗牙齿做临时牙冠，就像这个模型一样。
wǒ yào mó zhè liǎng kē yá chǐ zuò lín shí yá guàn, jiù xiàng zhè gè mó xíng yí yàng
여기 모형처럼 양쪽 치아를 갈아서 임시 크라운을 만듭니다.

然后要取牙齿的模型。
rán hòu yào qǔ yá chǐ de mó xíng
그 다음 인상을 뜹니다.

把石膏模型送到牙料加工厂做固定桥，这要花一个星期。
bǎ shí gāo mó xíng sòng dào yá liào jiā gōng chǎng zuò gù dìng qiáo, zhè yào huā yí gè xīng qī
석고 모형을 기공소로 보내서 브릿지를 만들게 됩니다. 기공실에서 약 1주일이 걸립니다.

患： 医生，在这期间我应该做些什么？
yī shēng, zài zhè qī jiān wǒ yīng gāi zuò xiē shén me
선생님, 그 기간 동안에 저는 무엇을 해야 하나요?

医： 在这期间你要戴上一个临时牙，以便保护牙齿。
zài zhè qī jiān nǐ yào dài shàng yí gè lín shí yá, yǐ biàn bǎo hù yá chǐ
이 기간 동안에 임시 치아를 끼고 치아를 보호해야 합니다.

牙齿最晚十天会做好。
yá chǐ zuì wǎn shí tiān huì zuò hǎo
시간이 지연되어도 10일 안에 완성을 하게 됩니다.

患： 这叫什么类型的修复体?
zhè jiào shén me lèi xíng de xiū fù tǐ
이건 어떤 종류의 수복물인가요?

医： 是固定局部义齿又叫固定义齿。
shì gù dìng jú bù yì chǐ yòu jiào gù dìng yì chǐ
이것은 고정성 의치입니다.

还有可摘性局部义齿，就是活动假牙。
hái yǒu kě zhāi xìng jú bù yì chǐ, jiù shì huó dòng jiǎ yá
그리고 가철성 국소의치, 즉 틀니가 있습니다.

活动假牙比较省钱，牙齿磨的量较少，
huó dòng jiǎ yá bǐ jiào shěng qián, yá chǐ mó de liàng jiào shǎo
틀니는 비용이 적게 듭니다. 치아를 깎는 양이 적습니다.

因为义齿所负重的地方并不需要在牙齿上。
yīn wèi yì chǐ suǒ fù zhòng de dì fang bìng bù xū yào zài yá chǐ shàng
왜냐하면 의치의 힘을 받는 부분이 꼭 자연치의 위가 아니어도 되기 때문입니다.

而且，可以直接从嘴巴取出来，局部假牙较容易刷洗。
ér qiě, kě yǐ zhí jiē cóng zuǐ ba qǔ chū lái, jú bù jiǎ yá jiào róng yì shuā xǐ
게다가 입에서 꺼낼 수 있기 때문에 세척하기가 쉽습니다.

患： 通常哪一种好些?
tōng cháng nǎ yì zhǒng hǎo xiē
보통 어느 것이 좋은가요?

제 5 절

医： 通常是固定义齿好些，因为他牢固的套在牙齿上。
tōng cháng shì gù dìng yì chǐ hǎo xiē, yīn wèi tā láo gù de tào zài yá chǐ shàng
보통 고정성 의치가 좋습니다. 왜냐하면 치아에 씌우는 것이 훨씬 견고하기 때문입니다.

固定桥感觉舒服些，咬东西也方便。
gù dìng qiáo gǎn jué shū fu xiē, yǎo dōng xi yě fāng biàn
고정성 의치가 느낌도 편안하고 음식물을 씹기도 좋습니다.

患： 谢谢你的讲解，什么时候当我下定决心做假牙时，我会联系的。
xiè xie nǐ de jiǎng jiě, shén me shí hòu dāng wǒ xià dìng jué xīn zuò jiǎ yá shí, wǒ huì lián xì de
설명해주셔서 감사합니다. 제가 이를 해야 할 마음의 준비가 되면 전화로 예약하겠습니다.

因为我下个月会很忙，所以我怕约好了又来不了。
yīn wèi wǒ xià gè yuè huì hěn máng, suǒ yǐ wǒ pà yuē hǎo le yòu lái bù liǎo
다음 달에 바빠서, 예약하고 약속을 어기고 싶지 않습니다.

医： 先预约吧。如果你要更改时间，提前一天打电话通知我就好了。
xiān yù yuē ba rú guǒ nǐ yào gēng gǎi shí jiān, tí qián yì tiān dǎ diàn huà tōng zhī wǒ jiù hǎo le
우선 예약하세요. 만약 시간을 바꾸고 싶으시면 예약 하루 전 날에 전화하시면 됩니다.

患： 好的，谢谢。
hǎo de, xiè xie
네, 감사합니다.

单词

代替 dàitì	대체하다	认为 rènwéi	생각하다
空隙 kòngxì	틈	乃至 nǎizhì	심지어
倾斜 qīngxié	기울다	缘故 yuángù	원인
破坏 pòhuài	파괴하다	周围 zhōuwéi	주변
巩固 gǒnggù	견고하다	撑住 chēngzhù	떠받히다
安上 ānshàng	맞추다	石膏 shígāo	석고
延误 yánwù	지연되다	活动假牙 huódòngjiǎyá	가철성 틀니
省钱 shěngqián	돈을 아끼다	负重 fùzhòng	짐을 지다
刷洗 shuāxǐ	솔로 씻다	牢固 láogù	견고하다
舒服 shūfu	편안하다	很忙 hěnmáng	바쁘다
通知 tōngzhī	알리다	提前 tíqián	앞당기다
基于 jīyú	때문에		

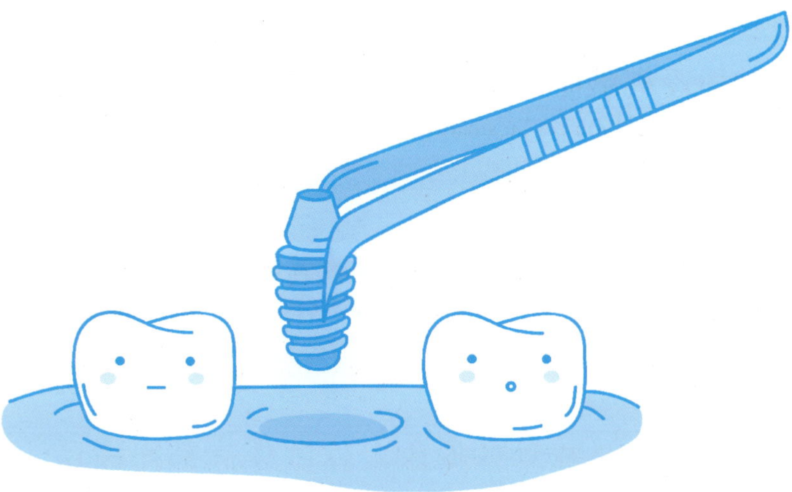

情景五 가철성 의치 Ⅰ

医： 我看过了你的X光片，很遗憾，你上颌所剩下的牙齿都要拔掉。
wǒ kàn guò le nǐ de X guāng piān, hěn yí hàn, nǐ shàng hé suǒ shèng xià de yá chǐ dōu yào bá diào
엑스레이 사진을 보았습니다. 안타깝게도 상악의 남은 치아를 전부 뽑아야 합니다.

实在是没有办法了，你需要安上一副假牙。
shí zài shì méi yǒu bàn fǎ le, nǐ xū yào ān shàng yí fù jiǎ yá
다른 방법이 없습니다. 틀니를 하셔야 합니다.

我们有两种义齿。一种是总义齿，另一种是可摘性局部义齿。
wǒ men yǒu liǎng zhǒng yì chǐ yì zhǒng shì zǒng yì chǐ, lìng yì zhǒng shì kě zhāi xìng jú bù yì chǐ
두 종류의 틀니가 있습니다. 하나는 완전 틀니이고 다른 하나는 부분 틀니입니다.

这次要做总义齿了。
zhè cì yào zuò zǒng yì chǐ le
이번엔 완전 틀니를 하셔야 합니다.

患： 哦，不行！还有别的办法吗?
ò, bù xíng hái yǒu bié de bàn fǎ ma
아, 안됩니다. 다른 방법이 없나요?

医： 不好意思。你瞧瞧你的X光片吧。
bù hǎo yì sī nǐ qiáo qiáo nǐ de X guāng piān ba
죄송합니다. 엑스레이 사진을 보시기 바랍니다.

你能看得见这些牙齿周围留下的骨量不多了吧?
nǐ néng kàn de jiàn zhè xiē yá chǐ zhōu wéi liú xià de gǔ liàng bù duō le ba
이 치아들 주변에 뼈가 얼마 없는 것이 보이시죠?

这正是你的牙齿松动的原因，这些牙齿都得拔掉。
zhè zhèng shì nǐ de yá chǐ sōng dòng de yuán yīn, zhè xiē yá chǐ dōu děi bá diào
이것이 치아가 흔들리는 이유이고, 이 치아들은 모두 뽑아야 합니다.

患：　可是，我牙齿拔掉了要空着多久呢?这很难看啊。
kě shì, wǒ yá chǐ bá diào le yào kōng zhe duō jiǔ ne　zhè hěn nán kàn ā
그러나 치아를 뽑으면 없는 채로 얼마나 있어야 하나요? 보기 흉하잖아요.

医：　我可以给你做一副临时假牙，暂时可以减少不便之处。
wǒ kě yǐ gěi nǐ zuò yí fù lín shí jiǎ yá, zàn shí kě yǐ jiǎn shǎo bú biàn zhī chù
임시 틀니를 만들어서 불편함을 감소시킬 수 있습니다.

患：　需要多长时间?需要几次治疗?
xū yào duō cháng shí jiān xū yào jǐ cì zhì liáo
시간이 얼마나 걸리죠? 몇 번이나 예약하고 진료해야 하지요?

医：　拔牙后牙龈需要至少一个月才能长好。
bá yá hòu yá yín xū yào zhì shǎo yí gè yuè cái néng zhǎng hǎo
발치 후에 잇몸이 자라기까지 최소 한 달이 걸립니다.

在拔了后面的牙齿，牙龈长好以后，我会开始给你做新的假牙，
zài bá le hòu miàn de yá chǐ, yá yín zhǎng hǎo yǐ hòu, wǒ huì kāi shǐ gěi nǐ zuò xīn de jiǎ yá,
어금니를 발치 후 잇몸이 자란 후에 새로운 틀니를 만들어 드릴 것입니다.

这大概要花一个月。
zhè dà gài yào huā yí gè yuè
이러면 최소 한 달이 걸립니다.

完了之后，做一套假牙还需要两个星期的时间。
wán le zhī hòu, zuò yí tào jiǎ yá hái xū yào liǎng gè xīng qī de shí jiān
그리고 틀니를 제작하는 것만 2주가 걸립니다.

患：　初次治疗是怎么进行的?
chū cì zhì liáo shì zěn me jìn xíng de
첫 번째 치료는 어떻게 합니까?

医：　在初次治疗时，我会给你做上下颌的石膏模型。
zài chū cì zhì liáo shí, wǒ huì gěi nǐ zuò shàng xià hé de shí gāo mó xíng
첫 진료를 할 때에 상하악의 석고 모형을 만듭니다.

我们牙科加工厂的技术人员会在模型上做假牙的蜡模型。
wǒ men yá kē jiā gōng chǎng de jì shù rén yuán huì zài mó xíng shàng zuò jiǎ yá de là mó xíng
기공소의 치과기공사가 모형으로 틀니의 기초를 만듭니다.

在第二次治疗时，我就要用这样的蜡模型来记录下你的咬合关系。
zài dì èr cì zhì liáo shí, wǒ jiù yào yòng zhè yàng de là mó xíng lái jì lù xià nǐ de yǎo hé guān xì
두 번째 진료를 할 때에 그 모형으로 당신의 교합 관계를 기록합니다.

然后，把人工牙放在模型中，以便新假牙与下牙齿能相互配合。
rán hòu, bǎ rén gōng yá fàng zài mó xíng zhōng, yǐ biàn xīn jiǎ yá yǔ xià yá chǐ néng xiāng hù pèi hé
그 후에 틀니를 모형 상에서 아래의 치아와 어울리도록 치아 배열을 합니다.

最后，在第三次治疗时，
zuì hòu, zài dì sān cì zhì liáo shí,
세 번째 진료를 할 때에

我要拔掉你剩下前面的那几颗牙齿，并安上假牙。
wǒ yào bá diào nǐ shèng xià qián miàn de nà jǐ kē yá chǐ, bìng ān shàng jiǎ yá
남겨둔 앞니들을 발치하고 틀니를 끼웁니다.

患： 那治疗也就完了吗?
nà zhì liáo yě jiù wán le ma
그러면 치료도 마무리되나요?

医： 然后，为保证良好的咬合关系并消除痛点，我还会做些调整。
rán hòu, wèi bǎo zhèng liáng hǎo de yǎo hé guān xì bìng xiāo chú tòng diǎn, wǒ hái huì zuò xiē tiáo zhěng
끝난 후에도 좋은 교합 관계를 유지하고 아픈 곳을 제거하기 위하여 조정을 해야 합니다.

在安上假牙六个月后，牙龈会萎缩、假牙会松动，
zài ān shàng jiǎ yá liù gè yuè hòu, yá yín huì wěi suō、jiǎ yá huì sōng dòng,
틀니를 착용하고 6개월 후에 앞니의 잇몸이 수축하고 틀니가 헐렁해집니다.

到时我还得将假牙的边缘进行补修或重做。
dào shí wǒ hái děi jiāng jiǎ yá de biān yuán jìn xíng bǔ xiū huò chóng zuò
그러면 틀니의 변연을 수정하거나 다시 재작해야 합니다.

患： 我想得花不少钱，费用该怎样付？能不能分期付？
wǒ xiǎng děi huā bù shǎo qián, fèi yòng gāi zěn yàng fù néng bù néng fēn qī fù
제 생각에 비용이 많이 들겠네요. 치료비는 어떻게 내나요? 할부가 가능한가요?

医： 可以。你在治疗初始阶段先付一半费用，
kě yǐ nǐ zài zhì liáo chū shǐ jiē duàn xiān fù yí bàn fèi yòng,
가능합니다. 치료가 시작할 때 절반을 지불하고,

另外一半则在安上假牙那一天再付。
lìng wài yí bàn zé zài ān shàng jiǎ yá nà yì tiān zài fù
나머지 절반은 틀니를 끼울 때 지불하시면 됩니다.

患： 明白了。可是，我就是担心戴假牙不舒服。
míng bái le kě shì, wǒ jiù shì dān xīn dài jiǎ yá bù shū fu
알겠습니다. 그러나 틀니를 끼는 것이 걱정입니다.

医： 不用担心，我知道你心里不踏实，会有些顾虑。
bú yòng dān xīn, wǒ zhī dào nǐ xīn lǐ bù tā shí, huì yǒu xiē gù lǜ
걱정하지 마세요. 마음이 불편하다는 것을 알고 있습니다. 걱정도 되실 것입니다.

我会尽可能地把新假牙做得合适，
wǒ huì jìn kě néng de bǎ xīn jiǎ yá zuò de hé shì
제가 최대한 새로운 틀니를 잘 맞게 해드릴 것입니다.

让你在不久的将来很快就会适应下来。
ràng nǐ zài bù jiǔ de jiāng lái hěn kuài jiù huì shì yìng xià lái
그러면 짧은 시간 안에 적응하게 되실 것입니다.

患： 是什么颜色的？颜色自然吗？
shì shén me yán sè de yán sè zì rán ma
색은 어떠한가요? 색이 자연스러운가요?

제 5 절

医： 形状、大小和颜色都很理想的。
xíng zhuàng、dà xiǎo hé yán sè dōu hěn lǐ xiǎng de
형태, 크기, 색상 모두 이상적으로 만들 수 있습니다.

做得像真牙一样，不会让人看起来是人工做的。
zuò de xiàng zhēn yá yí yàng, bú huì ràng rén kàn qǐ lái shì rén gōng zuò de
자연치와 아주 비슷하게 만들 수 있습니다. 인공치아처럼 보이지 않습니다.

这假牙会稳稳支撑你的脸颊和嘴唇，
zhè jiǎ yá huì wěn wěn zhī chēng nǐ de liǎn jiá hé zuǐ chún
이 틀니가 당신의 얼굴과 입술을 지지하여,

这样就可以保持最自然的脸型。
zhè yàng jiù kě yǐ bǎo chí zuì zì rán de liǎn xíng
얼굴도 자연스러운 형태로 유지하게 만들어 줍니다.

患： 反正我今天要做了。
fǎn zhèng wǒ jīn tiān yào zuò le
어쨌든 오늘 해야 하지요.

医： 为了作准确的模型，需要取几次模。
wèi le zuò zhǔn què de mó xíng, xū yào qǔ jǐ cì mó
정확한 모델을 만들기 위하여 본을 여러 번 뜰 것입니다.

下次还要拿个别托盘来取印模。
xià cì hái yào ná gè bié tuō pán lái qǔ yìn mó
다음에는 개인 트레이를 사용하여 인상을 뜨겠습니다.

患： 好的。
hǎo de
좋습니다.

医： 那我先试托盘大小，可以吗？
nà wǒ xiān shì tuō pán dà xiǎo, kě yǐ ma
먼저 트레이를 입안에 넣어볼게요. 괜찮으세요?

把你的下巴、嘴唇都放松下。

bǎ nǐ de xià ba、zuǐ chún dōu fàng sōng xià

입술과 턱에 긴장을 푸세요.

不要伸出下巴。

bú yào shēn chū xià bā

아래턱을 앞으로 내밀지 마세요.

抬起舌头、伸出舌头。

tái qǐ shé tóu、shēn chū shé tóu

혀를 들어보시고 앞으로 내밀어 보세요.

好的，等待五分钟，静止不动。

hǎo de, děng dài wǔ fēn zhōng, jìng zhǐ bú dòng

좋습니다. 이 상태로 5분 정도 있으세요.

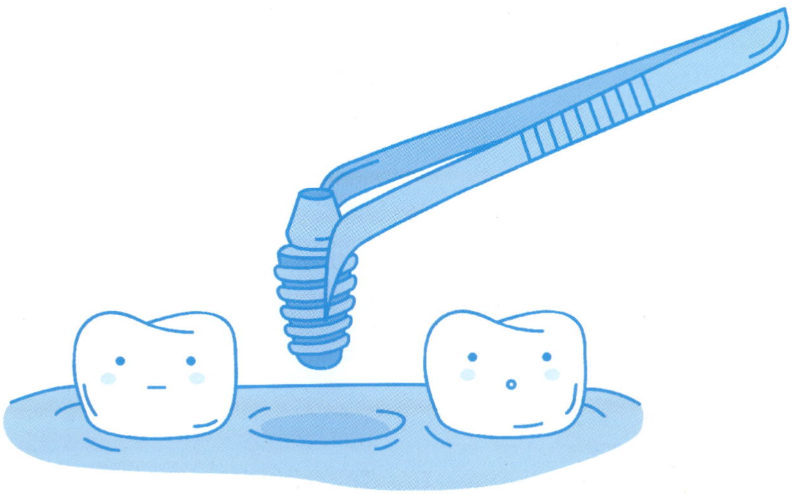

单词

遗憾 yíhàn	안타깝다	实在 shízai	정말로
安上 ānshàng	맞추다	总义齿 zǒngyìchǐ	총의치
可摘性 kězhāixìng	가철성	不行 bùxíng	안 된다
瞧瞧 qiáoqiáo	보다	空着 kōngzhe	빈 채로
减少 jiǎnshǎo	감소하다	不便 búbiàn	불편
至少 zhìshǎo	최소	保留 bǎoliú	남겨두다
开始 kāishǐ	시작하다	蜡模型 làmóxíng	왁스모델
记录 jìlù	기록하다	人工牙 réngōngyá	인공치
相互 xiānghù	서로	配合 pèihé	서로 잘 맞다
剩下 shèngxià	남은	保证 bǎozhèng	확실히 하다
良好 liánghǎo	좋은	消除 xiāochú	없애다
萎缩 wěisuō	수축하다	花 huā	사용하다
边缘 biānyuán	변연	踏实 tāshi	마음이 놓이다
顾虑 gùlǜ	걱정하다	细心 xìxīn	세심한
颜色 yánsè	색	理想 lǐxiǎng	이상
看起来 kànqǐlái	보기에	支持 zhīchí	지지하다
保持 bǎochí	유지하다	形状 xíngzhuàng	겉모습
反正 fǎnzhèng	어쨌든	准确 zhǔnquè	정확한
印模 yìnmó	인상뜨다	托盘 tuōpán	트레이
伸出 shēnchū	내밀다	抬起 táiqǐ	들어올리다
待 dài	기다리다	静止不动 jìngzhǐbúdòng	움직이지 않고 가만히 있다

情景六 가철성 의치 II

患： 你好，医生。
nǐ hǎo, yī shēng
안녕하세요. 선생님.

医： 我想你会喜欢你的新假牙的。
wǒ xiǎng nǐ huì xǐ huān nǐ de xīn jiǎ yá de
제 생각에 오늘 새로운 틀니를 좋아하실 것 같습니다.

看起来像真的一样，就像你原来的真牙。
kàn qǐ lái xiàng zhēn de yí yàng, jiù xiàng nǐ yuán lái de zhēn yá
원래 있던 자연치아처럼 보입니다.

这段时间，你可能脸部表情会有些不适感，
zhè duàn shí jiān, nǐ kě néng liǎn bù biǎo qíng huì yǒu xiē bú shì gǎn
안면의 표정이 아마도 얼마 동안 달랐을 것입니다.

等到假牙安上完全适应好了，
děng dào jiǎ yá ān shàng wán quán shì yìng hǎo le
틀니를 끼고 적응이 되면,

嘴唇和脸颊的肌肉会调回自然的表情。
zuǐ chún hé liǎn jiá de jī ròu huì tiáo huí zì rán de biǎo qíng
입술과 볼의 근육이 조절되면서 자연스러운 표정이 회복됩니다.

患： 医生，看起来还不错。但我对说话有些不便。
yī shēng, kàn qǐ lái hái bú cuò dàn wǒ duì shuō huà yǒu xiē bú biàn
선생님, 아주 괜찮아 보입니다. 그러나 말하는 것이 불편하네요.

医： 当你独自在家时，你可以大声练习朗读，
dāng nǐ dú zì zài jiā shí, nǐ kě yǐ dà shēng liàn xí lǎng dú
집에 혼자 계실 때, 큰 소리로 읽는 연습을 해보세요.

这能帮助你适应戴着假牙说话。
zhè néng bāng zhù nǐ shì yìng dài zhe jiǎ yá shuō huà
틀니를 끼고 말하는 것에 적응하실 수 있습니다.

语速要放慢，小心发出每一个词的音，
yǔ sù yào fàng màn, xiǎo xīn fā chū měi yí gè cí de yīn
천천히 말하시고, 단어 하나의 발음에 주의하세요.

直到牙龈长好为止，最好吃软的东西。
zhí dào yá yín zhǎng hǎo wéi zhǐ, zuì hǎo chī ruǎn de dōng xi
잇몸이 나을 때 까지는 부드러운 음식만 드셔야 합니다.

患： 吃东西也要小心吗?
chī dōng xi yě yào xiǎo xīn ma
음식을 먹을 때 아주 조심해야 하나요?

医： 当你咬一块食物时，先要分小块的吃，要咬得慢些，好好嚼嚼。
dāng nǐ yǎo yí kuài shí wù shí, xiān yào fēn xiǎo kuài de chī, yào yǎo de màn xiē, hǎo hǎo jiáo jiáo
음식을 씹으실 때 작은 조각으로 드시고, 천천히 꼭꼭 씹어 드셔야 합니다.

患： 要不要一直戴着假牙?
yào bú yào yì zhí dài zhe jiǎ yá
틀니를 계속 끼고 있어야 하나요?

医： 一开始除了取下来刷洗的情况之外，一定要一直戴着假牙。
yì kāi shǐ chú le qǔ xià lái shuā xǐ de qíng kuàng zhī wài, yí dìng yào yì zhí dài zhe jiǎ yá
처음에 꺼내서 세척하는 것 이외에는 계속 끼고 계셔야 합니다.

一直戴着有助于缩短调整的时间，
yì zhí dài zhe yǒu zhù yú suō duǎn tiáo zhěng de shí jiān,
계속 끼고 있어야 조정하는 시간이 줄어듭니다.

要是感到不舒服，请电话联系。
yào shì gǎn dào bù shū fu, qǐng diàn huà lián xì
만약 불편하시면 전화로 예약하고 방문하세요.

患： 我还需要注意别的吗?
wǒ hái xū yào zhù yì bié de ma
또 다른 것을 주의해야 하나요?

医： 人工做的假牙要时刻保持清洁。
rén gōng zuò de jiǎ yá yào shí kè bǎo chí qīng jié
틀니의 인공치아도 청결을 유지해야 합니다.

一是为了让它看起来好看，二是为了保持你的口腔健康。
yī shì wèi le ràng tā kàn qǐ lái hǎo kàn, èr shì wèi le bǎo chí nǐ de kǒu qiāng jiàn kāng
그래야 보기에도 좋고 구강건강에도 좋습니다.

患： 我该怎么清洗假牙才好呢?
wǒ gāi zěn me qīng xǐ jiǎ yá cái hǎo ne
어떻게 청결을 유지해야 하나요?

医： 和我们的牙齿一样,
hé wǒ men de yá chǐ yí yàng,
치아와 같습니다.

假牙也需要每天刷洗，清除假牙中的残留物和牙斑。
jiǎ yá yě xū yào měi tiān shuā xǐ, qīng chú jiǎ yá zhōng de cán liú wù hé yá bān
틀니도 매일 닦아야 하고 틀니에 남아있는 음식과 플라그를 제거해야 합니다.

患： 可以用普通肥皂刷洗假牙吗?
kě yǐ yòng pǔ tōng féi zào shuā xǐ jiǎ yá ma
보통 비누로 세척해도 되나요?

医： 用普通肥皂也可以，至少保持一天刷洗一次,
yòng pǔ tōng féi zào yě kě yǐ, zhì shǎo bǎo chí yì tiān shuā xǐ yí cì
보통 비누로 닦아도 됩니다. 매일 한 번 이상 닦으시고,

不戴的时候，一定要把它放在水杯中，这样就不会干。
bú dài de shí hòu, yí dìng yào bǎ tā fàng zài shuǐ bēi zhōng, zhè yàng jiù bú huì gān
틀니를 끼지 않으실 때에는 물 컵 안에 담아두셔야 건조해지지 않습니다.

如果干的时间太长就容易变形，这些你可要记住。
rú guǒ gān de shí jiān tài cháng jiù róng yì biàn xíng, zhè xiē nǐ kě yào jì zhù
시간이 지나도 변형되지 않습니다. 꼭 기억하세요.

患： 医生，还有什么要记住的?
yī shēng, hái yǒu shén me yào jì zhù de
선생님, 또 기억해야 할 것이 있나요?

医： 有，你该记住口腔组织总是在变化的，
yǒu, nǐ gāi jì zhù kǒu qiāng zǔ zhī zǒng shì zài biàn huà de,
있습니다. 우리 입안의 조직은 계속 변한다는 것을 기억하시기 바랍니다.

这些变化会使你的假牙松动，
zhè xiē biàn huà huì shǐ nǐ de jiǎ yá sōng dòng
이러한 변화가 틀니를 헐렁하게 하고,

这样就需要重新做假牙或给假牙做重衬，
zhè yàng jiù xū yào chóng xīn zuò jiǎ yá huò gěi jiǎ yá zuò chóng chèn
틀니를 다시 만들거나 Re-lining을 해야 합니다.

但不能预测隔多久要重做或做垫底的。
dàn bù néng yù cè gé duō jiǔ yào chóng zuò huò zuò diàn dǐ de
언제 다시 만들어야 하는지 예측할 수 없습니다.

每个病人的情况都不一样，
měi gè bìng rén de qíng kuàng dōu bù yí yàng,
환자마다 다르지만

凡是戴假牙的人都应该定期过来检查，
fán shì dài jiǎ yá de rén dōu yīng gāi dìng qī guò lái jiǎn chá
틀니를 사용하는 사람은 반드시 정기적으로 검사를 해야 합니다.

戴上不合适的假牙，会给口腔组织带来很大的损害。
dài shàng bù hé shì de jiǎ yá, huì gěi kǒu qiāng zǔ zhī dài lái hěn dà de sǔn hài
틀니가 헐겁고 맞지 않으면 구강 내 조직에 커다란 손상을 줄 수 있습니다.

患： 医生，我的假牙很合适， 非常感谢！
yī shēng, wǒ de jiǎ yá hěn hé shì, fēi cháng gǎn xiè
선생님, 틀니가 아주 잘 맞습니다. 감사합니다.

单词

单词	뜻	单词	뜻
喜欢 xǐhuan	좋아하다	脸部 liǎnbù	안면부
表情 biǎoqíng	표정	不久 bùjiǔ	오래지 않아서
恢复 huīfù	회복하다	单独 dāndú	홀로
大声 dàshēng	큰소리	朗读 lǎngdú	낭독하다
练习 liànxí	연습하다	能够 nénggòu	~할 수 있다
发音 fāyīn	발음	受伤 shòushāng	상처를 입다
特别 tèbié	특별한	咬 yǎo	물다
嚼 jiáo	씹다	透彻 tòuchè	투철하다
有助于 yǒuzhùyú	~도움이 되다	缩短 suōduǎn	단축하다
注意 zhùyì	주의하다	别的 biéde	다른
人工 réngōng	인공의	必须 bìxū	반드시
刷洗 shuāxǐ	솔로 닦다	清除 qīngchú	깨끗이 없애다
普通 pǔtōng	보통	肥皂 féizào	비누
干 gān	마르다	变形 biànxíng	변형되다
记住 jìzhu	기억하다	变化 biànhuà	변화하다
使得 shǐde	~하게 하다	重衬 chóngchèn	Re-lining
预测 yùcè	예측하다	凡是 fánshì	대체로
定期 dìngqī	정기	伤害 shānghài	상하게 하다

第六节

口腔外科
구강외과

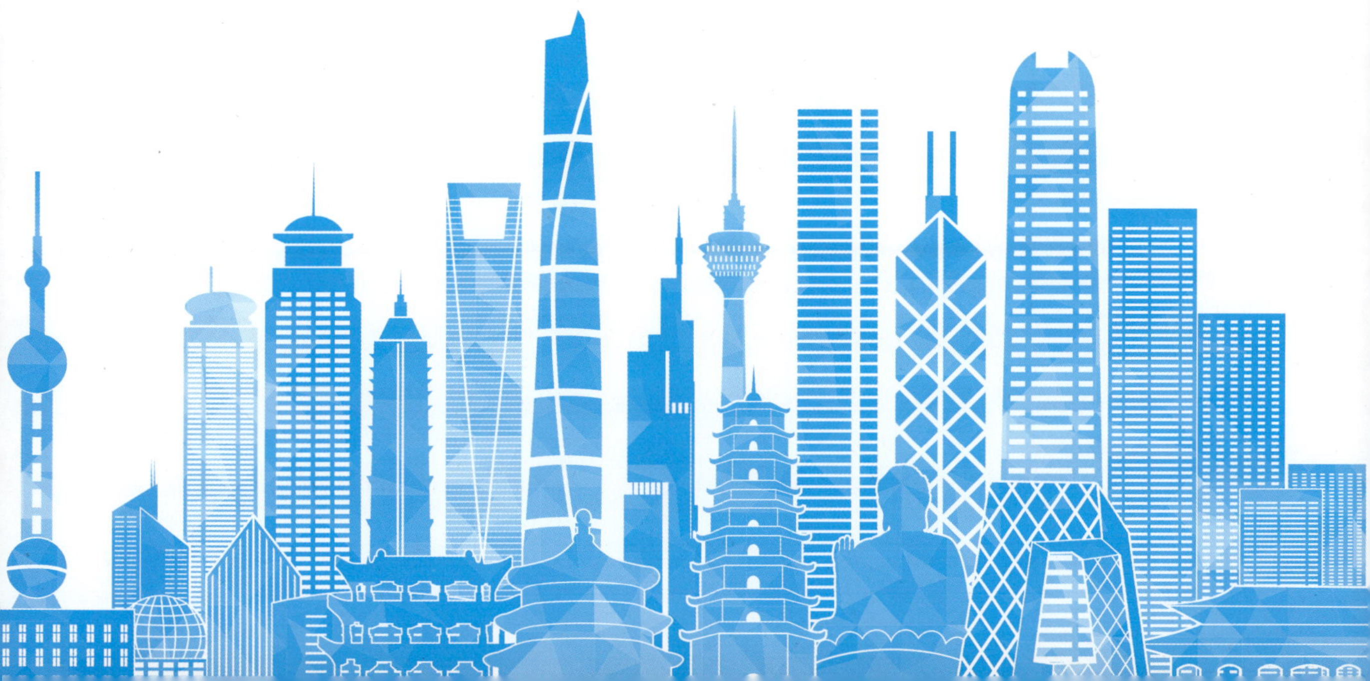

情景一 사랑니

患： 我的智齿长了快两年了，智齿到底要不要拔?
wǒ de zhì chǐ zhǎng le kuài liǎng nián le, zhì chǐ dào dǐ yào bú yào bá
사랑니가 난 지 2년 되어갑니다. 사랑니는 뽑아야 하나요?

医： 要看情况。一般说来，智齿很少有能长好的。
yào kàn qíng kuàng yì bān shuō lái, zhì chǐ hěn shǎo yǒu néng zhǎng hǎo de
케이스마다 다릅니다. 보통 사랑니가 잘 자라는 경우가 적습니다.

有些人颌骨还不够大，没有足够位置供智齿萌出。
yǒu xiē rén hé gǔ hái bú gòu dà, méi yǒu zú gòu wèi zhì gòng zhì chǐ méng chū
대체로 턱뼈가 충분히 크지 않아서 사랑니가 자라날 공간이 부족합니다.

智齿就会阻生在颌骨内，阻生的智齿就向各种不同的方向生长。
zhì chǐ jiù huì zǔ shēng zài hé gǔ nèi, zǔ shēng de zhì chǐ jiù xiàng gè zhǒng bù tóng de fāng xiàng shēng zhǎng
사랑니가 턱뼈 안에서 막혀서 각기 다른 방향으로 자라납니다.

一般与邻近牙齿形成角度，最好是拔掉。
yì bān yǔ lín jìn yá chǐ xíng chéng jiǎo dù, zuì hǎo shì bá diào
보통 인접 치아와 각도를 형성합니다. 뽑는 것이 가장 좋습니다.

患： 而且右上边的牙齿长出来了一小半，
ér qiě yòu shàng biān de yá chǐ zhǎng chū lái le yì xiǎo bàn,
게다가 오른쪽 위 사랑니가 반 정도 나왔어요.

但是牙尖得厉害，老是刮到腮边。
dàn shì yá jiān de lì hài, lǎo shì guā dào sāi biān
치아가 매우 날카로워서 매번 볼을 찌릅니다.

医： 就是长不正了。
jiù shì zhǎng bú zhèng le
똑바로 자라지 않은 것입니다.

长不出来，牙龈就会包住智齿，造成牙龈发炎、口臭等。
zhǎng bù chū lái, yá yín jiù huì bāo zhù zhì chǐ, zào chéng yá yín fā yán 、kǒu chòu děng
자라나지 않으면 잇몸이 사랑니를 감싸고 있어서 염증과 구취 등을 유발합니다.

因其位置不正很容易引起食物滞留，
yīn qí wèi zhì bú zhèng hěn róng yì yǐn qǐ shí wù zhì liú
그 위치가 쉽게 음식물이 끼고,

不易清洁，时间长了会引发龋病。
bú yì qīng jié, shí jiān cháng le huì yǐn fā qǔ bìng
청결을 유지하기 어렵습니다. 시간이 지나면 충치도 생길 것입니다.

往往会与临牙同时发病。
wǎng wǎng huì yǔ lín yá tóng shí fā bìng
흔히 옆 치아와 같이 썩게 됩니다.

下牙感染严重者还会引起间隙感染，
xià yá gǎn rǎn yán zhòng zhě hái huì yǐn qǐ jiàn xì gǎn rǎn,
하악의 감염이 심하면 스페이스도 감염이 되며,

最后导致张口受限等并发症。
zuì hòu dǎo zhì zhāng kǒu shòu xiàn děng bìng fā zhèng
개구장애 등 여러 합병증을 유발합니다.

患： 现在问题不仅是智齿反复发炎，
xiàn zài wèn tí bù jǐn shì zhì chǐ fǎn fù fā yán
지금 문제는 사랑니가 반복해서 염증이 생기는 것뿐만 아니라

而且更重要的是门牙的位置被挤得有点歪了。是不是？
ér qiě gèng zhòng yào de shì mén yá de wèi zhì bèi jǐ de yǒu diǎn wāi le shì bú shì
앞니의 위치가 밀려서 조금 틀어졌어요. 그렇지 않나요?

医： 门牙会不会继续被挤呢，有这种说法。
mén yá huì bú huì jì xù bèi jǐ ne, yǒu zhè zhǒng shuō fǎ
앞니가 계속 밀린다고 설명하기도 합니다.

但对你最主要的问题还是反复发炎。
dàn duì nǐ zuì zhǔ yào de wèn tí hái shì fǎn fù fā yán
그러나 환자분에게 가장 주요한 문제는 반복적으로 염증이 생기는 것입니다.

这种情况就一定要拔了。
zhè zhǒng qíng kuàng jiù yí dìng yào bá le
이럴 경우는 반드시 발치를 하셔야 합니다.

患： 当它在发炎时，就考虑拔掉智齿的，一旦好了以后就忘了。
dāng tā zài fā yán shí, jiù kǎo lǜ bá diào zhì chǐ de, yí dàn hǎo le yǐ hòu jiù wàng le
염증이 생길 때는 사랑니를 뽑아야겠다고 생각하는데 나아지면 또 잊어버립니다.

医： 我还是建议早点拔牙，不要害怕。
wǒ hái shì jiàn yì zǎo diǎn bá yá, bú yào hài pà
아무래도 일찍 뽑기를 권합니다. 무서워하지 마세요.

不过有一点我要提醒你，
bú guò yǒu yì diǎn wǒ yào tí xǐng nǐ
하지만 한 가지 알려드리면,

如果牙齿在发炎的话，拔智齿前得先吃药，
rú guǒ yá chǐ zài fā yán de huà, bá zhì chǐ qián děi xiān chī yào,
사랑니를 뽑기 전에 염증이 있다면 먼저 약을 먹고

炎症消后再拔牙。
yán zhèng xiāo hòu zài bá yá
염증이 가라앉은 후에 발치를 합니다.

换句话说，当你的智齿不痛的时候再过来拔。
huàn jù huà shuō, dāng nǐ de zhì chǐ bú tòng de shí hòu zài guò lái bá
즉, 사랑니에 통증이 없을 때 오셔서 뽑으세요.

这样，你可以省了一道手续。
zhè yàng, nǐ kě yǐ shěng le yí dào shǒu xù
이러면 한 가지 절차가 줄어듭니다.

患： 好的，我决定拔了。
hǎo de, wǒ jué dìng bá le
알겠습니다. 이를 뽑기로 결정했습니다.

单词

智齿 zhìchǐ	사랑니	颌骨 hégǔ	턱뼈
足够 zúgòu	충분하다	萌出 méngchū	자라나다
阻生 zǔshēng	막히다	方向 fāngxiàng	방향
邻近 línjìn	인접	形成 xíngchéng	형성하다
角度 jiǎodù	각도	而且 érqiě	게다가
尖 jiān	날카롭다	腮 sāi	볼
包住 bāozhù	감싸고 있다	造成 zàochéng	초래하다
发炎 fāyán	염증이 생기다	口臭 kǒuchòu	구취
滞留 zhìliú	머물다	累积 lěijī	누적하다
间隙感染 jiànxìgǎnrǎn	스페이스 감염	导致 dǎozhì	초래하다
张口受限 zhāngkǒushòuxiàn	개구장애	反复 fǎnfù	반복
挤 jǐ	서로 밀치다	歪 wāi	비뚤다
忘 wàng	잊다	提醒 tíxǐng	상기시키다
省 shěng	줄이다	下决心 xiàjuéxīn	결심하다

情景二 발치

患： 我有一颗牙齿很敏感，牙龈都肿了。
wǒ yǒu yì kē yá chǐ hěn mǐn gǎn, yá yín dōu zhǒng le
치아 하나가 예민합니다. 잇몸도 부었습니다.

我服用了阿司匹林还是不管用。
wǒ fú yòng le ā sī pǐ lín hái shì bù guǎn yòng
아스피린을 복용해도 효과가 없습니다.

医： 让我看一看，请把嘴巴张大。右下智齿蛀的很厉害。
ràng wǒ kàn yí kàn, qǐng bǎ zuǐ bā zhāng dà yòu xià zhì chǐ zhù de hěn lì hài
보겠습니다. 입을 크게 벌리세요. 오른쪽 아래 사랑니 충치가 심합니다.

其实，去年我就要把这颗牙拔掉的，你还记得吗?
qí shí, qù nián wǒ jiù yào bǎ zhè kē yá bá diào de, nǐ hái jì dé ma
작년에 제가 이 치아를 뽑으려 했었는데 기억하시나요?

患： 记得。可是我害怕，而且当时这颗牙并不痛。
jì dé kě shì wǒ hài pà, ér qiě dāng shí zhè kē yá bìng bú tòng
기억합니다. 근데 이 뽑는 게 무섭습니다. 그리고 당시엔 치아가 아프지 않았어요.

医生，该怎么办?
yī shēng gāi zěn me bàn
선생님, 어떻게 하죠?

能不拔吗?
néng bù bá ma
이 치아를 안 뽑을 수 있나요?

医： 唯一的办法就是把它拔掉。
wéi yī de bàn fǎ jiù shì bǎ tā bá diào
유일한 방법은 그 치아를 뽑는 것입니다.

患： 痛不痛?
tòng bú tòng
아프지 않나요?

医： 不会痛，我会给你打麻药。
bú huì tòng, wǒ huì gěi nǐ dǎ má yào
아프지 않습니다. 마취를 해드릴 겁니다.

患： 不能保留吗?
bù néng bǎo liú ma
살릴 수 없나요?

医： 不能，肯定保不住了。已经感染了，实在没有别的什么办法了
bù néng, kěn dìng bǎo bú zhù le yǐ jīng gǎn rǎn le, shí zài méi yǒu bié de shén me bàn fǎ le
없습니다. 살릴 수 없습니다. 이미 감염되었고, 정말로 다른 방법이 없습니다.

患： 明白了。现在就把它拔掉呢，还是先吃药呢?
míng bái le xiàn zài jiù bǎ tā bá diào ne, hái shì xiān chī yào ne
이해했습니다. 지금 치아를 뽑을 수 있나요? 아니면 먼저 약을 먹어야 하나요?

医： 用不着吃药，在这种情况下用不着。
yòng bu zháo chī yào, zài zhè zhǒng qíng kuàng xià yòng bù zháo
약 드실 필요 없습니다. 이런 상황에서는 필요 없습니다.

医： 把手术器械打开。给病人盖上手术洞巾，我要给病人拔牙。
bǎ shǒu shù qì xiè dǎ kāi gěi bìng rén gài shàng shǒu shù dòng jīn, wǒ yào gěi bìng rén bá yá
수술도구를 여세요. 환자분 발치할 예정이니 환자분께 수술포를 덮어주세요.

拔的是左侧下边的智齿。
bá de shì zuǒ cè xià biān de zhì chǐ
뽑아야 할 치아는 좌측 아래 사랑니입니다.

护： 好的。手术器械在消毒器里，麻醉注射器已准备好了。
hǎo de shǒu shù qì xiè zài xiāo dú qì lǐ, má zuì zhù shè qì yǐ zhǔn bèi hǎo le
네, 수술기구는 소독기 안에 있고 마취 주사기는 이미 준비되었습니다.

医： 好，请递给我表面麻药，
hǎo, qǐng dì gěi wǒ biǎo miàn má yào,
좋습니다. 제게 표면마취제를 주세요.

在注射之前我要在牙龈上涂一层麻醉药，
zài zhù shè zhī qián wǒ yào zài yá yín shàng tú yì céng má zuì yào
주사하기 전에 잇몸에 마취제를 바르면

这样在注射时不会太难受。
zhè yàng zài zhù shè shí bú huì tài nán shòu
주사할 때 덜 아픕니다.

给我利多卡因。
gěi wǒ lì duō kǎ yīn
리도카인을 주세요.

我现在就要给你注射麻药，可能会有点感觉。
wǒ xiàn zài jiù yào gěi nǐ zhù shè má yào, kě néng huì yǒu diǎn gǎn jué
마취주사를 놓겠습니다. 약간 느낌이 있을 것입니다.

患： 你可以给我做睡眠麻醉吗?
nǐ kě yǐ gěi wǒ zuò shuì mián má zuì ma
수면마취를 할 수 있을까요?

医： 除非你的精神状态处于不能进行拔牙的情况，
chú fēi nǐ de jīng shén zhuàng tài chǔ yú bù néng jìn xíng bá yá de qíng kuàng
환자분의 정신 상태가 발치할 수 없는 상태를 제외하고

我不会为了拔一颗简单的智齿给你做睡眠麻醉的。
wǒ bú huì wèi le bá yì kē jiǎn dān de zhì chǐ gěi nǐ zuò shuì mián má zuì de
간단한 사랑니의 발치를 위해 수면마취를 진행할 수 없습니다.

好，现在注射完了。痛不痛?
hǎo, xiàn zài zhù shè wán le tòng bú tòng
좋습니다. 주사를 다 놓았습니다. 아픈가요?

患： 不，不怎么痛，几乎没什么感觉。
bù, bù zěn me tòng, jī hū méi shén mē gǎn jué
아니요, 별로 안 아팠어요. 거의 느낌이 없었습니다.

医： 请先漱漱口，等十分钟后麻药会开始起作用的。
qǐng xiān shù shù kǒu, děng shí fēn zhōng hòu má yào huì kāi shǐ qǐ zuò yòng de
입을 행구세요. 10분 정도 기다리면 마취가 될 것입니다.

患： 我的下唇已经麻木了。
wǒ de xià chún yǐ jīng má mù le
아래 입술은 이미 마비가 되었어요.

医： 麻药在起作用了，舌头有什么感觉吗?
má yào zài qǐ zuò yòng le, shé tóu yǒu shén mē gǎn jué ma
마취되기 시작하였습니다. 혀의 느낌이 어떤가요?

患： 我的舌头尖也麻了，但能感到头晕目眩、心慌。我很想吐。
wǒ de shé tóu jiān yě má le, dàn néng gǎn dào tóu yūn mù xuàn、xīn huāng wǒ hěn xiǎng tǔ
혀끝도 마비가 되었습니다. 그런데 어지럽고 심장이 불편합니다. 토하고 싶어요.

医： 不用担心，这是一种轻微的神经反应。
bú yòng dān xīn, zhè shì yì zhǒng qīng wēi de shén jīng fǎn yìng
걱정 마세요. 경미한 신경반응입니다.

患： 这是正常的吗?
zhè shì zhèng cháng de ma
이게 정상인가요?

医： 有许多病人都有这种反应，但并不严重，过一会儿就会好的。
yǒu xǔ duō bìng rén dōu yǒu zhè zhǒng fǎn yìng, dàn bìng bù yán zhòng, guò yí huìr jiù huì hǎo de
많은 환자들이 이런 반응이 있습니다. 그러나 심하지 않으면 곧 좋아집니다.

我要把牙科手术椅往后倾一些，这样可能有点帮助。
wǒ yào bǎ yá kē shǒu shù yǐ wǎng hòu qīng yì xiē, zhè yàng kě néng yǒu diǎn bāng zhù
수술의자를 뒤로 기울이겠습니다. 이러면 도움이 될 것입니다.

患： 我口渴。可以喝水吗?
wǒ kǒu kě kě yǐ hē shuǐ ma
목이 마릅니다. 물을 마셔도 되나요?

医： 可以，喝吧。你现在脸色好多了，刚才有一阵子脸色发白。
kě yǐ, hē ba nǐ xiàn zài liǎn sè hǎo duō le, gāng cái yǒu yí zhèn zǐ liǎn sè fā bái
괜찮습니다. 마시세요. 지금 안색이 많이 좋아졌습니다. 아까는 잠시 하얗게 질렸습니다.

患： 是的，现在我感到好些了。
shì de, xiàn zài wǒ gǎn dào hǎo xiē le
네, 지금은 많이 좋아졌어요.

医： 现在我们开始吧。
xiàn zài wǒ men kāi shǐ ba
지금 시작하겠습니다.

我在给你拔牙的时候，你会有压迫感，也会感到牙齿松动，
wǒ zài gěi nǐ bá yá de shí hòu, nǐ huì yǒu yā pò gǎn, yě huì gǎn dào yá chǐ sōng dòng
발치를 할 때에 압박감과 치아가 흔들리는 것을 느끼실 겁니다.

但是不会让你感到疼痛。把骨膜剥离器、铤子、钳子拿来。
dàn shì bú huì ràng nǐ gǎn dào téng tòng bǎ gǔ mó bō lí qì、tǐng zǐ、qián zǐ ná lái
그러나 아프지는 않습니다. Periosteal elevator와 Elevator 그리고 포셉을 가져오세요.

医： 调灯光、吸唾。不要把吸唾管往病人嘴里推得太深。
tiáo dēng guāng, xī tuò bú yào bǎ xī tuò guǎn wǎng bìng rén zuǐ lǐ tuī de tài shēn
라이트 조정하시고 석션 해주세요. 석션을 환자 입안에 너무 깊게 넣지 마세요.

护： 好的。
hǎo de
네.

医: 这颗牙齿蛀的不成样子，得把这牙根分开。
zhè kē yá chǐ zhù de bù chéng yàng zǐ, děi bǎ zhè yá gēn fēn kāi
치아가 썩어서 남은 것이 없습니다. 뿌리를 쪼개겠습니다.

已经拔完了。
yǐ jīng bá wán le
이미 다 뽑았습니다.

患: 太好了。
tài hǎo le
너무 잘되었네요.

医: 没问题。
méi wèn tí
괜찮습니다.

用不了太长时间，现在用刮匙搔刮肉芽组织，
yòng bù le tài cháng shí jiān, xiàn zài yòng guā chí sāo guā ròu yá zǔ zhī,
오래 걸리지 않습니다. 이제 큐렛으로 육아조직을 긁어내고

把它清理干净。
bǎ tā qīng lǐ gān jìng
깨끗이 정리하겠습니다.

医: 我要给你缝合，把黑丝三号缝合针递过来。
wǒ yào gěi nǐ féng hé, bǎ hēi sī sān hào féng hé zhēn dì guò lái
봉합하겠습니다. 3-0 블랙실크 주세요.

拿剪刀把缝合线在离结子五毫米的地方剪开。
ná jiǎn dāo bǎ féng hé xiàn zài lí jié zǐ wǔ háo mǐ de dì fang jiǎn kāi
가위로 매듭의 5mm 정도에서 봉합사를 잘라주세요.

护: 这样对吗?
zhè yàng duì ma
여기 맞습니까?

医：对的，很好。好了，请不要漱口，咬紧纱布。
duì de, hěn hǎo hǎo le, qǐng bú yào shù kǒu, yǎo jǐn shā bù
네, 좋습니다. 다 되었습니다. 입을 헹구지 마시고, 거즈를 꽉 무세요.

患：十分感谢。牙齿拔掉了，我十分高兴。
shí fēn gǎn xiè yá chǐ bá diào le, wǒ shí fēn gāo xìng
정말 감사합니다. 치아를 빼니 아주 기쁩니다.

医：过一周你得回来拆线。我们的护士会告诉你术后注意事项。
guò yì zhōu nǐ děi huí lái chāi xiàn wǒ men de hù shì huì gào sù nǐ shù hòu zhù yì shì xiàng
일주일 후에 실밥을 제거하러 오세요. 저희 간호사가 주의사항을 설명해드리겠습니다.

护：给你咬一块纱布，要咬着两个小时过后再吐出来。
gěi nǐ yǎo yí kuài shā bù, yào yǎo zhe liǎng gè xiǎo shí guò hòu zài tǔ chū lái
거즈를 하나 물려드립니다. 물고 두 시간 후에 뱉어내세요.

在你能正常刷牙前，记得在每天饭后用漱口液漱口。
zài nǐ néng zhèng cháng shuā yá qián, jì dé zài měi tiān fàn hòu yòng shù kǒu yè shù kǒu
정상적으로 양치질을 할 수 있기 전에 매 식후에 가글액으로 가글하세요.

在这星期以内，不要用这一边嚼东西。
zài zhè xīng qī yǐ nèi, bú yào yòng zhè yì biān jiáo dōng xi
일주일 동안 이쪽으로 음식을 씹지 마세요.

如有不舒服，可以服用止痛药。
rú yǒu bù shū fu, kě yǐ fú yòng zhǐ tòng yào
만약에 불편하시면 진통제를 복용하세요.

单词

单词	뜻
敏感 mǐngǎn	민감하다
阿司匹林 āsīpǐlín	아스피린
怕 pà	무섭다
打麻药 dǎmáyào	마취를 하다
保不住 bǎobúzhù	남길 수 없다
实在 shízài	확실히
盖上 gàishàng	덮다
注射器 zhùshèqì	주사기
涂 tú	바르다
睡眠麻醉 shuìmiánmázuì	수면마취
处于 chǔyú	처하다
麻木 mámù	마비되다
目眩 mùxuàn	눈앞이 캄캄하다
吐 tù	토하다
反应 fǎnyìng	반응
口渴 kǒukě	목이 마르다
一阵子 yízhènzi	한동안
骨膜剥离器 gǔmóbōlíqì	골막감자
钳子 qiánzi	포셉
不成样子 bùchéngyàngzi	엉망이다
刮匙 guāchí	서지컬 큐렛
肉芽组织 ròuyázǔzhī	육아조직
剪刀 jiǎndāo	가위
毫米 háomǐ	밀리미터

单词	뜻
肿 zhǒng	붓다
不管用 bùguǎnyòng	소용없다
唯一 wéiyī	유일한
保留 bǎoliú	남기다
感染 gǎnrǎn	감염되다
用不着 yòngbuzháo	필요 없다
洞巾 dòngjīn	구멍포
表面 biǎomiàn	표면
难受 nánshòu	참기 어렵다
除非 chúfēi	~한다면 몰라도
起作用 qǐzuòyòng	효과가 나타나다
头晕 tóuyūn	머리가 어지럽다
心慌 xīnhuāng	심장이 뛰다
轻微 qīngwēi	경미한
严重 yánzhòng	심각한
脸色 liǎnsè	안색
压迫感 yāpògǎn	압박감
铤子 tǐngzi	Elevator
推 tuī	밀다
分开 fēnkāi	나누다
搔刮 sāoguā	소파하다
缝合 fénghé	봉합하다
结子 jiézi	매듭

拔牙后注意事项

1. 拔牙后医生会让病人咬一块纱布。
bá yá hòu yī shēng huì ràng bìng rén yǎo yí kuài shā bù

这个纱布最少也要咬两个小时再吐出来。
zhè gè shā bù zuì shǎo yě yào yǎo liǎng gè xiǎo shí zài tǔ chū lái

咬住纱布时，若有口水和血正常咽下。
yǎo zhù shā bù shí, ruò yǒu kǒu shuǐ hé xiě zhèng cháng yàn xià

如吐口水口腔会产生负压引起出血。
rú tǔ kǒu shuǐ kǒu qiāng huì chǎn shēng fù yā yǐn qǐ chū xiě

如因为口腔内有血腥味而呕吐，
rú yīn wèi kǒu qiāng nèi yǒu xiě xīng wèi ér ǒu tǔ,

让口水和血自然流出，用卫生纸等擦一下。
ràng kǒu shuǐ hé xiě zì rán liú chū, yòng wèi shēng zhǐ děng cā yí xià

2. 拔牙后一周内不应饮酒、吸烟。喝酒让血循环变快，阻碍止血。
bá yá hòu yì zhōu nèi bù yīng yǐn jiǔ 、xī yān hē jiǔ ràng xuè xún huán biàn kuài, zǔ ài zhǐ xiě

在手术部位痊愈之前喝酒，会引起二次炎症，所以请勿饮酒。
zài shǒu shù bù wèi quán yù zhī qián hē jiǔ, huì yǐn qǐ èr cì yán zhèng, suǒ yǐ qǐng wù yǐn jiǔ

香烟的烟雾中含有毒性成分，
xiāng yān de yān wù zhōng hán yǒu dú xìng chéng fèn,

而且抽烟会对口腔产生负压，阻碍止血。
ér qiě chōu yān huì duì kǒu qiāng chǎn shēng fù yā, zǔ ài zhǐ xiě

因此切忌吸烟。
yīn cǐ qiè jì xī yān

3. 对拔牙部位外侧的脸颊进行冰敷，可减少术后肿胀。
duì bá yá bù wèi wài cè de liǎn jiá jìn xíng bīng fū, kě jiǎn shǎo shù hòu zhǒng zhàng

尤其是拔智齿以后，一定要冰敷。
yóu qí shì bá zhì chǐ yǐ hòu, yí dìng yào bīng fū

冰敷方法是冰敷十分钟，休息十分钟。
bīng fū fāng fǎ shì bīng fū shí fēn zhōng, xiū xī shí fēn zhōng

拔牙后注意事项

4. 拔牙后不应做剧烈运动，洗热水澡。禁用吸管吸食。
   bá yá hòu bù yīng zuò jù liè yùn dòng, xǐ rè shuǐ zǎo jìn yòng xī guǎn xī shí

5. 如果疼痛不严重，早上和晚上分别一次，温敷面颊部二十分钟。
   rú guǒ téng tòng bù yán zhòng, zǎo shàng hé wǎn shàng fēn bié yí cì, wēn fū miàn jiá bù èr shí fēn zhōng

   这有助于促进血循环，放松肌肉。
   zhè yǒu zhù yú cù jìn xuè xún huán, fàng sōng jī ròu

6. 用手轻轻按摩有疼痛症状的下巴肌肉部位。
   yòng shǒu qīng qīng àn mó yǒu téng tòng zhèng zhuàng de xià bā jī ròu bù wèi

   这有助于促进血循环，放松肌肉，减少排泄物。
   zhè yǒu zhù yú cù jìn xuè xún huán, fàng sōng jī ròu, jiǎn shǎo pái xiè wù

7. 睡觉时应平躺。如果侧躺睡觉，会对下巴施加压力。
   shuì jiào shí yīng píng tǎng rú guǒ cè tǎng shuì jiào, huì duì xià bā shī jiā yā lì

8. 请勿自己检查自己的伤口部位。
   qǐng wù zì jǐ jiǎn chá zì jǐ de shāng kǒu bù wèi

9. 要吃较软的食物。
   yào chī jiào ruǎn de shí wù

발치 후 주의사항

1. 발치 후 선생님이 환자분에게 거즈를 물려드립니다. 거즈는 최소 두 시간은 물고 뱉어내시기 바랍니다. 거즈를 물 때 침이나 피는 정상적으로 삼켜주세요. 침을 뱉으면 입안에 압력이 발생하여 출혈이 일어납니다. 만약 입안에 피 맛으로 메스꺼우면 침과 피를 자연스럽게 흘려보내고 휴지 등으로 닦아주세요.

2. 발치 후 1주일 동안 술과 담배는 금지입니다. 술을 마시면 혈액순환이 빨라져서 지혈에 방해가 됩니다. 수술 부위가 아물기 전에 술을 마시면 염증을 일으킬 수 있으므로 술을 금해주세요. 담배의 연기 중에 독성물질이 함유되어 있고, 흡연 시 입안에 압력이 발생하여 지혈을 방해합니다. 그러므로 절대 담배를 피우시면 안 됩니다.

3. 발치한 부위의 바깥 얼굴 쪽으로 냉찜질을 하면 수술 후 붓기를 줄여줍니다. 특히 사랑니 발치 후에는 반드시 냉찜질을 해주세요.
   냉찜질하는 방법은 매 10분마다 10분씩 쉬어주세요.

4. 발치 후에 격렬한 운동이나 더운물로 샤워하는 것은 피하세요. 빨대로 음식을 섭취하는 것도 금합니다.

5. 만약 통증이 심하지 않으면 아침저녁으로 한 번씩 얼굴에 온찜질을 20분 동안 해주세요. 혈액순환을 돕고, 근육을 풀어줍니다.

6. 손으로 가볍게 통증이 있는 아래턱 근육 부위를 마사지합니다.
   이것은 혈액순환을 돕고 근육을 풀어주며, 배출물을 줄여줍니다.

7. 주무실 때 바로 누워 주무세요. 옆으로 주무시면 턱에 압력이 가해집니다.

8. 스스로 상처 부위를 체크하지 마세요.

9. 부드러운 음식을 드세요.

第七节

口腔内科
구강내과

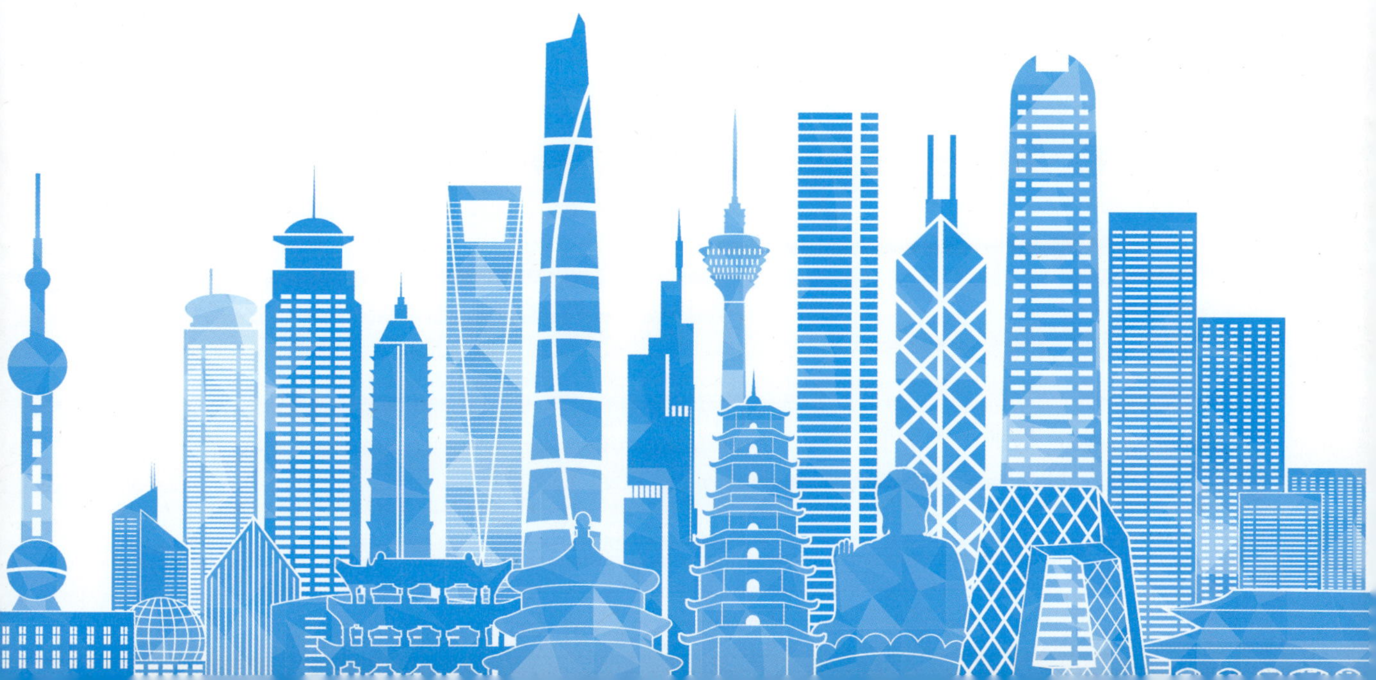

情景一 턱관절 장애 TMD

患： 我张不开嘴了。还有张嘴的时候下颌有弹响。
wǒ zhāng bu kāi zuǐ le　hái yǒu zhāng zuǐ de shí hòu xià hé yǒu tán xiǎng
입을 크게 못 벌리겠어요. 그리고 입을 벌릴 때 이상한 소리가 나요.

医： 需要检查下颌关节，压着这一点疼不疼?
xū yào jiǎn chá xià hé guān jiē, yā zhe zhè yì diǎn téng bù téng
턱을 검사해 보죠. 여기 지점을 누르면 아프신가요?

患： 疼，好像是在刺着我。
téng, hǎo xiàng shì zài cì zhe wǒ
네, 찌르듯이 아파요.

医： 好的。轻轻地咬这一杆子，痛吗?
hǎo de　qīng qīng de yǎo zhè yī gān zǐ, tòng ma
좋습니다. 이제 이 막대를 물어보세요. 아픈가요?

患： 痛。
tòng
아파요.

医： 痛的部位是左侧，还是右侧?
tòng de bù wèi shì zuǒ cè, hái shì yòu cè
오른쪽, 아니면 왼쪽이 아픈가요?

患： 是左侧。
shì zuǒ cè
왼쪽이요.

医： 这是最后一个检查。尽量张大嘴。好了。
zhè shì zuì hòu yí gè jiǎn chá　jìn liàng zhāng dà zuǐ　hǎo le
마지막입니다. 입을 최대한 벌려보세요. 되었습니다.

左侧有颞下颌关节紊乱，又叫TMD。
zuǒ cè yǒu niè xià hé guān jié wěn luàn yòu jiào TMD
왼쪽에 TMD가 있으신 것 같네요.

患： 什么叫TMD?
shén me jiào TMD
TMD가 뭐죠?

医： TMD是颞下颌关节疾病的英文缩写。
TMD shì niè xià hé guān jié jí bìng de yīng wén suō xiě
TMD는 Temporamandibular joint disorder의 약자입니다.

颞下颌关节是颌面部唯一的左右双侧联动关节，
niè xià hé guān jié shì hé miàn bù wéi yī de zuǒ yòu shuāng cè lián dòng guān jié
TMJ는 안면부에서 유일하게 좌우측이 연동되는 관절이며,

具有一定的稳定性和多方向的活动性。
jù yǒu yí dìng de wěn dìng xìng hé duō fāng xiàng de huó dòng xìng
일정하게 안정적이며 여러 방향으로 움직입니다.

这关节是时刻在转动的，比如在打哈欠、说话、吃饭时，
zhè guān jié shì shí kè zài zhuǎn dòng de, bǐ rú zài dǎ hā qiàn、shuō huà、chī fàn shí
TMJ는 시시각각 움직이며, 하품하거나 말할 때, 식사할 때 사용되고 있습니다.

是我们人体关节中活动量最多的关节之一。
shì wǒ men rén tǐ guān jié zhōng huó dòng liàng zuì duō de guān jié zhī yī
우리 몸의 관절 중에서 가장 사용이 많은 관절 중 하나입니다.

患： 那么重要的关节有问题，怎么办?要做手术吗?
nà me zhòng yào de guān jié yǒu wèn tí, zěn me bàn yào zuò shǒu shù ma
그렇게 중요한 관절에 문제가 있다니 어쩌죠? 수술해야 하나요?

医： 解剖结构上下颌骨与颞骨之间的关节盘是容易出问题的。
jiě pōu jié gòu shàng xià hé gǔ yǔ niè gǔ zhī jiān de guān jié pán shì róng yì chū wèn tí de
해부학적 구조상 관절판에 문제가 잘 생깁니다.

其实，颞下颌关节紊乱是较常见的问题。不见得要做手术。
qí shí, niè xià hé guān jié wěn luàn shì jiào cháng jiàn de wèn tí bú jiàn dé yào zuò shǒu shù
사실 TMD는 흔히 볼 수 있는 문제입니다. 반드시 수술을 하지는 않습니다.

患： 有什么办法让自己能够使它慢慢的缓解下来?
yǒu shén me bàn fǎ ràng zì jǐ néng gòu shǐ tā màn màn de huǎn jiě xià lái
스스로 증상을 완화시킬 수 있는 방법이 있나요?

医： 当然有了。颞下颌关节紊乱病的治疗一般先采用保守的方法。
dāng rán yǒu le niè xià hé guān jié wěn luàn bìng de zhì liáo yì bān xiān cǎi yòng bǎo shǒu de fāng fǎ
물론입니다. TMD 치료는 일반적으로 우선 보수적인 방법으로 치료합니다.

例如，避免咬硬物、张大口、关节区着重保暖、按摩等等。
lì rú, bì miǎn yǎo yìng wù、zhāng dà kǒu、guān jié qū zhuó zhòng bǎo nuǎn、àn mó děng děng
예를 들어 딱딱한 음식물 피하기, 입 크게 안 벌리기, 온찜질, 안마 등입니다.

经常热敷有助于促进咬合肌群的血液循环
jīng cháng rè fū yǒu zhù yú cù jìn yǎo hé jī qún de xuè yè xún huán
자주 온찜질을 하는 것은 교합 근육들의 혈액순환을 촉진시킵니다.

三个月后检查症状若无好转，要决定下一步的治疗。
sān gè yuè hòu jiǎn chá zhèng zhuàng ruò wú hǎo zhuǎn, yào jué dìng xià yí bù de zhì liáo
3개월 후에 증상이 좋아지지 않으면 다음 치료를 생각해 보아야 합니다.

患： 下一步治疗是什么?
xià yí bù zhì liáo shì shén me
다음 치료는 무엇인가요?

医： 确定下一步的治疗前，先拍颞下颌关节X光片。
què dìng xià yí bù de zhì liáo qián, xiān pāi niè xià hé guān jié X guāng piān
어떻게 치료하면 되는지 알기 위해 턱관절 엑스레이를 찍어야 해요.

根据不同的诊断选择下一步的治疗法。
gēn jù bù tóng de zhěn duàn xuǎn zé xià yí bù de zhì liáo fǎ
진단에 따라서 치료 방법을 선택하겠습니다.

单词

单词	뜻	单词	뜻
弹响 tánxiǎng	딱 소리가 나다	关节 guānjié	관절
尖锐 jiānruì	날카로운	左侧 zuǒcè	좌측
右侧 yòucè	우측	颞下颌关节 nièxiàhéguānjié	악관절
紊乱 wěnluàn	문란해지다	双侧 shuāngcè	양측
联动 liándòng	연동하다	打哈欠 dǎhāqian	하품하다
解剖结构 jiěpōujiégòu	해부구조	颞骨 niègǔ	관자놀이 뼈
关节盘 guānjiépán	관절판	缓解 huǎnjiě	완화시키다
保守 bǎoshǒu	보수적인	例如 lìrú	예를 들어
避免 bìmiǎn	피하다	硬物 yìngwù	딱딱한 물건
保暖 bǎonuǎn	따듯하게 하다	按摩 ànmó	안마하다
热敷 rèfū	온찜질	促进 cùjìn	촉진시키다
血液循环 xuèyèxúnhuán	혈액순환	好转 hǎozhuǎn	호전되다

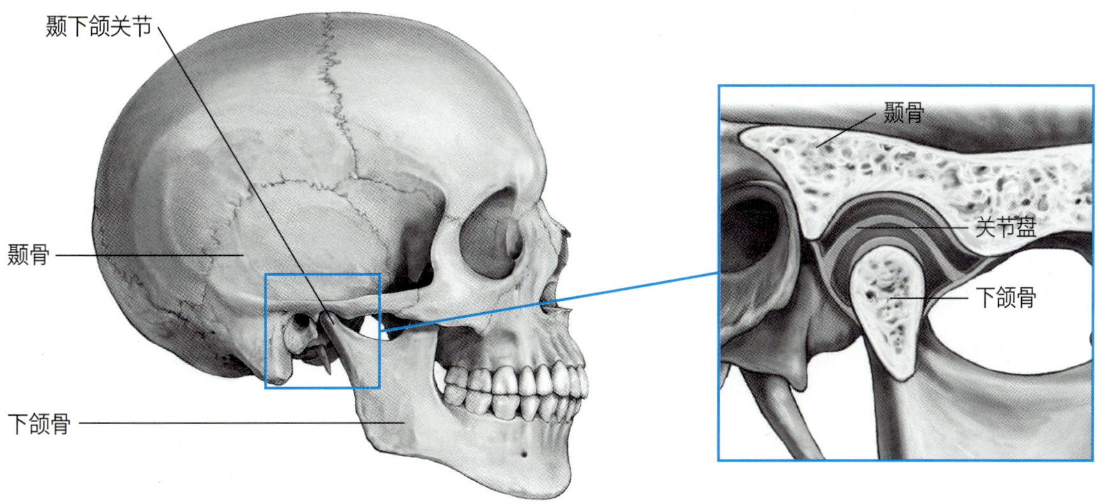

颞下颌关节病的注意事项

1. 切忌吃坚硬的食物。
qiè jì chī jiān yìng de shí wù

如果不能一次咬破该食物，该行为就会对关节施加压力，
rú guǒ bù néng yí cì yǎo pò gāi shí wù, gāi xíng wéi jiù huì duì guān jié shī jiā yā lì,

会导致疼痛部位恶化或肌肉疲劳。
huì dǎo zhì téng tòng bù wèi è huà huò jī ròu pí láo

2. 请勿张大嘴。打哈欠时，使舌头抵住上腭部位。
qǐng wù zhāng dà zuǐ dǎ hā qiàn shí, shǐ shé tóu dǐ zhù shàng è bù wèi

使用小勺子，尽量吃小块食物。
shǐ yòng xiǎo sháo zi, jìn liàng chī xiǎo kuài shí wù

在几个月内不宜吃诸如生菜包饭、汉堡包等大块的食物。
zài jǐ gè yuè nèi bù yí chī zhū rú shēng cài bāo fàn、hàn bǎo bāo děng dà kuài de shí wù

3. 如果您有白天咬紧牙齿或用手支着下巴的习惯，
rú guǒ nín yǒu bái tiān yǎo jǐn yá chǐ huò yòng shǒu zhī zhe xià bā de xí guàn,

请尽力克服这种习惯。
qǐng jìn lì kè fú zhè zhǒng xí guàn

4. 如果疼痛严重，或受伤两到三天，
rú guǒ téng tòng yán zhòng, huò shòu shāng liǎng dào sān tiān,

请冰敷疼痛部位五至十分钟。
qǐng bīng fū téng tòng bù wèi wǔ zhì shí fēn zhōng

5. 如果疼痛不严重，早上和晚上各一次，
rú guǒ téng tòng bù yán zhòng, zǎo shàng hé wǎn shàng gè yí cì,

温敷面颊部二十分钟。
wēn fū miàn jiá bù èr shí fēn zhōng

TMD의 주의사항

1. 딱딱하고 질긴 음식을 피하세요. 만약 한 번에 먹을 수 없다면 그 동작으로 인해 관절에 압력을 가해져 통증 부위를 악화시키고 근육을 피로하게 만듭니다.

2. 입을 크게 벌리지 마세요. 하품을 할 때 혀로 입천장을 눌러주세요. 작은 숟가락을 사용하시고 가능하면 음식을 작게 해서 드세요. 근래에 상추쌈, 햄버거 등 큰 음식물 섭취를 주의합니다.

3. 만약 낮에 치아를 꽉 물거나 턱을 괴는 습관이 있다면 이러한 습관을 최대한 바꾸세요.

4. 만약 통증이 심하거나 다쳤다면, 2~3일 안에는 통증 부위에 5~10분 정도 냉찜질을 하세요.

5. 만약 통증이 심하지 않으면, 아침저녁으로 한 번씩 얼굴에 20분 정도 온찜질을 하세요.

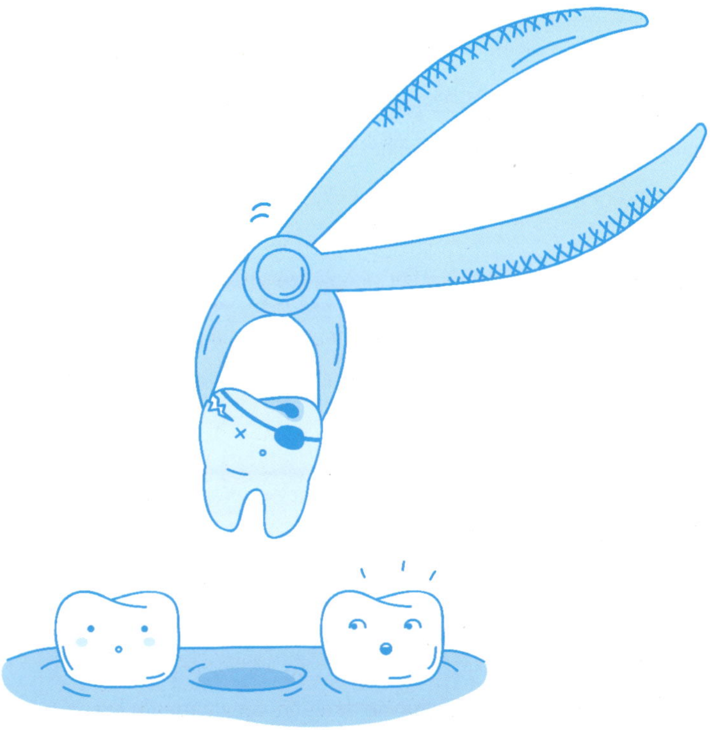

情景二 단순포진

患： 我上次得过一次疱疹，这次又长在嘴角了。
wǒ shàng cì dé guò yí cì pào zhěn, zhè cì yòu zhǎng zài zuǐ jiǎo le
전에 물집에 생겼었는데요, 이번에는 입술에 물집이 생겼어요.

除了看着有点恶心之外，不疼不痒的，也没其他症状。
chú le kàn zhe yǒu diǎn ě xīn zhī wài, bù téng bù yǎng de, yě méi qí tā zhèng zhuàng
보기 싫은 거 외에 아프거나 가려운 증상은 없어요.

医： 是口腔单纯疱疹，不要那么担忧了，没什么可急躁的。
shì kǒu qiāng dān chún pào zhěn, bú yào nà me dān yōu le, méi shén me kě jí zào de
단순 구순포진입니다. 너무 걱정 안하셔도 되겠습니다. 조급해하실 필요도 없습니다.

就算你不吃药，过些天它自己也会好起来的。
jiù suàn nǐ bù chī yào, guò xiē tiān tā zì jǐ yě huì hǎo qǐ lái de
약을 안 드셔도 며칠 후면 저절로 낫습니다.

然后，等你抵抗力变差的时候，它还是会复发的。
rán hòu, děng nǐ dǐ kàng lì biàn chà de shí hòu, tā hái shì huì fù fā de
그리고 몸의 저항력이 떨어지면 다시 재발하지요.

你唯一可以做的就是尽量少吃辣、少喝酒。
nǐ wéi yī kě yǐ zuò de jiù shì jìn liàng shǎo chī là、shǎo hē jiǔ
예방하시려면 매운 것을 가급적 적게 드시고 술을 적게 드세요.

患： 我可以服药吗?
wǒ kě yǐ fú yào ma
약을 먹어도 되나요?

我可以给你开一点药，但是药总不能除根病毒。
wǒ kě yǐ gěi nǐ kāi yì diǎn yào, dàn shì yào zǒng bù néng chú gēn bìng dú
약을 처방해 드릴 겁니다. 하지만 바이러스를 없애지는 못해요.

一旦得了疱疹以后，首先要注意增强自身的免疫力，
yí dàn dé le pào zhěn yǐ hòu, shǒu xiān yào zhù yì zēng qiáng zì shēn de miǎn yì lì
단순포진이 생긴 후에는 우선 면역력을 키워야 합니다.

本身的抵抗能力是对付疾病的最强的后盾。
běn shēn de dǐ kàng néng lì shì duì fù jí bìng de zuì qiáng de hòu dùn
인체의 면역력이 병을 예방하는 가장 좋은 방법입니다.

单词

得过 déguò	난 적이 있다	疱疹 pàozhěn	포진
嘴角 zuǐjiǎo	입술 끝	恶心 ěxin	구역질나다
痒 yǎng	간지럽다	单纯 dānchún	단순
急躁 jízào	조바심 내다	抵抗力 dǐkànglì	저항력
复发 fùfā	재발하다	辛辣 xīnlà	맵다
服药 fúyào	약을 복용하다	除根 chúgēn	근본적으로 제거하다
病毒 bìngdú	바이러스	增强 zēngqiáng	강화하다
免疫力 miǎnyìlì	면역력	对付 duìfu	대처하다

情景三 재발성 아프타궤양

患：最近有了口腔溃疡，真不好受。
zuì jìn yǒu le kǒu qiāng kuì yáng, zhēn bù hǎo shòu
최근에 입안에 궤양이 생겼어요. 정말 못 견디겠네요.

医：是不是隔一段时间就起呢？大约过一个星期就自愈了呢？
shì bú shì gé yí duàn shí jiān jiù qǐ ne dà yuē guò yí gè xīng qī jiù zì yù le ne
주기적으로 생기지 않으시나요? 대략 1주일 후에 저절로 낫고요.

患：是的。这是怎么回事？该怎么调节呢？
shì de zhè shì zěn me huí shì gāi zěn me tiáo jié ne
네. 왜 그런거죠? 어떻게 해야 하나요?

医：这是复发性口腔溃疡。导致口腔溃疡的原因很多。
zhè shì fù fā xìng kǒu qiāng kuì yáng dǎo zhì kǒu qiāng kuì yáng de yuán yīn hěn duō
재발성 아프타 구강궤양입니다. 구강궤양이 생기는 이유는 여러 가지입니다.

一，压力过大、劳累过度、休息不好。
yī, yā lì guò dà、 láo lèi guò dù、 xiū xi bù hǎo
하나, 정신적인 스트레스와 지나친 피로입니다.

二，身体免疫情况。
èr, shēn tǐ miǎn yì qíng kuàng
둘, 몸의 면역력의 문제입니다.

三，遗传因素。
sān, yí chuán yīn sù
셋, 유전적인 요인입니다.

四，内分泌因素，如月经期。
sì, nèi fēn mì yīn sù, rú yuè jīng qī
넷, 호르몬과 생리기간입니다.

五，缺少矿物质或维生素。
wǔ, quē shǎo kuàng wù zhì huò wéi shēng sù
다섯, 미네랄과 비타민 부족입니다.

如果是这样的话，可以吃点药，要减少压力，
rú guǒ shì zhè yàng de huà, kě yǐ chī diǎn yào, yào jiǎn shǎo yā lì,
이렇다면 약을 좀 드시고,

尽量避免紧张过度。
jìn liàng bì miǎn jǐn zhāng guò dù
스트레스를 줄이셔야 합니다.

患： 溃疡每次都发生在左侧颊部，同样的位置，这是什么原因？
kuì yáng měi cì dōu fā shēng zài zuǒ cè jiá bù, tóng yàng de wèi zhì, zhè shì shén me yuán yīn
왼쪽의 볼에 매번 같은 자리에 궤양이 생겨요. 무슨 이유인가요?

医： 我看一下。这是创伤性溃疡。
wǒ kàn yí xià zhè shì chuāng shāng xìng kuì yáng
제가 보겠습니다. 외상성 궤양입니다.

你看，这里有个尖锐的牙尖，是它引起的。
nǐ kàn, zhè lǐ yǒu gè jiān ruì de yá jiān, shì tā yǐn qǐ de
여기에 날카로운 치아 교두가 있네요.

这种溃疡的话，只要去除其刺激因素，就可以好了。
zhè zhǒng kuì yáng de huà, zhǐ yào qù chú qí cì jī yīn sù, jiù kě yǐ hǎo le
이러한 궤양은 자극 원인을 제거하면 됩니다.

患： 谢谢。
xiè xie
감사합니다.

单词

溃疡	kuìyáng	궤양
一段	yíduàn	한 단락
自愈	zìyù	저절로 치유되다
阿弗他	āfútā	아프타
劳累	láolèi	피로하다
缺少	quēshǎo	부족하다
维生素	wéishēngsù	비타민
创伤	chuāngshāng	외상
隔	gé	사이를 두다
起	qǐ	일어나다
调节	tiáojié	조절하다
原因	yuányīn	원인
内分泌	nèifēnmì	내분비
矿物质	kuàngwùzhì	광물질
降低	jiàngdī	낮추다

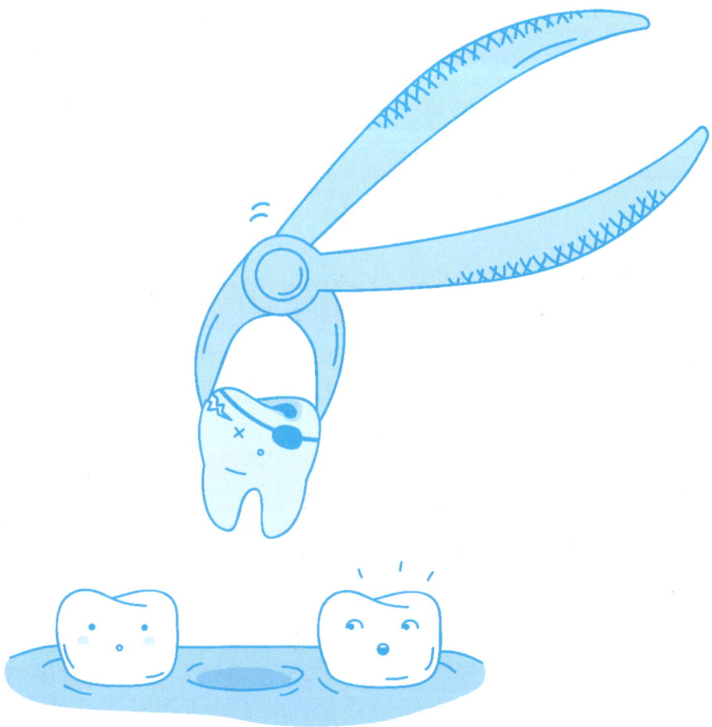

情景四 구취

患：　今天早上发现自己有口臭、异味。是什么原因呢？
jīn tiān zǎo shàng fā xiàn zì jǐ yǒu kǒu chòu、yì wèi shì shén me yuán yīn ne
오늘 아침에 구취와 이상한 냄새를 발견했습니다. 구취의 원인이 무엇입니까?

医：　口臭一般分为生理性口臭和病理性口臭两种。
kǒu chòu yì bān fēn wéi shēng lǐ xìng kǒu chòu hé bìng lǐ xìng kǒu chòu liǎng zhǒng
구취는 일반적으로 생리성과 병리성으로 나눕니다.

生理性口臭，是人体代谢率低的时候，
shēng lǐ xìng kǒu chòu, shì rén tǐ dài xiè lǜ dī de shí hòu
생리성 구취는 인체 대사율이 떨어질 때,

食物残渣堆积或脱落的口腔黏膜上皮细胞腐败，
shí wù cán zhā duī jī huò tuō luò de kǒu qiāng nián mó shàng pí xì bāo fǔ bài,
음식물 찌꺼기와 탈락한 구강점막 상피세포가 부패하면서 생기는

而产生的不良气味，
ér chǎn shēng de bù liáng qì wèi
불량한 냄새입니다.

通常早晨起床后能察觉到有异味，但持续时间较短。
tōng cháng zǎo chén qǐ chuáng hòu néng chá jué dào yǒu yì wèi, dàn chí xù shí jiān jiào duǎn
보통 아침에 일어나서 냄새가 나지만, 지속되는 시간은 짧습니다.

病理性口臭，是因为口腔卫生欠佳，
bìng lǐ xìng kǒu chòu, shì yīn wèi kǒu qiāng wèi shēng qiàn jiā
병리성 구취는 구강위생 불량으로 인해

使得口腔内大量产生菌斑、软垢、牙石堆积而导致的。
shǐ dé kǒu qiāng nèi dà liàng chǎn shēng jūn bān、ruǎn gòu、yá shí duī jī ér dǎo zhì de
대량의 플라그, 치태, 치석이 쌓인 것입니다.

还有，其他病理状态的口臭，如龋病、牙周病等。
hái yǒu, qí tā bìng lǐ zhuàng tài de kǒu chòu, rú qǔ bìng、yá zhōu bìng děng
그리고 그 밖의 병리적인 구취가 있습니다.

患：也许是因为我的牙周不好才有了口臭。
yě xǔ shì yīn wèi wǒ de yá zhōu bù hǎo cái yǒu le kǒu chòu
아마도 치주가 안 좋아서 입냄새가 나나 봅니다.

医：如果是口源性口臭，还是尽快治疗为好。
rú guǒ shì kǒu yuán xìng kǒu chòu, hái shì jìn kuài zhì liáo wéi hǎo
만약 입안이 원인인 구취라면 빨리 치료하십시오.

口臭，是一个不大不小的问题。
kǒu chòu, shì yí gè bú dà bù xiǎo de wèn tí
입냄새는 크지 않지만 작지도 않은 문제입니다.

相信很多人都有过口臭的经历，
xiāng xìn hěn duō rén dōu yǒu guò kǒu chòu de jīng lì
많은 사람들이 구취의 경험이 있을 것입니다.

得了口臭不仅严重影响到人们的社会交往和心理健康，
dé le kǒu chòu bù jǐn yán zhòng yǐng xiǎng dào rén men de shè huì jiāo wǎng hé xīn lǐ jiàn kāng
구취는 사회생활뿐만 아니라 심리적인 부분까지 영향을 미칩니다.

还更严重影响到身体健康。
hái gèng yán zhòng yǐng xiǎng dào shēn tǐ jiàn kāng
게다가 심각한 경우는 건강에도 문제가 생깁니다.

患：怎样才能减少口臭呢?
zěn yàng cái néng jiǎn shǎo kǒu chòu ne
어떻게 하면 입냄새를 줄일 수 있을까요?

医：每次饭后记得刷牙，刷牙的时候也要刷舌头。
měi cì fàn hòu jì dé shuā yá, shuā yá de shí hòu yě yào shuā shé tóu
매번 식후에 양치질을 하고, 양치할 때 혀도 닦으세요.

还有，一定要用牙线。
hái yǒu, yí dìng yào yòng yá xiàn
치실은 꼭 사용해야 합니다.

喝点绿茶也可以减少口臭。
hē diǎn lǜ chá yě kě yǐ jiǎn shǎo kǒu chòu
녹차가 구취를 경감시키는 효과가 있습니다.

患： 谢谢。
xiè xie
감사합니다.

单词

口臭 kǒuchòu	입냄새	生理性 shēnglǐxìng	생리적인
病理性 bìnglǐxìng	병리적인	人体代谢 réntǐdàixiè	신진대사
残渣 cánzhā	찌꺼기	腐败 fǔbài	부패하다
产生 chǎnshēng	만들어내다	不良 bùliáng	불량한
气味 qìwèi	이상한 냄새	持续 chíxù	계속되다
欠佳 qiànjiā	좋지 않다	社会交往 shèhuìjiāowǎng	사회활동
心里健康 xīnlǐjiànkāng	심리건강	影响 yǐngxiǎng	영향을 주다

第八节

口腔儿科
소아치과

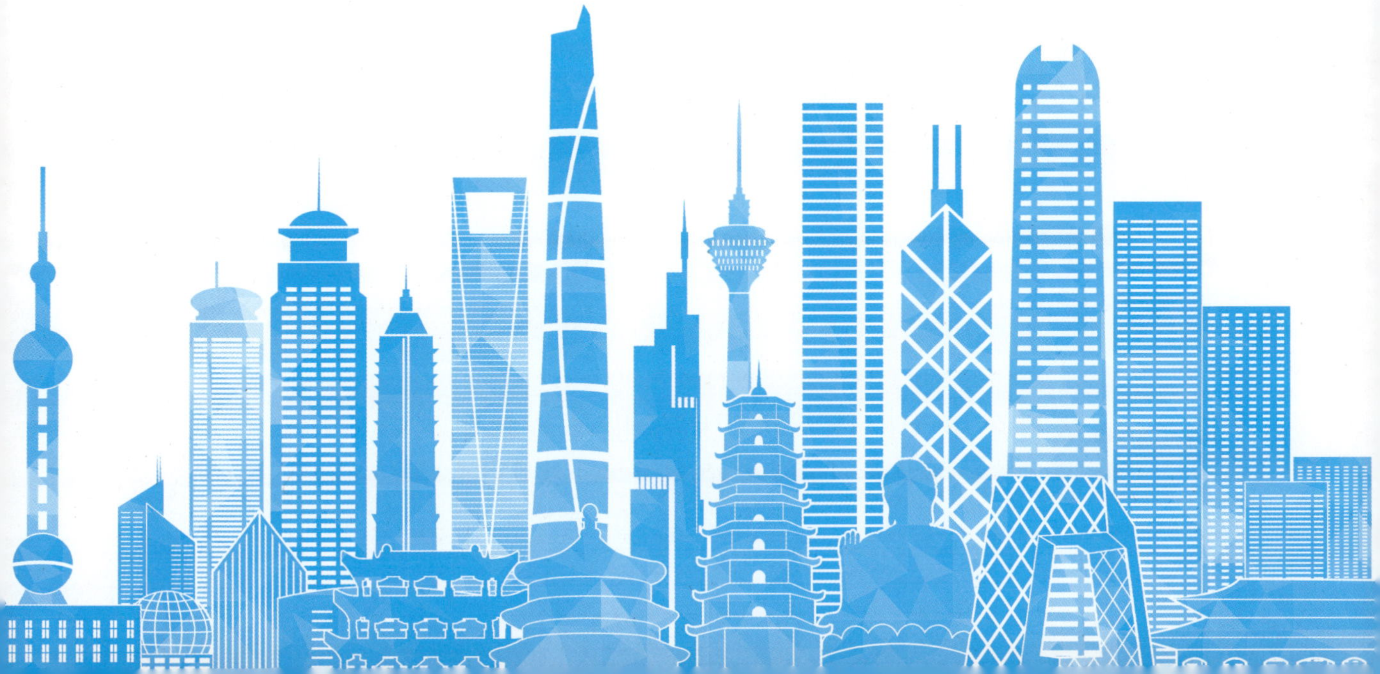

情景一 치료

医： 你能自己爬到椅子上坐吗？
nǐ néng zì jǐ pá dào yǐ zi shàng zuò ma
스스로 의자에 올라가 앉을 수 있니?

孩： 能！
néng
할 수 있어요!

医： 张大嘴，让我看一看，现在什么都不做，只是看一看罢了。
zhāng dà zuǐ, ràng wǒ kàn yí kàn, xiàn zài shén me dōu bú zuò, zhǐ shì kàn yí kàn bà le
아 크게, 보여주세요. 지금 아무것도 안 하고 보기만 할거야.

孩： 我现在不想拔牙。
wǒ xiàn zài bù xiǎng bá yá
지금 이 뽑기 싫어요.

医： 知道了，我什么都不做，
zhī dào le, wǒ shén me dōu bú zuò,
알았어, 아무것도 안 할거야.

你就张大嘴让我看一看里面有没有虫子。
nǐ jiù zhāng dà zuǐ ràng wǒ kàn yí kàn lǐ miàn yǒu méi yǒu chóng zǐ
입을 크게 벌려서 안에 벌레가 있는지 보자.

孩： 啊！
ā
아!

医： 后边有个虫牙，你不想跟脏的虫子一起生活吧？
hòu biān yǒu gè chóng yá, nǐ bù xiǎng gēn zāng de chóng zǐ yì qǐ shēng huó ba
뒤쪽에 벌레 먹은 치아가 있네. 더러운 벌레들과 같이 살고 싶지 않지?

孩: 不想！
bù xiǎng
네!

医: 我把虫子处理掉，然后放干净的药。那么虫子就不在嘴里了。
wǒ bǎ chóng zǐ chù lǐ diào, rán hòu fàng gān jìng de yào nà me chóng zǐ jiù bú zài zuǐ lǐ le
벌레들을 제거하고 깨끗한 약을 넣어줄게. 그러면 벌레가 더 이상 없을 거야.

很快就好了！
hěn kuài jiù hǎo le
금방 끝날 거예요.

（治疗中） 치료 중

医: 蛀牙的洞比想象的更大。
zhù yá de dòng bǐ xiǎng xiàng de gèng dà
생각보다 치아가 많이 썩었네요.

为了保护这颗乳牙，最好做个不锈钢冠。
wèi le bǎo hù zhè kē rǔ yá, zuì hǎo zuò gè bú xiù gāng guàn
이 치아를 보호하기 위해서는 SS크라운을 하는 것이 좋겠네요.

家: 那是什么？
nà shì shén me
그게 뭐죠?

医: 是乳牙龋坏较厉害的时候用的冠。
shì rǔ yá qǔ huài jiào lì hài de shí hòu yòng de guàn
유치에 큰 충치가 있을 때 사용하는 크라운입니다.

家: 能不能用银汞简单补牙？
néng bù néng yòng yín gǒng jiǎn dān bǔ yá
아말감으로 때우면 안 되나요?

医： 针对较大的虫牙，适合用不锈钢冠。
zhēn duì jiào dà de chóng yá, shì hé yòng bú xiù gāng guàn
유치에 큰 충치가 있을 때는 씌우는 것을 추천합니다.

套冠比补银汞更加坚固、牢靠。
tào guàn bǐ bǔ yín gǒng gèng jiā jiān gù、láo kao
아말감을 이용해 넓게 때우는 것보다 더욱 견고하고 안정적입니다.

家： 现在就做完吗?
xiàn zài jiù zuò wán ma
지금 다 하나요?

医： 今天做不完。
jīn tiān zuò bù wán
오늘 다 할 수 없습니다.

家： 那么今天做什么?
nà me jīn tiān zuò shén me
오늘은 어떤 치료를 하실 거죠?

医： 在蛀牙的洞底放一些药。
zài zhù yá de dòng dǐ fàng yì xiē yào
치아를 진정시키는 약재를 때워 놓을게요.

过一周后决定是否需要神经治疗。
guò yì zhōu hòu jué dìng shì fǒu xū yào shén jīng zhì liáo
일주일 후에 신경치료가 필요한지 결정하겠습니다.

家： 他觉得疼了怎么办? 需要等吗?
tā jué de téng le zěn me bàn xū yào děng ma
많이 아프다면 어떻게 하죠? 기다려야 하나요?

医： 如果疼起来了马上做神经治疗，随时过来吧。
rú guǒ téng qǐ lái le mǎ shàng zuò shén jīng zhì liáo, suí shí guò lái ba
통증이 있으면 바로 신경치료를 시작할게요. 아무 때라도 오세요.

乳牙的神经治疗也叫活髓切断术。
rŭ yá de shén jīng zhì liáo yě jiào huó suĭ qiē duàn shù
젖니의 신경치료는 치수절단이라고 부릅니다.

活髓切断术后， 我们来做不锈钢冠保护乳牙
huó suĭ qiē duàn shù hòu, wŏ men lái zuò bú xiù gāng guàn bǎo hù rŭ yá
치수절단술을 한 후에는 그 치아를 보호하기 위해서 SS크라운을 해야 합니다.

家： 明白了。
míng bái le
알았습니다.

单词

自己 zìjĭ	스스로	爬 pá	올라가다
椅子 yĭzi	의자	坐 zuò	앉다
罢了 bàle	~할 뿐이다	虫子 chóngzi	벌레
脏 zāng	더럽다	生活 shēnghuó	생활하다
处理 chŭlĭ	처리하다	比想象的 bĭxiǎngxiàngde	생각보다
不锈钢冠 búxiùgāngguàn	SS크라운	套 tào	씌우다
坚固 jiāngù	튼튼하다	牢固 láogù	안정적이다
马上 mǎshàng	즉시	随时 suíshí	언제든지
活髓切断术 huósuĭqiēduànshù	치수절단		

情景二 진정요법

孩： 我很害怕，怕疼。
wǒ hěn hài pà, pà téng
무서워요, 아플 것 같아요.

医： 不用担心。如果疼的话，给虫子打一点睡眠针。
bú yòng dān xīn rú guǒ téng de huà, gěi chóng zǐ dǎ yì diǎn shuì mián zhēn
걱정할 필요 없어. 만약에 아프면 벌레 잠재우는 주사를 놓을 거야.

孩： 我不想做。
wǒ bù xiǎng zuò
하기 싫어요.

家： 你知道吗，带他来一趟牙科真不容易啊。
nǐ zhī dào ma, dài tā lái yí tàng yá kē zhēn bù róng yì ā
아시겠지만 치과에 데리고 오는 게 너무 힘들어요.

我听说可以当天完成治疗，是吗?
wǒ tīng shuō kě yǐ dàng tiān wán chéng zhì liáo, shì ma
하루에 모든 치료가 가능하다고 들었는데요?

医： 孩子对口腔治疗有巨大的恐惧感，可以考虑镇静疗法。
hái zǐ duì kǒu qiāng zhì liáo yǒu jù dà de kǒng jù gǎn, kě yǐ kǎo lǜ zhèn jìng liáo fǎ
아이가 치과치료를 너무 무서워하면 진정치료를 고려해 볼 수 있습니다.

镇静疗法是在患者睡眠状态下，使他安静舒适地接受治疗的。
zhèn jìng liáo fǎ shì zài huàn zhě shuì mián zhuàng tài xià, shǐ tā ān jìng shū shì de jiē shòu zhì liáo de
진정치료는 아이를 잠들게 하여 편안하게 치료를 받게 하는 방법입니다.

所以可以一天内完成治疗。
suǒ yǐ kě yǐ yì tiān nèi wán chéng zhì liáo
그래서 하루 만에 치료를 끝내는 것도 가능하지요.

家： 好的。
hǎo de
네, 좋습니다.

医： 给孩子穿宽松的衣服较好。
gěi hái zǐ chuān kuān sōng de yī fú jiào hǎo
아이에게 헐렁한 옷을 입히는 것이 좋습니다.

一开始孩子会有些发困或是带有一点兴奋感。
yì kāi shǐ hái zǐ huì yǒu xiē fā kùn huò shì dài yǒu yì diǎn xīng fèn gǎn
처음에는 졸린 듯 보이거나 흥분한 것처럼 보일 수 있습니다.

您要一直看着他，直到孩子醒来，且麻醉完全失效为止。
nín yào yì zhí kàn zhe tā, zhí dào hái zǐ xǐng lái, qiě má zuì wán quán shī xiào wéi zhǐ
깨어나서 마취가 풀릴 때까지 지켜봐 주세요.

单词

怕 pà	무섭다	担心 dānxīn	걱정하다
睡眠 shuìmián	수면	一趟 yítàng	한 번
当天 dàngtiān	당일	巨大 jùdà	거대한
恐惧感 kǒngjùgǎn	공포감	状态 zhuàngtài	상태
安静 ānjìng	조용하다	舒适 shūshì	편안하다
接受 jiēshòu	받아들이다	宽松 kuānsōng	느슨한
衣服 yīfu	옷	困 kùn	졸리다
兴奋 xīngfèn	흥분하다	醒来 xǐnglái	깨어나다
看顾 kàngù	돌보다		

情景三 예방

家： 乳牙很重要吗?
rǔ yá hěn zhòng yào ma
젖니가 중요한가요?

医： 乳牙确实非常重要。
rǔ yá què shí fēi cháng zhòng yào
유치는 확실히 매우 중요합니다.

家： 从几岁开始要看牙呢?
cóng jǐ suì kāi shǐ yào kàn yá ne
치과는 언제부터 다녀야 하나요?

医： 从一到两岁有了牙齿之后就可以定期来检查。
cóng yī dào liǎng suì yǒu le yá chǐ zhī hòu jiù kě yǐ dìng qī lái jiǎn chá
한두 살부터 치아가 난 후에는 정기검진을 할 수 있습니다.

家： 怎么能让孩子好好刷牙呢?
zěn me néng ràng hái zǐ hǎo hao shuā yá ne
아이가 이를 잘 닦게 하는 방법이 있나요?

医： 孩子能自己刷牙的年龄大约在六岁,
hái zǐ néng zì jǐ shuā yá de nián líng dà yuē zài liù suì,
스스로 이를 닦을 나이는 6세 정도입니다.

之前的话， 还是要依靠家长关照。
zhī qián de huà, hái shì yào yī kào jiā zhǎng guān zhào
그 전까지는 보호자가 도와주어야 합니다.

家： 多久来一次检查呢?
duō jiǔ lái yí cì jiǎn chá ne
얼마나 자주 검진을 받아야 하나요?

医： 建议让他们每六个月到医院检查一次。
jiàn yì ràng tā men měi liù gè yuè dào yī yuàn jiǎn chá yí cì
6개월마다 병원에서 검진을 받으세요.

家： 用什么样的牙膏比较好?
yòng shén me yàng de yá gāo bǐ jiào hǎo
어떠한 치약을 쓰는 것이 좋습니까?

医： 要用含氟牙膏，以增强牙釉质和防止蛀牙。
yào yòng hán fú yá gāo, yǐ zēng qiáng yá yòu zhì hé fáng zhǐ zhù yá
불소가 포함된 치약을 사용하면 치아의 법랑질을 튼튼하게 하고 충치예방에 도움이 됩니다.

家： 明白了，我们没有用含氟牙膏，
míng bái le, wǒ men méi yǒu yòng hán fú yá gāo,
알겠습니다. 저희는 불소가 없는 치약을 썼어요.

我没想到这种牙膏这么管用。
wǒ méi xiǎng dào zhè zhǒng yá gāo zhè me guǎn yòng
이런 치약이 유용한지 몰랐네요.

医： 由牙医或护士给牙齿涂上氟化物的治疗也很有效果。
yóu yá yī huò hù shì gěi yá chǐ tú shàng fú huà wù de zhì liáo yě hěn yǒu xiào guǒ
치과의사나 치과위생사가 하는 전문가 불소도포도 효과가 있습니다.

在孩子们喝的水中放入氟化物，这也是防止蛀牙的好办法。
zài hái zǐ men hē de shuǐ zhōng fàng rù fú huà wù, zhè yě shì fáng zhǐ zhù yá de hǎo bàn fǎ
아이들이 마시는 물에 불소를 사용하는 방법도 있습니다.

同时使用以上三种方法是最理想的。
tóng shí shǐ yòng yǐ shàng sān zhǒng fāng fǎ shì zuì lǐ xiǎng de
세 가지 방법을 모두 사용하는 것이 가장 이상적입니다.

单词

单词	뜻	单词	뜻
确实 quèshí	확실히	几岁 jǐsuì	몇 살
目前 mùqián	이전에	牙膏 yágāo	치약
有用 yǒuyòng	유용하다	效果 xiàoguǒ	효과
放入 fàngrù	넣다	理想 lǐxiǎng	이상

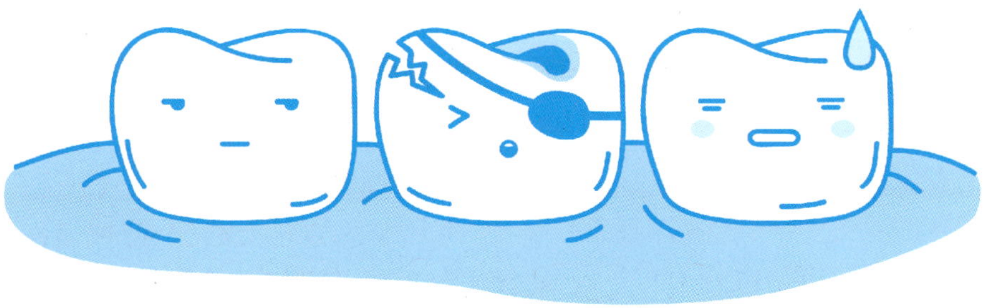

第九节

种植牙
임플란트

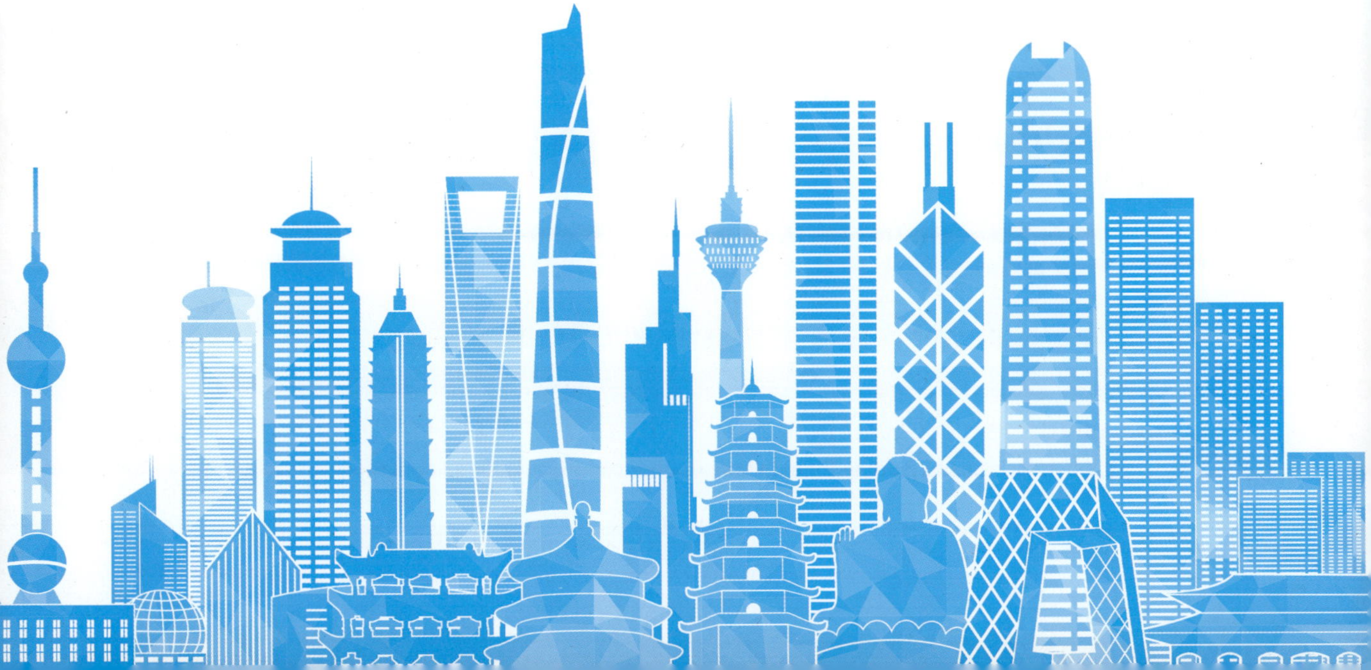

情景一 임플란트 상담 Ⅰ

患： 医生，今天我要做什么?

yī shēng, jīn tiān wǒ yào zuò shén me

선생님, 오늘은 무엇을 하나요?

医： 上次拔牙的伤口愈合好了，

shàng cì bá yá de shāng kǒu yù hé hǎo le,

저번에 발치한 상처가 잘 아물었습니다.

今天就在缺牙的位置上种一个种植牙。

jīn tiān jiù zài quē yá de wèi zhì shàng zhòng yí gè zhòng zhí yá

오늘은 치아가 상실된 위치에 임플란트를 심을 것입니다.

患： 我怕手术，有没有其他的治疗方法?

wǒ pà shǒu shù, yǒu méi yǒu qí tā de zhì liáo fāng fǎ

저는 수술이 무섭습니다. 다른 치료 방법은 없나요?

医： 有的，可以利用缺牙旁边的两颗牙，做固定桥修复。

yǒu de, kě yǐ lì yòng quē yá páng biān de liǎng kē yá, zuò gù dìng qiáo xiū fù

있습니다. 옆에 2개의 치아를 이용하여 브릿지를 할 수 있습니다.

但是种植牙是解决牙齿缺失问题的先进方法，

dàn shì zhòng zhí yá shì jiě jué yá chǐ quē shī wèn tí de xiān jìn fāng fǎ,

그러나 임플란트는 치아상실의 문제를 해결하는 현대적인 방법입니다.

比固定桥修复有更多优点。

bǐ gù dìng qiáo xiū fù yǒu gèng duō yōu diǎn

브릿지보다 더욱 많은 유리한 점을 가지고 있습니다.

首先，要做固定桥的话，一定要磨旁边的两颗自然牙齿。

shǒu xiān, yào zuò gù dìng qiáo de huà, yí dìng yào mó páng biān de liǎng kē zì rán yá chǐ

우선, 브릿지를 하면 옆에 2개의 자연치아를 갈아야만 합니다.

这是不可避免的缺点,
zhè shì bù kě bì miǎn de quē diǎn,
이것이 피할 수 없는 브릿지의 단점입니다.

如果做种植牙的话, 种一颗牙齿就可以解决问题了。
rú guǒ zuò zhòng zhí yá de huà, zhòng yì kē yá chǐ jiù kě yǐ jiě jué wèn tí le
만약 임플란트를 한다면 하나만 심으면 문제를 해결할 수 있습니다.

还有万一固定桥上部分有问题的话, 整个固定桥都得拆掉。
hái yǒu wàn yī gù dìng qiáo shàng bù fen yǒu wèn tí de huà, zhěng gè gù dìng qiáo dōu děi chāi diào
그리고 만일 브릿지 상에 문제가 생긴다면, 브릿지 전체를 뜯어야 합니다.

但是种植牙不存在这样的问题了。
dàn shì zhòng zhí yá bù cún zài zhè yàng de wèn tí le
그러나 임플란트는 이러한 문제가 발생하지 않습니다.

长期的效果来说, 还是种植牙比固定桥好。
cháng qī de xiào guǒ lái shuō, hái shì zhòng zhí yá bǐ gù dìng qiáo hǎo
장기적으로 볼 때에 임플란트보다 브릿지가 더 좋습니다.

患: 好的, 那么我还是选择种植牙了,
hǎo de, nà me wǒ hái shì xuǎn zé zhòng zhí yá le,
좋습니다. 그렇다면 아무래도 임플란트를 선택하겠습니다.

听说要做种牙, 需要很多条件, 我能不能做呢?
tīng shuō yào zuò zhòng yá, xū yào hěn duō tiáo jiàn, wǒ néng bù néng zuò ne
제가 듣기로 임플란트를 하기 위해서 여러 조건이 필요하다는데 저는 임플란트가 가능한가요?

医: 没错, 所以我们先拍全景片和CT后再说吧。
méi cuò, suǒ yǐ wǒ men xiān pāi quán jǐng piān hé CT hòu zài shuō ba
맞습니다. 그래서 우선 파노라마와 CT를 찍어보고 말씀 드리겠습니다.

（拍完后） 촬영 후

医： 非常好。从片子上看到，
fēi cháng hǎo cóng piān zǐ shàng kàn dào
아주 좋습니다. 사진에서 보이듯이,

您有足够的牙槽骨量， 不需要骨移植， 可以直接种牙。
nín yǒu zú gòu de yá cáo gǔ liàng, bù xū yào gǔ yí zhí, kě yǐ zhí jiē zhòng yá
환자분은 충분한 뼈의 양을 가지고 있습니다. 뼈이식은 필요 없고, 바로 심을 수 있습니다.

患： 太好了。
tài hǎo le
아주 좋습니다.

单词

单词	뜻	单词	뜻
种植 zhòngzhí	임플란트	固定桥 gùdìngqiáo	브릿지
磨 mó	갈다	愈合 yùhé	(상처가) 아물다
缺牙 quēyá	상실치	位置 wèizhi	위치
手术 shǒushù	수술(하다)	利用 lìyòng	이용(활용 · 응용)하다
缺失 quēshī	부족하다, 잃어버리다	拆掉 chāidiào	헐어 버리다, 뜯어 버리다
全景片 quánjǐngpiān	파노라마	牙槽骨 yácáogǔ	치조골
骨移植 gǔyízhí	뼈이식		

情景二 임플란트 상담 II

患：　医生，我能不能用原来的假牙呢?
yī shēng, wǒ néng bù néng yòng yuán lái de jiǎ yá ne
선생님, 기존 틀니를 사용할 수 있을까요?

医：　传统的假牙需要借助周围的健康邻牙来固定。
chuán tǒng de jiǎ yá xū yào jiè zhù zhōu wéi de jiàn kāng lín yá lái gù dìng
틀니는 주위의 건강한 치아를 이용해 고정해야 합니다.

缺失牙齿的周围如果没有健康的邻牙，就无法安上传统的假牙。
quē shī yá chǐ de zhōu wéi rú guǒ méi yǒu jiàn kāng de lín yá, jiù wú fǎ ān shàng chuán tǒng de jiǎ yá
상실된 치아 주위에 만약 건강한 치아가 없다면 틀니를 끼울 수 없습니다.

患：　那么，像我这种情况，不能用假牙了吧?
nà me, xiàng wǒ zhè zhǒng qíng kuàng, bù néng yòng jiǎ yá le ba
그럼 저 같은 경우 틀니를 사용할 수 없겠네요?

医：　因为种植牙是个独立的种植体，不需要依附邻牙，
yīn wèi zhòng zhí yá shì gè dú lì de zhòng zhí tǐ, bù xū yào yī fù lín yá
임플란트는 독립적인 고정체이기 때문에 주변 치아의 도움을 받지 않아도 됩니다.

即使是牙槽骨骨量不足，可以通过植骨的方式解决。
jí shǐ shì yá cáo gǔ gǔ liàng bù zú, kě yǐ tōng guò zhí gǔ de fāng shì jiě jué
치조골이 부족하더라도 뼈를 식립하는 방법으로 해결할 수 있습니다.

种植牙有稳固牢靠、舒适美观、安全持久三大优势，
zhòng zhí yá yǒu wěn gù láo kào、shū shì měi guān、ān quán chí jiǔ sān dà yōu shì
임플란트의 세 가지 장점은 튼튼하고, 편하며, 심미적이고, 안전합니다.

能修复恒牙缺失，重建咀嚼功能。
néng xiū fù héng yá quē shī, chóng jiàn jǔ jué gōng néng
상실된 영구치를 회복시키고 치아의 저작능력을 재건할 수 있습니다.

患： 明白了，但是我听说种植牙有很多副作用。
míng bái le, dàn shì wǒ tīng shuō zhòng zhí yá yǒu hěn duō fù zuò yòng
이해하였습니다. 그러나 제가 듣기로 임플란트에 많은 부작용이 있다고 하던데요.

医： 首先，种植牙整个治疗时间比较长，一般需要半年的时间。
shǒu xiān, zhòng zhí yá zhěng gè zhì liáo shí jiān bǐ jiào cháng , yì bān xū yào bàn nián de shí jiān
우선 임플란트의 치료기간이 비교적 긴 편입니다. 보통 반년 정도 걸립니다.

其次，种植牙由于对医生及材料要求较高，所以价格较贵。
qí cì, zhòng zhí yá yóu yú duì yī shēng jí cái liào yāo qiú jiào gāo suǒ yǐ jià gé jiào guì
다음으로 임플란트를 시술하는 의사 및 재료에 높은 수준이 요구됩니다.
그래서 가격이 비싼 편입니다.

不仅如此，种植牙在手术操作中如有不慎，
bù jǐn rú cǐ, zhòng zhí yá zài shǒu shù cāo zuò zhōng rú yǒu bú shèn
뿐만 아니라 임플란트 수술 중 자칫 잘못하면,

会引起种植失败。但这种失败率非常低。
huì yǐn qǐ zhòng zhí shī bài dàn zhè zhǒng shī bài lǜ fēi cháng dī
임플란트를 실패할 수 있습니다. 그렇지만 그런 실패율은 굉장히 낮습니다.

更重要的因素是患者的全身情况，
gèng zhòng yào de yīn sù shì huàn zhě de quán shēn qíng kuàng
더욱 중요한 요인으로 환자분의 건강 상태입니다.

比如说糖尿病、骨质疏松等。
bǐ rú shuō táng niào bìng, gǔ zhì shū sōng děng
예를 들어 당뇨나 골다공증 등의 질병입니다.

还有抽烟习惯是最严重的失败因素。
hái yǒu chōu yān xí guàn shì zuì yán zhòng de shī bài yīn sù
그리고 흡연은 가장 안 좋은 실패요인이 됩니다.

患： 种植牙有年龄限制吗?
zhòng zhí yá yǒu nián líng xiàn zhì ma
임플란트에 나이 제한이 있습니까?

医： 没有限制。但最好在颌骨生长完了之后再实施。
méi yǒu xiàn zhì dàn zuì hǎo zài hé gǔ shēng zhǎng wán le zhī hòu zài shí shī
제한은 없습니다. 그러나 턱뼈가 다 자란 후에 하는 것이 좋습니다.

一般十八岁以上的成年人就可以做。
yì bān shí bā suì yǐ shàng de chéng nián rén jiù kě yǐ zuò
18세 이상 성인이면 가능합니다.

患： 手术会很痛吗?
shǒu shù huì hěn tòng ma
수술이 많이 아플까요?

医： 在局部麻醉下进行手术，其手术过程不会疼。
zài jú bù má zuì xià jìn xíng shǒu shù, qí shǒu shù guò chéng bú huì téng
국부마취 후 수술을 진행하면 아프지 않습니다.

但是术后麻药失效之后，可能会有不适感。
dàn shì shù hòu má yào shī xiào zhī hòu, kě néng huì yǒu bú shì gǎn
그러나 수술 후 마취가 풀린 다음에 불편하실 수 있습니다.

如果您怕痛的话，尽量在麻药失效前服用止痛药。
rú guǒ nín pà tòng de huà, jìn liàng zài má yào shī xiào qián fú yòng zhǐ tòng yào
만약 아픈 게 걱정되신다면 마취가 풀리기 전에 진통제를 복용하시면 됩니다.

单词

单词	뜻	单词	뜻
假牙 jiǎyá	의치, 틀니	借助 jièzhù	~의 힘을 빌리다
周围 zhōuwéi	주위, 주변	邻牙 línyá	인접치
无法 wúfǎ	방법이 없다	安装 ānzhuāng	설치하다
传统 chuántǒng	전통	独立 dúlì	독립해 나가다
依附 yīfù	부착하다	稳固 wěngù	안정적이다
牢靠 láokao	견고하다	舒适 shūshì	편(안)하다
美观 měiguān	보기 좋다	持久 chíjiǔ	오래 유지되다
优势 yōushì	장점	重建 chóngjiàn	재건하다
咀嚼功能 jǔjuégōngnéng	저작기능	副作用 fùzuòyòng	부작용
不慎 búshèn	부주의하다	失败率 shībàilǜ	실패율
因素 yīnsù	요인	糖尿病 tángniàobìng	당뇨병
骨质疏松 gǔzhìshūsōng	골다공증	抽烟 chōuyān	담배(를) 피우다
限制 xiànzhì	제한	实施 shíshī	실행하다
怕 pà	염려하다	失效 shīxiào	실효하다
服用 fúyòng	복용하다	止痛药 zhǐtòngyào	진통제

情景三 수술 과정 설명

患： 请告诉我种植牙的疗程。
qǐng gào sù wǒ zhòng zhí yá de liáo chéng
임플란트의 치료 과정을 알려주세요.

医： 种植牙的疗程可分为三个阶段。
zhòng zhí yá de liáo chéng kě fēn wéi sān gè jiē duàn
임플란트의 치료 과정은 크게 세 단계로 나눕니다.

第一个阶段，是把种植体植入牙槽骨里。
dì yī gè jiē duàn, shì bǎ zhòng zhí tǐ zhí rù yá cáo gǔ lǐ
첫 번째 단계는 고정체를 치조골 안으로 식립합니다.

这是最重要的步骤。
zhè shì zuì zhòng yào de bù zhòu
이것이 가장 중요한 절차입니다.

手术后等到种植体和牙槽骨之间发生骨结合，
shǒu shù hòu děng dào zhòng zhí tǐ hé yá cáo gǔ zhī jiān fā shēng gǔ jié hé
수술 후에 고정체와 치조골 사이에 골융합이 될 때까지 기다립니다.

一般要经过一定时间，上颌为六个月，下颌为三个月。
yì bān yào jīng guò yí dìng shí jiān, shàng hé wéi liù gè yuè, xià hé wéi sān gè yuè
일반적으로 상악은 6개월, 하악은 3개월의 시간이 필요합니다.

患： 然后呢？
rán hòu ne
그 다음은요?

医： 第二个阶段，是种植体上连接基台的过程。
dì èr gè jiē duàn, shì zhòng zhí tǐ shàng lián jiē jī tái de guò chéng
두 번째 단계는 임플란트 고정체에 어버트먼트를 연결하는 것입니다.

此时需要二期手术。等牙龈的伤口愈合后，
cǐ shí xū yào èr qī shǒu shù děng yá yín de shāng kǒu yù hé hòu
이때에 두 번째 수술이 필요합니다. 잇몸의 상처가 아물고 나서

最后阶段是基台上做牙冠的过程。
zuì hòu jiē duàn shì jī tái shàng zuò yá guàn de guò chéng
마지막으로 어버트먼트 위에 크라운을 만드는 과정입니다.

患： 听起来很复杂。
tīng qǐ lái hěn fù zá
이렇게 들으니 매우 복잡한 것 같아요.

医： 是的，但是每一步都会告诉你该做什么。
shì de, dàn shì měi yí bù dōu huì gào sù nǐ gāi zuò shén me
그렇습니다. 그러나 매 단계마다 무엇을 해야 하는지 알려 드리겠습니다.

单词

治疗过程 zhìliáoguòchéng	치료 과정	阶段 jiēduàn	단계
步骤 bùzhòu	순서, 절차	骨结合 gǔjiéhé	골융합 (Osseointegration)
链接 liànjiē	체인처럼 연결되다	基台 jītái	어버트먼트
复杂 fùzá	복잡하다	该 gāi	~해야 한다

情景四 임플란트 수술

护: 我帮您做手术准备，先给您做消毒，擦一擦口唇周围。
wǒ bāng nín zuò shǒu shù zhǔn bèi, xiān gěi nín zuò xiāo dú, cā yī cā kǒu chún zhōu wéi
수술 준비를 도와드리겠습니다. 우선 입술 주변을 닦아서 소독해 드리겠습니다.

这边都是无菌的，
zhè biān dōu shì wú jūn de,
이쪽은 모두 무균 상태입니다.

如果口唇周围有痒痒的感觉，我帮你抓挠。
rú guǒ kǒu chún zhōu wéi yǒu yǎng yǎng de gǎn jué, wǒ bāng nǐ zhuā náo
만약 입술 주변이 간지러우면 대신 긁어드리겠습니다.

请不要拿你的手上来。
qǐng bú yào ná nǐ de shǒu shàng lái
손은 올리지 마세요.

患: 好的。
hǎo de
알겠습니다.

医: 那么就开始手术了。
nà me jiù kāi shǐ shǒu shù le
그러면 수술을 시작하겠습니다.

在局部麻醉下切开牙肉后，
zài jú bù má zuì xià qiē kāi yá ròu hòu
국소마취하에 잇몸을 절개하고,

在种牙的位置上打个洞，您会感觉到震动。
zài zhòng yá de wèi zhì shàng dǎ gè dòng, nín huì gǎn jué dào zhèn dòng
임플란트를 심을 위치에 구멍을 뚫습니다. 진동이 느껴지실 겁니다.

如果疼的话，请举左手示意。
rú guǒ téng de huà, qǐng jǔ zuǒ shǒu shì yì
만약에 아프시면 손을 드십시오.

手术过程中出水量较多，不用紧张，
shǒu shù guò chéng zhōng chū shuǐ liàng jiào duō bú yòng jǐn zhāng
수술 과정 중에 물이 많이 나올 것입니다. 긴장하지 마십시오.

我们会帮你吸唾、吸水。
wǒ men huì bāng nǐ xī tuò、xī shuǐ
입안에 침과 물은 저희가 빼드릴 것입니다.

医：牙槽骨的质量很好，而且种植体的初期固定力也足够大，
yá cáo gǔ de zhì liàng hěn hǎo, ér qiě zhòng zhí tǐ de chū qī gù dìng lì yě zú gòu dà
치조골의 상태가 좋습니다. 게다가 고정체의 초기 고정력도 충분히 나오고요.

直接上愈合基台了。
zhí jiē shàng yù hé jī tái le
바로 힐링 어버트먼트를 체결하겠습니다.

这样的话可以减少一次手术。手术结束了。
zhè yàng de huà kě yǐ jiǎn shǎo yí cì shǒu shù shǒu shù jié shù le
이렇게 하면 수술을 한 번 줄일 수 있습니다. 수술은 끝났습니다.

护：请你咬住嘴里的纱布，
qǐng nǐ yǎo zhù zuǐ lǐ de shā bù
입안에 거즈를 꽉 물어주세요.

咽口水，不要吐出来，这样有助于止血。
yàn kǒu shuǐ, bú yào tǔ chū lái, zhè yàng yǒu zhù yú zhǐ xiě
물은 삼키시고, 뱉지 마세요. 그러면 쉽게 지혈이 됩니다.

手术后请勿饮酒、吸烟。
shǒu shù hòu qǐng wù yǐn jiǔ、xī yān
수술 후에 술과 담배는 금지입니다.

术后两三天会出现水肿或者发青，
shù hòu liǎng sān tiān huì chū xiàn shuǐ zhǒng huò zhě fā qīng
2~3일 정도는 붓거나 멍들 수 있습니다.

用冰袋可以减轻水肿。
yòng bīng dài kě yǐ jiǎn qīng shuǐ zhǒng
아이스팩을 사용하시면 붓기를 줄일 수 있습니다.

患： 谢谢。
xiè xie
감사합니다.

单词

消毒 xiāodú	소독하다	擦 cā	닦다
口唇 kǒuchún	입, 입술	无菌 wújūn	무균(상태)의
痒痒 yǎngyang	가렵다	挠 náo	긁다
打洞 dǎdòng	구멍을 뚫다	震动感 zhèndònggǎn	진동감
紧张 jǐnzhāng	긴장해 있다	质量 zhìliàng	질, 품질
初期 chūqī	초기	固定力 gùdìnglì	고정력
减少 jiǎnshǎo	감소하다, 줄다	足够 zúgòu	충분하다
结束 jiéshù	끝나다, 마치다	纱布 shābù	거즈(gauze)
止血 zhǐxiě	지혈하다		

种植牙术后注意事项

1. 术后二十四小时内不要刷牙及用清水漱口，
shù hòu èr shí sì xiǎo shí nèi bú yào shuā yá jí yòng qīng shuǐ shù kǒu

因过频漱口可以导致伤口渗血，
yīn guò pín shù kǒu kě yǐ dǎo zhì shāng kǒu shèn xiě

但餐后可用漱口液漱口，
dàn cān hòu kě yòng shù kǒu yè shù kǒu

防止口内食物残渣残留，
fáng zhǐ kǒu nèi shí wù cán zhā cán liú

术后两个小时即可适量进食饮水，食物不要过热。
shù hòu liǎng gè xiǎo shí jí kě shì liàng jìn shí yǐn shuǐ, shí wù bú yào guò rè

2. 洗热水澡、桑拿、做剧烈运动会提高血压，
xǐ rè shuǐ zǎo、sāng ná、zuò jù liè yùn dòng huì tí gāo xuè yā

阻碍止血或引起感染，
zǔ ài zhǐ xiě huò yǐn qǐ gǎn rǎn

因此手术后三天内不宜做这些。
yīn cǐ shǒu shù hòu sān tiān nèi bù yí zuò zhè xiē

3. 睡觉时使用较高的枕头，能减少水肿或出血。
shuì jiào shí shǐ yòng jiào gāo de zhěn tóu, néng jiǎn shǎo shuǐ zhǒng huò chū xiě

4. 术后常规使用抗生素。对于简单的种植手术
shù hòu cháng guī shǐ yòng kàng shēng sù duì yú jiǎn dān de zhòng zhí shǒu shù

（种植体数量少，手术时间短，患者身体恢复良好），
zhòng zhí tǐ shù liàng shǎo, shǒu shù shí jiān duǎn, huàn zhě shēn tǐ huī fù liáng hǎo

术后给与口服抗生素，
shù hòu gěi yǔ kǒu fú kàng shēng sù

复杂的种植手术需要静脉应用抗生素，以预防感染。
fù zá de zhòng zhí shǒu shù xū yào jìng mài yìng yòng kàng shēng sù, yǐ yù fáng gǎn rǎn

种植牙术后注意事项

5. 手术后两三周是对种植牙部位治愈
shǒu shù hòu liǎng sān zhōu shì duì zhòng zhí yá bù wèi zhì yù

起至关重要作用的时期,
qǐ zhì guān zhòng yào zuò yòng de shí qī

因此切忌饮酒吸烟。
yīn cǐ qiè jì yǐn jiǔ xī yān

6. 术后患者一般仅有轻微的隐痛或不适，不需服用止痛药,
shù hòu huàn zhě yì bān jǐn yǒu qīng wēi de yǐn tòng huò bú shì, bù xū fú yòng zhǐ tòng yào,

但如果患者敏感或感觉局部较疼痛,
dàn rú guǒ huàn zhě mǐn gǎn huò gǎn jué jú bù jiào téng tòng

术后当天可以加用止痛药。
shù hòu dàng tiān kě yǐ jiā yòng zhǐ tòng yào

7. 如果做了上颌手术，不应强行擤鼻或吐唾液。
rú guǒ zuò le shàng hé shǒu shù, bù yīng qiáng xíng xǐng bí huò tǔ tuò yè

咳嗽或打喷嚏时，尽量张大嘴。
ké sòu huò dǎ pēn tì shí, jìn liàng zhāng dà zuǐ

术后不应直接躺着休息，请倚靠沙发坐着休息两个小时以上。
shù hòu bù yīng zhí jiē tǎng zhe xiū xī, qǐng yǐ kào shā fā zuò zhe xiū xī liǎng gè xiǎo shí yǐ shàng

8. 常规术后七到十天拆线，及时拆线可以预防局部感染。
cháng guī shù hòu qī dào shí tiān chāi xiàn, jí shí chāi xiàn kě yǐ yù fáng jú bù gǎn rǎn

임플란트 수술 후 주의사항

1. 수술 후 24시간 안에 양치를 하거나 물을 사용하지 마세요. 잦은 양치질로 피가 날 수 있습니다. 그러나 식사 후에는 가글액으로 가글을 하여 입안에 음식물이 남지 않도록 하세요. 수술 후 2시간이면 음식을 드실 수 있으나, 뜨거운 음식은 피하세요.

2. 뜨거운 물로 샤워하거나 사우나 및 격렬한 운동은 혈압을 높여 지혈을 방해하고 감염을 유발합니다. 수술 후 3일 안에는 이러한 행위를 금지하세요.

3. 주무실 때 높은 베개를 사용하시면 붓기와 출혈을 줄일 수 있습니다.

4. 수술 후 항생제를 사용합니다. 간단한 수술의 경우는 내복약을 복용합니다. 감염을 막기 위하여 복잡한 수술 후에는 항생제 주사가 필요합니다.

5. 수술 후 2~3주간 수술 부위가 아무는 중요한 시기입니다. 술과 담배는 금지하세요.

6. 수술 후 환자가 보통 경미한 통증이나 불편한 정도면 진통제를 드시지 않으셔도 됩니다. 그러나 환자분이 민감하거나 통증이 심하게 느껴지면 수술 후 당일은 진통제를 더 드셔도 됩니다.

7. 만약 상악동 수술을 하셨으면 강하게 코를 풀거나 침을 뱉지 마세요. 기침이나 재채기를 할 때 최대한 입을 벌려주세요. 수술 후 바로 침대에 눕지 마시고 소파에 기대어 앉아서 2시간 이상 쉬세요.

8. 일반적으로 7~10일 후에 실밥을 제거합니다. 적시에 실밥을 제거하여 국소감염을 예방할 수 있습니다.

常用句

修复缺失牙的最好方法是种植牙。
xiū fù quē shī yá de zuì hǎo fāng fǎ shì zhòng zhí yá
상실치를 수복하는 가장 좋은 방법은 임플란트입니다.

种植牙是在缺牙的地方将人工牙根(种植体)
zhòng zhí yá shì zài quē yá de dì fang jiāng rén gōng yá gēn(zhòng zhí tǐ)

植入到牙槽骨内的一种方式。
zhí rù dào yá cáo gǔ nèi de yì zhǒng fāng shì
임플란트는 치아 결손이 있는 부위에 인공치근(임플란트 고정체)을 치조골 내 식립하는 방법입니다.

种植牙是由生物相容性最好的钛金属制成。
zhòng zhí yá shì yóu shēng wù xiāng róng xìng zuì hǎo de tài jīn shǔ zhì chéng
임플란트는 생체 적합이 뛰어난 티타늄으로 만듭니다.

种植牙在功能、结构、美观上与自然牙十分相似。
zhòng zhí yá zài gōng néng、jié gòu、měi guān shàng yǔ zì rán yá shí fēn xiàng sì
임플란트는 기능과 구조 및 미관상 자연치와 매우 유사합니다.

种植体是一种人工牙根。
zhòng zhí tǐ shì yì zhǒng rén gōng yá gēn
임플란트는 일종의 인공치근입니다.

种植牙手术前，先用X光检查缺牙部位。
zhòng zhí yá shǒu shù qián, xiān yòng X guāng jiǎn chá quē yá bù wèi
임플란트 수술 전에 우선 엑스레이 검사로 상실된 치아의 위치를 파악합니다.

种植牙适用于缺牙、周围没有邻牙的人。
zhòng zhí yá shì yòng yú quē yá、zhōu wéi méi yǒu lín yá de rén
치아 결손이 있거나 주위에 치아가 없는 분들에게 적합한 시술입니다.

牙槽骨的量不足的话，可以移植人工骨。
yá cáo gǔ de liàng bù zú de huà, kě yǐ yí zhí rén gōng gǔ
뼈가 충분하지 않으면 인공뼈를 이식할 수 있습니다.

常用句

种植牙与颌骨紧密结合，这叫骨结合。
zhòng zhí yá yǔ hé gǔ jǐn mì jié hé, zhè jiào gǔ jié hé
임플란트는 턱뼈와 긴밀하게 결합합니다. 그것을 골유착이라고 부릅니다.

种植牙手术在局部麻醉下进行。
zhòng zhí yá shǒu shù zài jú bù má zuì xià jìn xíng
임플란트 수술은 국소마취하에 시행합니다.

骨愈合通常需要一定时间，
gǔ yù hé tōng cháng xū yào yí dìng shí jiān
比如下颌为三个月，上颌为六个月。
bǐ rú xià hé wéi sān gè yuè, shàng hé wéi liù gè yuè
일반적으로 하악은 약 3개월, 상악은 6개월의 치유기간이 소요됩니다.

上颌窦与上颌骨间的距离太短，需要做上颌窦提升术。
shàng hé dòu yǔ shàng hé gǔ jiān de jù lí tài duǎn, xū yào zuò shàng hé dòu tí shēng shù
상악동이 상악뼈에 너무 가깝습니다. 상악동거상술이 필요합니다.

用手术器械在植入种植体的牙肉上面
yòng shǒu shù qì xiè zài zhí rù zhòng zhí tǐ de yá ròu shàng miàn
切一个小口，安上愈合基台。
qiē yí gè xiǎo kǒu, ān shàng yù hé jī tái
수술기구를 이용하여 고정체를 이식한 잇몸 윗부분을 절개하고,
힐링 어버트먼트를 삽입합니다.

在基台上套上与真牙一样的瓷冠(义齿)就可以。
zài jī tái shàng tào shàng yǔ zhēn yá yí yàng de cí guàn (yì chǐ) jiù kě yǐ
어버트먼트 위에 치아와 같은 크라운이나 의치를 끼우면 됩니다.

术后两周不能擤鼻涕。
shù hòu liǎng zhōu bù néng xǐng bí tì
수술 후 2주간은 코를 풀지 마세요.

임플란트의 구조

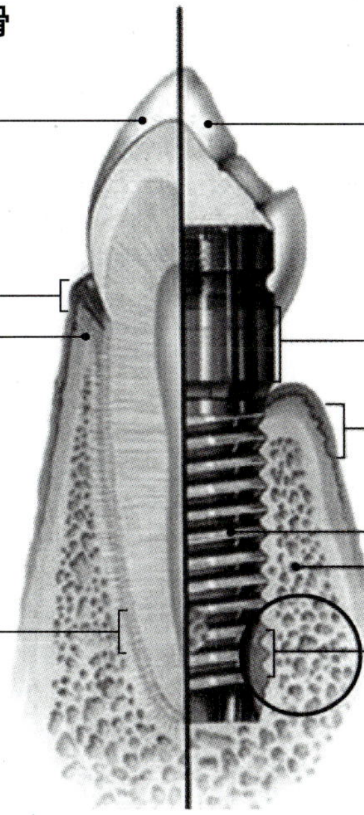

天然牙冠	자연치아
牙龈组织	치은조직
连接牙齿的牙龈纤维	치은섬유
牙周韧带	치주인대
人工牙冠	인공치아
种植体基台	임플란트 어버트먼트
牙龈组织	치은조직
种植体	고정체
牙槽骨	치조골
直接骨结合	골유착

第十节

正畸科
교정과

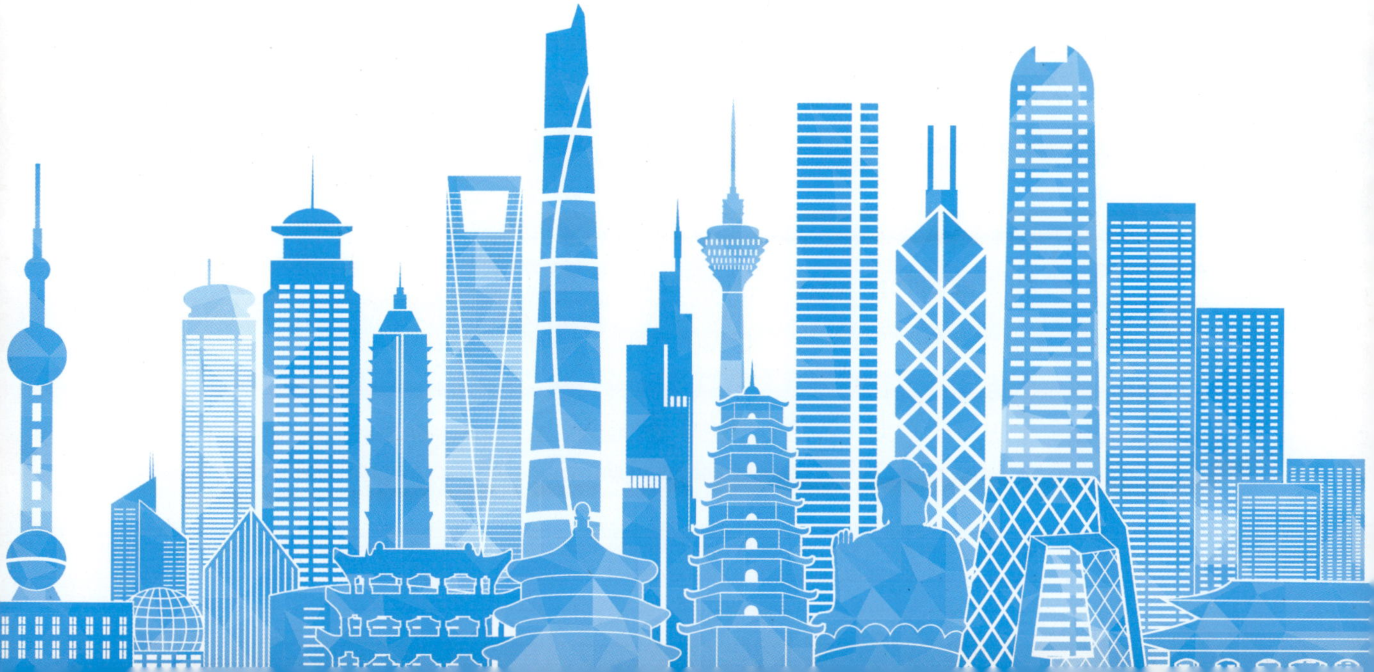

情景一 상담

家： 我发现我女儿的牙齿长的不正，
wǒ fā xiàn wǒ nǚ ér de yá chǐ zhǎng de bú zhèng,
제 딸의 치아가 고르지 못한 걸 알았어요.

牙齿也太大，好象颌骨空间太小了。
yá chǐ yě tài dà, hǎo xiàng hé gǔ kōng jiān tài xiǎo le
치아가 너무 크고 공간이 부족한 거 같습니다.

医： 你女儿有多大了？
nǐ nǚ ér yǒu duō dà le
딸 아이가 몇 살입니까?

家： 她八岁，我担心她会跟我一样长歪牙。
tā bā suì, wǒ dān xīn tā huì gēn wǒ yí yàng zhǎng wāi yá
여덟 살이요. 딸이 저처럼 치아가 기형으로 자랄까봐 걱정돼요.

医： 对的，咬合不正通常有遗传因素。
duì de, yǎo hé bú zhèng tōng cháng yǒu yí chuán yīn sù
맞습니다. 부정교합은 유전적인 영향이 있습니다.

家： 咬合不正是怎么回事？
yǎo hé bú zhèng shì zěn me huí shì
부정교합은 어떻게 생기는 거죠?

医： 咬合，指的是上、下牙列牙齿合到一起时位置合适，
yǎo hé, zhǐ de shì shàng、xià yá liè yá chǐ hé dào yì qǐ shí wèi zhì hé shì
교합이란 상하악의 치열이 적절히 맞물리는 것을 말하는데요,

咬合不正指的是咬合位置不合适。
yǎo hé bú zhèng zhǐ de shì yǎo hé wèi zhì bù hé shì
부정교합이란 맞물리는 위치가 적절하지 않는 것을 말하지요.

给你女儿预约个时间，这样我可以给她检查，
gěi nǐ nǚ ér yù yuē gè shí jiān, zhè yàng wǒ kě yǐ gěi tā jiǎn chá
당신의 따님을 예약하시면 제가 검사를 해드릴 수 있습니다.

必要时我可以给他介绍一位正畸科医生。
bì yào shí wǒ kě yǐ gěi tā jiè shào yī wèi zhèng jī kē yī shēng
필요할 경우에 교정 전문의 선생님을 소개해 드리겠습니다.

家： 咬合不正还有什么别的原因吗?
yǎo hé bú zhèng hái yǒu shén me bié de yuán yīn ma
부정교합에 또 다른 원인이 있나요?

医： 咬合不正与一些习惯，如吮吸大拇指、乳牙过早脱落有关。
yǎo hé bú zhèng yǔ yì xiē xí guàn, rú shǔn xī dà mǔ zhǐ、rǔ yá guò zǎo tuō luò yǒu guān
부정교합은 엄지 손가락을 빠는 습관이나 유치가 너무 빨리 빠지는 것과 관계가 있습니다.

假如第二颗乳牙过早脱落，那么装上间隙保持器是件要紧的事。
jiǎ rú dì èr kē rǔ yá guò zǎo tuō luò, nà me zhuāng shàng jiàn xì bǎo chí qì shì jiàn yào jǐn de shì
예를 들어 두 번째 유치가 너무 빨리 빠지면, 공간유지장치가 필요합니다.

这样有助于防止咬合不正继续发展。
zhè yàng yǒu zhù yú fáng zhǐ yǎo hé bú zhèng jì xù fā zhǎn
이렇게 하면 부정교합이 지속적으로 발전하는 것을 예방할 수 있습니다.

咬合不正是因为牙齿比上下颌的空间大，而造成的。
yǎo hé bú zhèng shì yīn wèi yá chǐ bǐ shàng xià hé de kōng jiān dà, ér zào chéng de
부정교합은 상하악에 비하여 치아가 너무 큰 것이 이유가 됩니다.

家： 拔了牙不行吗?
bá le yá bù xíng ma
치아를 뽑으면 안 되나요?

医： 拔掉乳牙可能有帮助，
bá diào rǔ yá kě néng yǒu bāng zhù
유치를 뽑는 것이 도움이 될 수도 있습니다.

但是有时候需要拔掉几颗恒牙，
dàn shì yǒu shí hòu xū yào bá diào jǐ kē héng yá
그러나 보통 필요할 경우 몇 개의 영구치를 뽑아야 할 필요가 있습니다.

让留下来的牙齿有足够的空间。
ràng liú xià lái de yá chǐ yǒu zú gòu de kōng jiān
남은 치아들에 충분한 공간을 만들어 주는 것입니다.

然后用矫正装置将牙齿移到正确的位置上。
rán hòu yòng jiǎo zhèng zhuāng zhì jiāng yá chǐ yí dào zhèng què de wèi zhì shàng
그 후에 교정 장치를 통해 치아들을 정상적인 위치로 이동시킵니다.

通常是在病人十岁或十一岁乳牙脱落之后才开始进行治疗的。
tōng cháng shì zài bìng rén shí suì huò shí yī suì rǔ yá tuō luò zhī hòu cái kāi shǐ jìn xíng zhì liáo de
보통 환자가 10~11세에 유치가 빠진 후에 교정을 시작합니다.

家： 医生，您到时候提醒我，看来我女儿的恒牙长的很慢。
yī shēng, nín dào shí hòu tí xǐng wǒ, kàn lái wǒ nǚ ér de héng yá zhǎng de hěn màn
선생님, 그 때가 되면 알려주세요. 제 딸의 영구치가 늦게 자라는 것 같습니다.

她的乳牙松了很长时间，也没有脱落，
tā de rǔ yá sōng le hěn cháng shí jiān, yě méi yǒu tuō luò
유치도 오랫동안 흔들렸는데요, 빠르게 빠지지도 않고,

就算脱落了，新牙还要过很久才长出来。
jiù suàn tuō luò le, xīn yá hái yào guò hěn jiǔ cái zhǎng chū lái
새 치아도 시간이 오래 지나서 났습니다.

医： 这点我倒不担心。
zhè diǎn wǒ dào bù dān xīn
이 점은 걱정되지 않습니다.

孩子牙齿正常生长的速度差别很大,
hái zǐ yá chǐ zhèng cháng shēng zhǎng de sù dù chā bié hěn dà
정상적인 치아의 성장 속도는 차이가 매우 큽니다.

有些孩子比别的孩子恒牙长得早,
yǒu xiē hái zǐ bǐ bié de hái zǐ héng yá zhǎng de zǎo
어떤 아이들은 다른 아이들에 비하여 영구치가 빠르게 맹출합니다.

可还是要把你女儿带来检查一下，先要弄清楚是什么情况。
kě hái shì yào bǎ nǐ nǚ ér dài lái jiǎn chá yí xià, xiān yào nòng qīng chǔ shì shén me qíng kuàng
그러나 딸 아이를 데리고 오셔서 검사해 보세요. 우선 확실하게 상태를 알아야 합니다.

单词

单词	뜻	单词	뜻
空间 kōngjiān	공간	咬合不正 yǎohébúzhèng	부정교합
寄生齿 jìshēngchǐ	기형치아	遗传 yíchuán	유전
正畸科 zhèngjīkē	교정과	咬合 yǎohé	교합
合适 héshì	적절하다	习惯 xíguàn	습관
吮吸 shǔnxī	빨다	大拇指 dàmǔzhǐ	엄지손가락
假如 jiǎrú	만약	那么 nàme	그렇다면
间隙保持器 jiànxìbǎochíqì	공간유지장치	要紧 yàojǐn	긴급하다
有助于 yǒuzhùyú	도움이 되는	帮助 bāngzhù	돕다
继续 jìxù	계속	发展 fāzhǎn	발전하다
装置 zhuāngzhì	장치	提醒 tíxǐng	일러주다
脱落 tuōluò	탈락하다	一切 yíqiè	모든
弄清楚 nòngqīngchu	분명히 하다		

常用句

咬合不正通常是遗传因素。
yǎo hé bú zhèng tōng cháng shì yí chuán yīn sù
부정교합은 유전적인 것과 관련이 있습니다.

我会请正畸科医生给你女儿会诊。
wǒ huì qǐng zhèng jī kē yī shēng gěi nǐ nǚ ér huì zhěn
교정과 선생님께 따님을 리퍼하겠습니다.

牙齿相比颌骨空间较大。
yá chǐ xiāng bǐ hé gǔ kōng jiān jiào dà
치아가 공간에 비해 너무 큽니다.

为了腾出一定空间，需要拔几颗恒牙。
wèi le téng chū yí dìng kōng jiān, xū yào bá jǐ kē héng yá
공간을 만들기 위하여 몇 개의 영구치를 뽑아야 합니다.

为了使牙齿排列整齐，需要矫正治疗。
wèi le shǐ yá chǐ pái liè zhěng qí, xū yào jiǎo zhèng zhì liáo
치아를 가지런하게 만들기 위하여 교정치료가 필요합니다.

拔出乳牙还是腾不出空间。
bá chū rǔ yá hái shì téng bù chū kōng jiān
유치를 뽑아도 공간이 부족합니다.

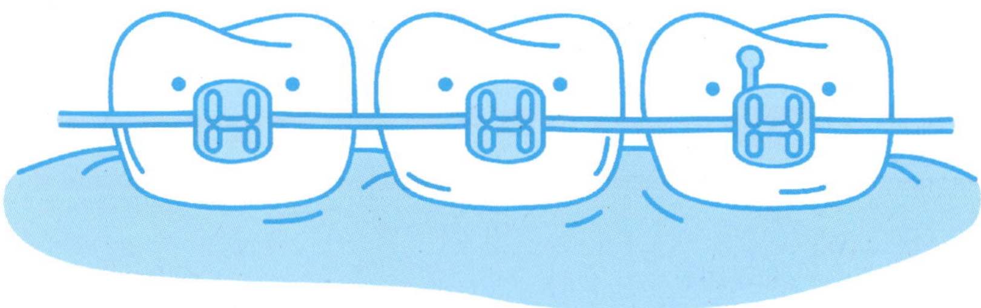

情景二 부정교합

家: 她的牙齿还算整齐，但是她是地包天。这样也叫咬合不正吗?

tā de yá chǐ hái suàn zhěng qí, dàn shì tā shì dì bāo tiān zhè yàng yě jiào yǎo hé bú zhèng ma

치아는 고른데 아래턱이 나온 것 같아요. 이것도 부정교합인가요?

医: 咬合不正也称为错颌畸形，其分为三类。

yǎo hé bú zhèng yě chēng wéi cuò hé jī xíng, qí fēn wéi sān lèi

부정교합은 Malocclusion(부정교합)이라고도 부르며, 세 종류로 분류합니다.

像她一样下颌前突是属于第三类错颌畸形。

xiàng tā yí yàng xià hé qián tū shì shǔ yú dì sān lèi cuò hé jī xíng

딸과 같이 아래턱이 앞으로 나온 것은 III급 부정 교합에 속합니다.

她不但是反颌，而且是开颌，还有一颗龅牙。

tā bú dàn shì fǎn hé, ér qiě shì kāi hé, hái yǒu yì kē bāo yá

딸은 반대교합일 뿐만 아니라 개방교합입니다. 뻐드렁니도 하나 있네요.

家: 她矫正治疗是不是开始的越早越好呢?

tā jiǎo zhèng zhì liáo shì bú shì kāi shǐ de yuè zǎo yuè hǎo ne

교정치료 시작이 빠르면 빠를수록 좋은 거 아닌가요?

医: 是的，建议提早治疗咬合不正是有许多原因的。

shì de, jiàn yì tí zǎo zhì liáo yǎo hé bú zhèng shì yǒu xǔ duō yuán yīn de

그렇습니다. 부정교합을 젊을 때 조기에 치료하는 것은 여러 가지 이유가 있습니다.

第一，年纪越大，咬合不正就越不好治了，而且要花更多时间。

dì yī, nián jì yuè dà, yǎo hé bú zhèng jiù yuè bù hǎo zhì le, ér qiě yào huā gèng duō shí jiān

첫째, 나이가 많아지면, 부정교합이 치료하기 더 어려워지고 시간이 오래 걸리게 됩니다.

第二，咬合不正可能会造成咬东西困难，

dì èr, yǎo hé bú zhèng kě néng huì zào chéng yǎo dōng xi kùn nán

둘째, 부정교합으로 음식을 씹기 어려울 수 있고,

以及颌面部肌肉过度紧张。
yǐ jí hé miàn bù jī ròu guò dù jǐn zhāng
턱 근육에도 과도한 스트레스를 줍니다.

第三，拥挤的牙齿很难保持清洁，
dì sān, yōng jǐ de yá chǐ hěn nán bǎo chí qīng jié
셋째, 청결을 유지하기 어렵습니다.

这往往会增加蛀牙和牙龈病的发病率。
zhè wǎng wǎng huì zēng jiā zhù yá hé yá yín bìng de fā bìng lǜ
이것은 충치나 잇몸병의 발병률을 높입니다.

第四，咬合不正能造成口腔和脸部变形，
dì sì, yǎo hé bú zhèng néng zào chéng kǒu qiāng hé liǎn bù biàn xíng
넷째, 부정교합은 구강과 얼굴의 변형을 초래하고

从而引起心里上的问题。
cóng ér yǐn qǐ xīn li shàng de wèn tí
심리적인 문제를 유발할 수 있습니다.

家： 矫正牙齿是不是需要很长时间？
jiǎo zhèng yá chǐ shì bú shì xū yào hěn cháng shí jiān
치아교정 하는 데 시간이 많이 걸리나요?

医： 照她的情况需要两到三年。
zhào tā de qíng kuàng xū yào liǎng dào sān nián
따님 같은 상황은 2~3년 걸립니다.

家： 为什么需要那么长时间？
wèi shén me xū yào nà me cháng shí jiān
왜 그렇게 오래 걸리나요?

医： 一般在治疗过程当中，为了避免对牙齿造成伤害，
yì bān zài zhì liáo guò chéng dāng zhōng, wèi le bì miǎn duì yá chǐ zào chéng shāng hài
일반적으로 교정치료 과정에서 치아손실을 피하기 위해

会慢慢地拉动牙齿，从而也会减少疼痛，
huì màn màn de lā dòng yá chǐ, cóng ér yě huì jiǎn shǎo téng tòng
치아를 천천히 당깁니다. 이렇게 하면 통증도 줄일 수 있습니다.

所以必需要确保充分的时间。
suǒ yǐ bì xū yào què bǎo chōng fèn de shí jiān
그래서 충분한 시간이 필요한 것입니다.

单词

错颌畸形 cuòhéjīxíng	부정교합	咬合不正 yǎohébúzhèng	부정교합
一类错颌畸形 yīlèicuòhéjīxíng	Ⅰ급 부정교합	二类错颌畸形 èrlèicuòhéjīxíng	Ⅱ급 부정교합
三类错颌畸形 sānlèicuòhéjīxíng	Ⅲ급 부정교합	开颌 kāihé	개방교합
反颌 fǎnhé	반대교합	龅牙 bāoyá	뻐드렁니
早治疗 zǎozhìliáo	조기치료	许多 xǔduō	많은
原因 yuányīn	원인	年纪 niánjì	나이
花时间 huāshíjiān	시간이 걸리다	充分 chōngfèn	충분한
东西 dōngxi	물건	困难 kùnnan	어렵다
肌肉 jīròu	근육	过度 guòdù	과도한
紧张 jǐnzhāng	긴장하다	拥挤 yōngjǐ	한곳으로 밀리다
保持 bǎochí	유지하다	清洁 qīngjié	청결하다
造成 zàochéng	유발하다	发病率 fābìnglǜ	발병률
增加 zēngjiā	증가하다	脸部 liǎnbù	얼굴 부위
变形 biànxíng	변형되다	感情 gǎnqíng	감정
从而 cóng'ér	~로부터	按 àn	누르다
拉动 lādòng	당기다		

情景三 문진

家： 医生，我把我女儿带到你这里进行矫正治疗来了。
yī shēng, wǒ bǎ wǒ nǚ ér dài dào nǐ zhè lǐ jìn xíng jiǎo zhèng zhì liáo lái le
선생님, 제 딸을 데려왔어요. 여기서 교정을 하고 싶어요.

医： 请你和你的女儿进到诊室去，你女儿几岁了？
qǐng nǐ hé nǐ de nǚ ér jìn dào zhěn shì qù, nǐ nǚ ér jǐ suì le
딸을 데리고 진료실로 갑시다. 딸은 몇 살이죠?

家： 十岁。
shí suì
열 살입니다.

医： 她以前有患过重病吗？
tā yǐ qián yǒu huàn guò zhòng bìng ma
전에 전신질환을 앓은 적이 있습니까?

家： 没有得过什么重病。
méi yǒu dé guò shén me zhòng bìng
심한 병은 앓은 적이 없습니다.

医： 她有没有吸吮大拇指的习惯？
tā yǒu méi yǒu xī shǔn dà mǔ zhǐ de xí guàn
엄지손가락을 빠는 습관이 있나요?

家： 她还小的时候有，到了八岁之后就不吮吸了。
tā hái xiǎo de shí hòu yǒu, dào le bā suì zhī hòu jiù bù shǔn xī le
더 어렸을 때에 엄지손가락을 빠는 습관이 있었어요. 여덟 살이 되면서 빨지 않았습니다.

医： 她是不是常常用嘴呼吸？她是不是张着大嘴睡觉？
tā shì bú shì cháng cháng yòng zuǐ hū xī tā shì bú shì zhāng zhe dà zuǐ shuì jiào
항상 입으로 숨을 쉽니까? 입을 벌리고 잠을 잡니까?

她有没有咬嘴唇和咬舌头的习惯？她是不是习惯吐舌头？
tā yǒu méi yǒu yǎo zuǐ chún hé yǎo shé tóu de xí guàn tā shì bú shì xí guàn tǔ shé tóu
입술을 깨물거나 혀를 깨무는 습관은 없나요? 혀를 앞으로 미는 습관이 있습니까?

家： 她有咬舌头的习惯。
tā yǒu yǎo shé tóu de xí guàn
딸은 혀를 깨무는 습관이 있어요.

医： 她是不是用了橡皮奶头很长时间？
tā shì bú shì yòng le xiàng pí nǎi tóu hěn cháng shí jiān
고무젖꼭지를 오랫동안 사용하지 않았습니까? 손톱을 깨물지는 않습니까?

她咬指甲吗？她咬过铅笔或什么东西吗？
tā yǎo zhǐ jiǎ ma tā yǎo guò qiān bǐ huò shén me dōng xi ma
연필이나 물건을 물지 않습니까?

家： 是的，她咬铅笔。
shì de, tā yǎo qiān bǐ
네, 연필을 물어요.

医： 她得过扁桃体炎吗？她喉咙有没有被感染过？
tā dé guò biǎn táo tǐ yán ma tā hóu lóng yǒu méi yǒu bèi gǎn rǎn guò
편도선염이 있었습니까? 인후에 감염이 있었던 적 있습니까?

她割过扁桃体吗？
tā gē guò biǎn táo tǐ ma
편도선을 자른 적 있습니까?

家： 都没有。
dōu méi yǒu
다 없습니다.

医：她的乳牙蛀的多不多？她是不是因为蛀牙或感染而脱落乳牙？
tā de rǔ yá zhù de duō bu duō tā shì bú shì yīn wèi zhù yá huò gǎn rǎn ér tuō luò rǔ yá
딸의 유치에 충치가 많습니까? 충치랑 감염 때문에 유치가 빠졌습니까?

在你家人当中有没有类似的牙列不正的？
zài nǐ jiā rén dāng zhōng yǒu méi yǒu lèi sì de yá liè bú zhèng de
가족 중에 비슷하게 치아가 틀어진 사람이 있나요?

她睡觉时是肚子在下边还是背在下边？
tā shuì jiào shí shì dù zǐ zài xià biān hái shì bèi zài xià biān
엎드려서 잡니까? 누워서 잡니까?

家：我忘记了。这些对牙齿都很重要吗？
wǒ wàng jì le zhè xiē duì yá chǐ dōu hěn zhòng yào ma
기억이 안 나요. 이런 것들이 치아에 중요합니까?

单词

单词	뜻	单词	뜻
以前 yǐqián	이전	重病 zhòngbìng	중병
吸吮 xīshǔn	빨(아들이)다	呼吸 hūxī	호흡하다
嘴巴 zuǐba	입	吐 tǔ	내밀다
舌头 shétou	혀	橡皮奶头 xiàngpínǎitóu	고무젖꼭지
指甲 zhǐjia	손톱	铅笔 qiānbǐ	연필
东西 dōngxi	물건	扁桃体 biǎntáotǐ	편도선
喉咙 hóulóng	목구멍	割 gē	자르다
类似 lèisì	유사하다	肚子 dùzi	복부
背 bèi	등, (사물의) 뒷면	忘记 wàngjì	잊어버리다

常用句

一个人的口腔习惯和乳牙过早脱落
yí gè rén de kǒu qiāng xí guàn hé rǔ yá guò zǎo tuō luò
是决定牙齿和颌骨如何发育的重要因素。
shì jué dìng yá chǐ hé hé gǔ rú hé fā yù de zhòng yào yīn sù
구강과 관련된 습관들과 유치가 지나치게 일찍 빠지는 것도 상하악의 발육을 결정하는 중요한 요소입니다.

口腔习惯不易改变过来。
kǒu qiāng xí guàn bú yì gǎi biàn guò lái
구강의 습관은 쉽게 바뀌지지 않습니다.

当乳牙发生蛀牙时，也要及时补上。
dāng rǔ yá fā shēng zhù yá shí, yě yào jí shí bǔ shàng
유치의 충치도 치료해야 합니다.

这颗乳牙很快就要掉了，用不着治疗。
zhè kē rǔ yá hěn kuài jiù yào diào le, yòng bu zháo zhì liáo
이 유치는 금방 빠질 것입니다. 치료할 필요가 없습니다.

乳牙的过早脱落会直接导致牙列不齐。
rǔ yá de guò zǎo tuō luò huì zhí jiē dǎo zhì yá liè bù qí
유치의 조기 탈락으로 치열이 고르지 못하게 됩니다.

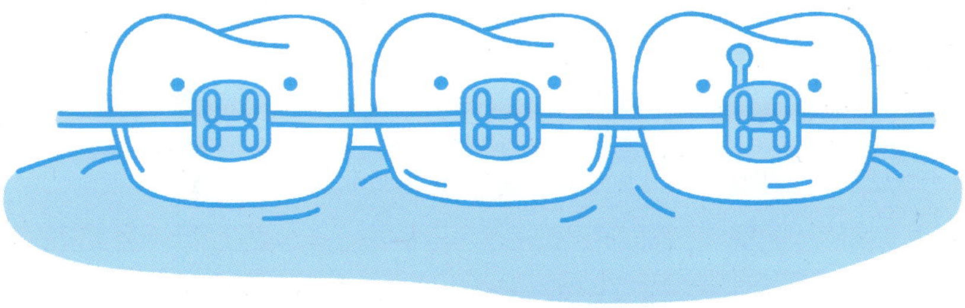

情景四 설명

家： 这些对牙齿都很重要吗?
zhè xiē duì yá chǐ dōu hěn zhòng yào ma
이런 것들이 치아에 중요합니까?

医： 是的。孩子们的牙齿和颌部的正常发育
shì de hái zǐ men de yá chǐ hé hé bù de zhèng cháng fā yù
그렇습니다. 아이들의 치아와 턱의 정상적인 발육은

很大程度上取决于他们的睡姿。
hěn dà chéng dù shàng qǔ jué yú tā men de shuì zī
수면의 자세에도 영향을 받습니다.

一个人的口腔习惯和乳牙过早脱落
yí gè rén de kǒu qiāng xí guàn hé rǔ yá guò zǎo tuō luò
구강과 관련된 습관들과 유치가 지나치게 일찍 빠지는 것은

是决定牙齿和颌骨如何发育的重要因素。
shì jué dìng yá chǐ hé hé gǔ rú hé fā yù de zhòng yào yīn sù
상하악의 발육을 결정하는 중요한 요소입니다.

口腔习惯是不易改过来的。
kǒu qiāng xí guàn shì bú yì gǎi guò lái de
구강의 습관은 쉽게 바뀌지 않습니다.

家： 乳牙蛀成了洞，还有必要补上吗?
rǔ yá zhù chéng le dòng, hái yǒu bì yào bǔ shàng ma
유치에 충치가 구멍이 되었는데 때울 필요가 있나요?

由于乳牙是要脱落的，我想蛀了也没有关系呀?
yóu yú rǔ yá shì yào tuō luò de, wǒ xiǎng zhù le yě méi yǒu guān xì ya
만약 유치가 빠질 것이라면 충치가 있어도 상관없지 않나요?

医： 对于这一点你是错的，主张乳牙要及时治疗有以下两个原因。
duì yú zhè yì diǎn nǐ shì cuò de, zhǔ zhāng rǔ yá yào jí shí zhì liáo yǒu yǐ xià liǎng gè yuán yīn
이 점에서는 틀리셨습니다. 유치를 치료해야 하는 이유는 다음 두 가지입니다.

首先，如果蛀得太厉害，从而会影响其他牙齿发生龋坏的。
shǒu xiān, rú guǒ zhù de tài lì hài, cóng ér huì yǐng xiǎng qí tā yá chǐ fā shēng qǔ huài de
우선 충치가 심해질 경우 다른 치아도 충치가 생길 수 있습니다.

深龋不仅引起感染，而且对孩子的全身健康也有一定危害。
shēn qǔ bù jǐn yǐn qǐ gǎn rǎn, ér qiě duì hái zǐ de quán shēn jiàn kāng yě yǒu yí dìng wēi hài
심한 충치는 감염을 일으킬 수 있고, 아이의 전신건강에도 해롭습니다.

其次，乳牙过早脱落会使恒牙长歪。
qí cì, rǔ yá guò zǎo tuō luò huì shǐ héng yá zhǎng wāi
두 번째 이유는 유치가 너무 빨리 빠지면 영구치가 삐뚤어지게 자라기 때문입니다.

家： 那么重要吗?
nà me zhòng yào ma
그렇게 중요한가요?

医： 第一恒磨牙(六龄齿)和第二乳磨牙最重要，
dì yī héng mó yá (liù líng chǐ) hé dì èr rǔ mó yá zuì zhòng yào
첫 번째 영구치 어금니와 두 번째 유치 어금니가 가장 중요합니다.

假如当第一恒磨牙因为第二乳磨牙过早脱落而向前移动时，
jiǎ rú dāng dì yī héng mó yá yīn wèi dì èr rǔ mó yá guò zǎo tuō luò ér xiàng qián yí dòng shí
예를 들어 두 번째 유치 어금니가 일찍 빠져 영구치가 앞으로 이동하면

牙弓的长度就会大大缩短。
yá gōng de cháng dù jiù huì dà dà suō duǎn
치열궁의 길이가 짧아지게 됩니다.

一旦牙弓缩短了，
yí dàn yá gōng suō duǎn le
치열궁의 길이가 짧아지면,

那对其余的恒牙来说，它的生长空间就不够了。
nà duì qí yú de héng yá lái shuō, tā de shēng zhǎng kōng jiān jiù bú gòu le
모든 어금니의 공간이 부족하게 됩니다.

家： 假如空间已经不够了怎么办?
jiǎ rú kōng jiān yǐ jīng bú gòu le zěn me bàn
만약 공간이 이미 부족하면 어떻게 하나요?

医： 若有些乳牙过早脱落，就需要间隙保持器。
ruò yǒu xiē rǔ yá guò zǎo tuō luò, jiù xū yào jiàn xì bǎo chí qì
만약 유치가 조기에 탈락하면, 공간유지장치가 필요합니다.

当空间已远远不够时，就需要用部分矫正装置，
dāng kōng jiān yǐ yuǎn yuǎn bú gòu shí, jiù xū yào yòng bù fen jiǎo zhèng zhuāng zhì
공간이 매우 부족할 시에는 부분 교정장치가 필요합니다.

用多种办法使牙弓拉长，
yòng duō zhǒng bàn fǎ shǐ yá gōng lā cháng,
여러 방법으로 치열궁을 늘릴 수 있으며,

这就可以为牙齿的正常发育腾出了一定空隙。
zhè jiù kě yǐ wèi yá chǐ de zhèng cháng fā yù téng chū le yí dìng kòng xì
정상적으로 치아가 자라나도록 공간을 만듭니다.

家： 我没想到乳牙是这么重要的。
wǒ méi xiǎng dào rǔ yá shì zhè me zhòng yào de
전에 유치가 이렇게 중요한지 몰랐네요.

单词

发育 fāyù	자라다	睡眠 shuìmián	수면하다
姿势 zīshì	자세	受到影响 shòudàoyǐngxiǎng	영향을 받다
改变 gǎibiàn	바꾸다	长歪 zhǎngwāi	비뚤게 자라다
向前 xiàngqián	전진하다	缩短 suōduǎn	단축하다
间隙保持器 jiànxìbǎochíqì	공간유지장치	部分 bùfen	부분
弄长 nòngcháng	길게하다	腾出 téngchū	(공간을) 비우다
一直 yìzhí	계속	认识 rènshi	알다

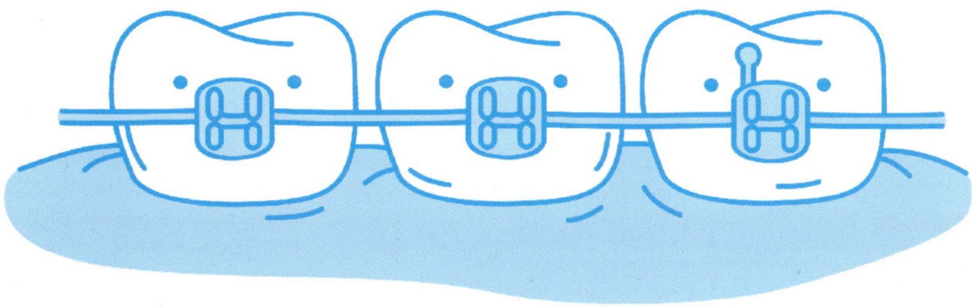

常用句

您的儿子要戴间隙保持器。
nín de ér zǐ yào dài jiàn xì bǎo chí qì
당신의 아들은 공간유지장치가 필요합니다.

如果空间已经不够的话，通过部分矫正装置可以拉长牙弓。
rú guǒ kōng jiān yǐ jīng bú gòu de huà, tōng guò bù fen jiǎo zhèng zhuāng zhì kě yǐ lā cháng yá gōng
만약 이미 공간이 부족하다면 부분 교정장치로 치열을 길게 할 수 있습니다.

要想所有的恒牙充分生长，空间就远远不够了。
yào xiǎng suǒ yǒu de héng yá chōng fèn shēng zhǎng, kōng jiān jiù yuǎn yuǎn bú gòu le
모든 영구치가 자라기엔 공간이 부족합니다.

上下第一前磨牙都要拔掉。
shàng xià dì yī qián mó yá dōu yào bá diào
상하 제1소구치를 뽑아야 합니다.

带环上的压力每个月调整一次。
dài huán shàng de yā lì měi gè yuè tiáo zhěng yí cì
밴드 위에 압력은 매달 한 번씩 조정합니다.

请注意，托槽和带环会损伤到牙龈和脸颊。
qǐng zhù yì, tuō cáo hé dài huán huì sǔn shāng dào yá yín hé liǎn jiá
브라켓과 밴드로 인해 잇몸과 볼에 상처가 생길 수 있으니 조심하셔야 합니다.

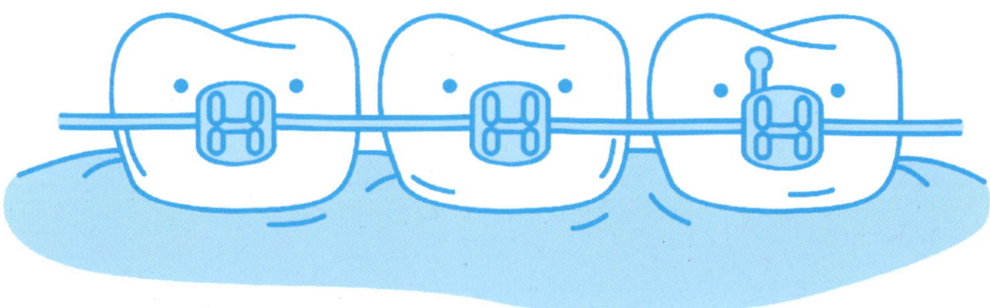

情景五 진단자료

家: 今天能开始矫正吗?

jīn tiān néng kāi shǐ jiǎo zhèng ma

오늘 교정치료를 시작할 수 있나요?

医: 在我给你的女儿作出诊断和治疗计划之前，要做好些事。

zài wǒ gěi nǐ de nǚ ér zuò chū zhěn duàn hé zhì liáo jì huà zhī qián, yào zuò hǎo xiē shì

딸에게 진단과 치료계획을 세워주기 전에 먼저 해야 할 일이 있습니다.

护: 今天我们要做以下几件事,

jīn tiān wǒ men yào zuò yǐ xià jǐ jiàn shì

오늘은 다음 몇 가지를 할 것입니다.

一、拍一张头部侧面的照片。

yī、pāi yì zhānag tóu bù cè miàn de zhào piān

머리 측면의 사진을 한 장 찍습니다.

二、拍一张口腔内的照片。

èr、pāi yì zhāng kǒu qiāng nèi de zhào piān

구강 내의 사진을 한 장 찍습니다.

三、做用于矫正手术研究的模型。

sān、zuò yòng yú jiǎo zhèng shǒu shù yán jiū de mó xíng

교정술에 사용할 연구모형을 만듭니다(치아와 상하악의 석고 모형).

四、拍头部的X光片。

sì、pāi tóu bù de X guāng piān

머리의 엑스레이 사진을 찍습니다.

五、拍一张上、下颌的全景片。

wǔ、pāi yì zhāng shàng、xià hé de quán jǐng piān

상하악의 파노라마 사진을 찍습니다.

医: 请先提前预约好再来，到时我再决定如何给你的儿子治疗。
qǐng xiān tí qián yù yuē hǎo zài lái, dào shí wǒ zài jué dìng rú hé gěi nǐ de ér zǐ zhì liáo
예약을 하고 다음에 다시 오시면 아들의 치료 방안을 결정하겠습니다.

（一个星期之后） 일주일 후

医: 你好，心里准备好了吗?
nǐ hǎo, xīn lǐ zhǔn bèi hǎo le ma
안녕, 마음의 준비가 되었니?

孩: 好了。
hǎo le
좋아요.

医: 很好，我研究过你的病历，并作出了诊断和治疗计划。
hěn hǎo, wǒ yán jiū guò nǐ de bìng lì, bìng zuò chū le zhěn duàn hé zhì liáo jì huà
좋구나. 너의 케이스를 연구하고, 진단과 치료계획을 세웠단다.

家: 医生，您决定怎样治疗?
yī shēng, nín jué dìng zěn yàng zhì liáo
선생님, 어떻게 치료하실 건가요?

医: 按你女儿的情况来看，她的有利因素还不少。
àn nǐ nǚ ér de qíng kuàng lái kàn, tā de yǒu lì yīn sù hái bù shǎo
딸의 상황을 보면 유리한 요소들이 적지 않아요.

但是对她所有的恒牙来说，空间还是不够的。
dàn shì duì tā suǒ yǒu de héng yá lái shuō, kōng jiān hái shì bú gòu de
그러나 영구치 전체로 보면 아직 공간이 부족합니다.

必须将上、下排的第一前磨牙拔掉。
bì xū jiāng shàng、xià pái de dì yī qián mó yá bá diào
위아래 소구치를 뽑아야 합니다.

充分利用拔牙后腾出来的空间，使牙齿移动到合适的位置上。
chōng fèn lì yòng bá yá hòu téng chū lái de kōng jiān, shǐ yá chǐ yí dòng dào hé shì de wèi zhì shàng
뽑고 난 후 공간을 활용하여 치아들을 알맞은 위치로 이동시킵니다.

当她的牙齿经过治疗后，牙齿间就不再有任何间隙了。
dāng tā de yá chǐ jīng guò zhì liáo hòu, yá chǐ jiān jiù bú zài yǒu rèn hé jiàn xì le
딸의 치아는 치료 후에는 치아 사이에 공간이 없어질 것입니다.

等到我给她治疗完了，她会变成一个美女。
děng dào wǒ gěi tā zhì liáo wán le, tā huì biàn chéng yí gè měi nǚ
치료를 마무리하면 미녀가 될 거예요.

家： 移动牙齿容易吗？
yí dòng yá chǐ róng yì ma
치아를 움직이는 것이 쉽나요?

医： 不容易，可难着呢。
bù róng yì, kě nán zhe ne
쉽지 않아요, 어렵습니다.

做起来一要细心，二要谨慎，首先要在牙齿上戴带环，
zuò qǐ lái yī yào xì xīn, èr yào jǐn shèn, shǒu xiān yào zài yá chǐ shàng dài dài huán
천천히 세심하게 해야 합니다. 우선 치아 위에 밴드를 끼우고,

在带环上施加压力，从而把牙齿往正确的位置移动。
zài dài huán shàng shī jiā yā lì, cóng ér bǎ yá chǐ wǎng zhèng què de wèi zhì yí dòng
밴드 위에 압력을 가할 것입니다. 그러면 치아를 원하는 방향으로 이동시킬 수 있어요.

带环上的压力每个月要调整一次。
dài huán shàng de yā lì měi gè yuè yào tiáo zhěng yí cì
밴드 위에 가하는 압력은 매 달 한 번씩 조절합니다.

家： 带环会不会损伤牙龈或脸颊？
dài huán huì bú huì sǔn shāng yá yín huò liǎn jiá
밴드가 잇몸이나 볼을 손상시키진 않나요?

医： 有时会，但稍稍注意的话，不成大问题的。
yǒu shí huì, dàn shāo shāo zhù yì de huà, bù chéng dà wèn tí de
때로는 그렇습니다. 그러나 조심한다면 큰 문제는 아닙니다.

家： 要做完治疗得多久？
yào zuò wán zhì liáo děi duō jiǔ
치료가 끝나려면 얼마나 걸리나요?

医： 按她的情况来看，需要两到三年。
àn tā de qíng kuàng lái kàn, xū yào liǎng dào sān nián
이런 케이스는 2~3년 걸립니다.

等到带环取下来后，她还需要戴上个固位装置，
děng dào dài huán qǔ xià lái hòu, tā hái xū yào dài shàng gè gù wèi zhuāng zhì
밴드를 제거한 후에 따님은 리테이너를 달아서

以确保其牙齿固定在合适的位置上。
yǐ què bǎo qí yá chǐ gù dìng zài hé shì de wèi zhì shàng
치아를 알맞은 위치에 고정시켜야 합니다.

家： 固位装置要戴多久？
gù wèi zhuāng zhì yào dài duō jiǔ
리테이너는 얼마나 달아야 하나요?

医： 至少一年。但为了防止牙齿移动，最好一直都戴着。
zhì shǎo yì nián dàn wèi le fáng zhǐ yá chǐ yí dòng, zuì hǎo yì zhí dōu dài zhe
최소 1년입니다. 그러나 치아가 이동하는 것을 방지하기 위하여 계속 끼고 있는 것이 가장 좋습니다.

单词

头部侧面 tóubùcèmiàn	머리 측면	研究模型 yánjiūmóxíng	연구모형
全景片 quánjǐngpiān	파노라마	第一前磨牙 dìyīqiánmóyá	제1소구치
使 shǐ	하게 하다	移动 yídòng	이동
合适 héshì	알맞다	变成 biànchéng	~로 변하다
容易 róngyì	쉽다	细心 xìxīn	세심하다
难 nán	어렵다	带环 dàihuán	밴드
往 wǎng	~를 향해	损伤 sǔnshāng	손상되다
脸颊 liǎnjiá	뺨	固位装置 gùwèizhuāngzhì	고정장치
确保 quèbǎo	확실히 보장하다	戴 dài	달다

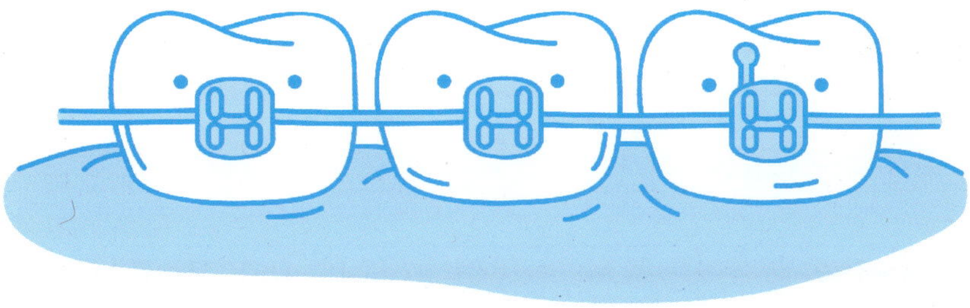

情景六 진단

医： 我告诉您关于她的矫正治疗计划，看看她的头部侧位片。
wǒ gào sù nín guān yú tā de jiǎo zhèng zhì liáo jì huà, kàn kàn tā de tóu bù cè wèi piān
교정치료 계획에 대해 설명 드리겠습니다. 측면 얼굴 방사선 사진을 보세요.

这张片子上能看到他上下颌牙的咬合关系。
zhè zhāng piān zǐ shàng néng kàn dào tā shàng xià hé yá de yǎo hé guān xì
이 사진은 위 치아와 아래 치아의 교합 관계를 보여주고 있습니다.

患： 有问题吗?
yǒu wèn tí ma
문제가 있나요?

医： 因为上牙覆盖下牙过大，引起了嘴巴突出。
yīn wèi shàng yá fù gài xià yá guò dà, yǐn qǐ le zuǐ bā tū chū
위 치아가 아래 치아를 과도하게 덮고 있어서 돌출입이 된 것 같습니다.

按她的情况来说，可摘性装置是对她最好的。
àn tā de qíng kuàng lái shuō, kě zhāi xìng zhuāng zhì shì duì tā zuì hǎo de
그녀의 경우에는 가철성 장치가 좋습니다.

患： 还有其他装置吗?
hái yǒu qí tā zhuāng zhì ma
다른 장치도 있나요?

医： 矫正治疗装置有很多种，我建议你的女儿用可摘性装置。
jiǎo zhèng zhì liáo zhuāng zhì yǒu hěn duō zhǒng, wǒ jiàn yì nǐ de nǚ ér yòng kě zhāi xìng zhuāng zhì
많은 장치가 있지만 딸의 경우는 가철성 장치를 사용하는 것이 좋습니다.

患： 什么叫可摘性装置?
shén me jiào kě zhāi xìng zhuāng zhì
가철성 장치가 뭐죠?

医： 是调整牙齿咬合与舌头活动的功能装置。
shì tiáo zhěng yá chǐ yǎo hé yǔ shé tóu huó dòng de gōng néng zhuāng zhì
치아 맞물림과 혀의 움직임을 조절하는 기능 장치입니다.

可以拿下来清洗的板块装置。
kě yǐ ná xià lái qīng xǐ de bǎn kuài zhuāng zhì
제거해서 세척할 수 있는 판 모양의 장치죠.

在装置上还有一加压力就能使牙齿移动的铁丝和弹簧。
zài zhuāng zhì shàng hái yǒu yì jiā yā lì jiù néng shǐ yá chǐ yí dòng de tiě sī hé tán huáng
가벼운 압력으로 치아를 이동시킬 수 있는 와이어와 스프링도 붙어 있습니다.

患： 需要整天都戴着吗?
xū yào zhěng tiān dōu dài zhe ma
하루 종일 끼고 있어야 하나요?

医： 这种装置呢，尽可能每天戴十二个小时以上。
zhè zhǒng zhuāng zhì ne , jìn kě néng měi tiān dài shí èr gè xiǎo shí yǐ shàng
가능하다면 이 장치는 주로 밤에 매일 12시간 이상 장착해야 합니다.

患： 好的。大概需要几个月才能治疗完?
hǎo de dà gài xū yào jǐ gè yuè cái néng zhì liáo wán
좋아요. 치료가 끝날 때까지 몇 달이 걸립니까?

医： 一年半左右。
yì nián bàn zuǒ yòu
약 1년 반 걸립니다.

为了得到更满意的结果，治疗期间需要患者多多配合。
wèi le dé dào gèng mǎn yì de jié guǒ, zhì liáo qī jiān xū yào huàn zhě duō duō pèi hé
교정치료는 만족스러운 결과를 위해 환자의 협조가 필요합니다.

单词

覆盖 fùgài	덮다	嘴巴吐出 zuǐbatǔchū	돌출입
可摘性 kězhāixìng	가철성	托槽 tuōcáo	브라켓
配合 pèihé	서로 잘 맞다	功能 gōngnéng	기능
整天 zhěngtiān	하루 종일	建议 jiànyì	추천하다
轻微 qīngwēi	경미하다	能使 néngshǐ	하게 하다
铁丝 tiěsī	철사	弹簧 tánhuáng	스프링

常用句

需要牙齿和面部关系的一个诊断。两周以后出结果。
xū yào yá chǐ hé miàn bù guān xì de yí gè zhěn duàn liǎng zhōu yǐ hòu chū jié guǒ
치아와 얼굴에 대한 진단이 필요합니다. 2주 후에 결과가 나옵니다.

吃饭时得摘下可摘性装置。
chī fàn shí děi zhāi xià kě zhāi xìng zhuāng zhì
가철성이고 식사를 하거나 음료를 마실 때에는 빼야 합니다.

可摘性装置比固定装置更易于清洗，
kě zhāi xìng zhuāng zhì bǐ gù dìng zhuāng zhì gèng yì yú qīng xǐ
更好维持口腔清洁。
gèng hǎo wéi chí kǒu qiāng qīng jié
가철성 장치는 고정식 장치에 비해서 구강위생 관리가 훨씬 용이합니다.

为了得到更满意的结果，其治疗间需要患者多多配合。
wèi le dé dào gèng mǎn yì de jié guǒ, qí zhì liáo jiān xū yào huàn zhě duō duō pèi hé
교정치료는 만족스러운 결과를 위해 환자의 협조가 필요합니다.

情景七 인비절라인

患： 我有一颗龅牙，拔掉好呢还是磨成小块做牙套好呢?
wǒ yǒu yì kē bāo yá, bá diào hǎo ne hái shì mó chéng xiǎo kuài zuò yá tào hǎo ne
뻐드렁니가 하나 있어요. 뽑는 게 나을까요, 아니면 작게 갈아서 씌우는 게 나을까요?

医： 所谓的龅牙，大部分是指的尖牙，其中上颌最明显。
suǒ wèi de bāo yá, dà bù fen shì zhǐ de jiān yá, qí zhōng shàng hé zuì míng xiǎn
일반적으로 말하는 뻐드렁니는 대부분 송곳니입니다. 특히 상악이 두드러집니다.

它是因为牙床空间不够，而生长最慢的尖牙被挤出而成。
tā shì yīn wèi yá chuáng kōng jiān bú gòu, ér shēng zhǎng zuì màn de jiān yá bèi jǐ chū ér chéng
잇몸의 공간이 부족하면서 가장 성장이 느린 송곳니가 밀려나기 때문입니다.

患： 那么，像我这种情况要怎么办?
nà me, xiàng wǒ zhè zhǒng qíng kuàng yào zěn me bàn
그러면 저 같은 경우 어떻게 해야 하나요?

医： 您要考虑做矫正来重新排列牙齿，就是说做牙齿矫正较好。
nín yào kǎo lǜ zuò jiǎo zhèng lái zhòng xīn pái liè yá chǐ, jiù shì shuō zuò yá chǐ jiǎo zhèng jiào hǎo
교정으로 치열을 재배열 하는 것을 고려해 보세요. 즉 교정을 하는 게 좋습니다.

患： 我想做矫正。
wǒ xiǎng zuò jiǎo zhèng
치아교정 하고 싶어요.

医： 好的，你笑一笑。
hǎo de, nǐ xiào yí xiào
알겠습니다. 한번 웃어봐 주세요.

患： 能不能做矫正?
néng bù néng zuò jiǎo zhèng
교정을 할 수 있나요?

医： 可以的。先检查后，再用矫正器让你的牙齿排齐。
kě yǐ de xiān jiǎn chá hòu, zài yòng jiǎo zhèng qì ràng nǐ de yá chǐ pái qí
물론입니다. 검사를 해보고 교정장치를 사용하면 치아를 바로 잡을 수 있습니다.

首先要做以下几件事。先取牙模，之后做一个研究模型，
shǒu xiān yào zuò yǐ xià jǐ jiàn shì xiān qǔ yá mó, zhī hòu zuò yí gè yán jiū mó xíng
우선 다음 몇 가지를 해야 합니다. 진단을 위해 석고 모형 본을 뜨고,

最后从不同角度拍不同的照片。
zuì hòu cóng bù tóng jiǎo dù pāi bù tóng de zhào piān
사진을 찍고 두 가지 이상의 다른 엑스레이 사진을 찍어야 합니다.

患： 大概什么时候能出结果？
dà gài shén me shí hòu néng chū jié guǒ
언제 결과가 나올까요?

医： 两周左右。
liǎng zhōu zuǒ yòu
2주 정도입니다.

患： 好的。矫正费用是多少？听说很贵。
hǎo de jiǎo zhèng fèi yòng shì duō shǎo tīng shuō hěn guì
좋아요. 교정 비용은 얼마인가요? 굉장히 비싸다고 들었는데요.

医： 费用是根据矫正方法、采用的装置、患者的情况而不等。
fèi yòng shì gēn jù jiǎo zhèng fāng fǎ、cǎi yòng de zhuāng zhì、huàn zhě de qíng kuàng ér bù děng
교정장치의 종류와 환자의 상태에 따라 비용이 다릅니다.

如今，成年人对美观的要求逐渐增高，
rú jīn, chéng nián rén duì měi guān de yāo qiú zhú jiàn zēng gāo
최근 성인들이 심미적인 부분에 요구가 높아지면서

常用塑料和烤瓷材料。
cháng yòng sù liào hé kǎo cí cái liào
플라스틱이나 세라믹으로 만든 것을 많이 사용합니다.

患： 戴牙套会影响美观，
dài yá tào huì yǐng xiǎng měi guān
교정기를 착용하면 보기가 안 좋은데,

那如何才能一边做矫正而又不影响美观？
nà rú hé cái néng yì biān zuò jiǎo zhèng ér yòu bù yǐng xiǎng měi guān
어떻게 하면 교정을 하면서도 미관을 해치지 않을 수 있을까요?

医： 如果不想影响美观而又想做矫正，
rú guǒ bù xiǎng yǐng xiǎng měi guān ér yòu xiǎng zuò jiǎo zhèng
만약 외관에 영향을 주지 않고 또 교정을 원한다면,

可选择舌侧矫正或透明矫正。
kě xuǎn zé shé cè jiǎo zhèng huò tòu míng jiǎo zhèng
설측 교정 혹은 투명교정기를 하면 됩니다.

患： 透明矫正器的主要材质是什么？
tòu míng jiǎo zhèng qì de zhǔ yào cái zhì shì shén me
그럼 투명교정기는 어떤 재질로 만들어졌나요?

医： 透明矫正器材质可分为树脂类和陶瓷类两种。
tòu míng jiǎo zhèng qì cái zhì kě fēn wéi shù zhī lèi hé táo cí lèi liǎng zhǒng
투명교정기 재질은 레진과 도재 두 종류가 있습니다.

树脂类的矫正器硬度不高，
shù zhī lèi de jiǎo zhèng qì yìng dù bù gāo
레진 재질의 교정기는 경도가 떨어지고,

在矫正期间容易磨损且易有色素沉积，
zài jiǎo zhèng qī jiān róng yì mó sǔn qiě yì yǒu sè sù chén jī
교정기간 동안 쉽게 마모되거나 색소침전이 생길 수 있습니다.

看起来脏脏的，但价格较便宜。
kàn qǐ lái zāng zāng de, dàn jià gé jiào pián yí
지저분해 보일 수 있지만, 가격이 저렴합니다.

而陶瓷类矫正器硬度较高，不易磨损、不易脏，但价格较高。
ér táo cí lèi jiǎo zhèng qì yìng dù jiào gāo, bú yì mó sǔn、bú yì zāng, dàn jià gé jiào gāo
도재 재질의 교정기의 경우, 경도가 높고 쉽게 마모되거나 얼룩이 생기지 않지만 가격이 조금 비싼 편입니다.

患： 听说有透明的隐形矫治器，效果好吗?
tīng shuō yǒu tòu míng de yǐn xíng jiǎo zhì qì, xiào guǒ hǎo ma
인비절라인이라고 있던데요, 효과가 좋은가요?

医： 当然从美观上看隐形矫治器的效果确实很好，
dāng rán cóng měi guān shàng kàn yǐn xíng jiǎo zhì qì de xiào guǒ què shí hěn hǎo
물론 미관상으로 인비절라인이 효과가 좋습니다.

但矫正效果来说，用托槽更有优势。
dàn jiǎo zhèng xiào guǒ lái shuō, yòng tuō cáo gèng yǒu yōu shì
그러나 교정효과는 브라켓이 더 유리합니다.

而且，隐形矫治器的适应症较局限，
ér qiě, yǐn xíng jiǎo zhì qì de shì yìng zhèng jiào jú xiàn
게다가 인비절라인의 적응증이 제한적입니다.

像您这样的情况不适合做隐形矫治器。
xiàng nín zhè yàng de qíng kuàng bú shì hé zuò yǐn xíng jiǎo zhì qì
환자분의 경우는 인비절라인이 적절하지 않습니다.

烤瓷托槽也相对美观，舌侧矫治器也是如此。
kǎo cí tuō cáo yě xiāng duì měi guān, shé cè jiǎo zhì qì yě shì rú cǐ
도자기 브라켓도 미관상 좋으며 설측교정장치도 마찬가지입니다.

患： 好的，那就选择白色的托槽吧。
hǎo de, nà jiù xuǎn zé bái sè de tuō cáo ba
좋아요. 그러면 하얀 브라켓으로 할게요.

单词

单词	뜻	单词	뜻
龅牙 bāoyá	뻐드렁니	磨小 móxiǎo	작게 갈다
所谓 suǒwèi	소위	牙模 yámó	치아모형
牙床 yáchuáng	잇몸	逐渐 zhújiàn	점차
增高 zēnggāo	높아지다	塑料 sùliào	플라스틱
烤瓷 kǎocí	자기	透明 tòumíng	투명하다
隐形矫治器 yǐnxíngjiǎozhìqì	인비절라인	舌侧矫正 shécèjiǎozhèng	설측교정
适应症 shìyìngzhèng	적응증	局限 júxiàn	국한하다
透明 tòumíng	투명하다	材质 cáizhì	재질
硬度 yìngdù	경도	磨损 mósǔn	마모되다
色素 sèsù	색소	沉积 chénjī	침전
脏 zāng	더럽다		

常用句

隐形矫治器并不是所有的患者都能适用的。
yǐn xíng jiǎo zhì qì bìng bú shì suǒ yǒu de huàn zhě dōu néng shì yòng de
투명교정장치가 모든 경우에 가능하지는 않습니다.

当大量的牙齿要移动的时候，它并不是一个好选择。
dāng dà liàng de yá chǐ yào yí dòng de shí hòu tā bìng bú shì yí gè hǎo xuǎn zé
많은 양의 치아 이동이 필요한 경우에는 좋은 선택이 아닙니다.

也许比其他的装置要花更多的时间。
yě xǔ bǐ qí tā de zhuāng zhì yào huā gèng duō de shí jiān
다른 장치에 비해 교정치료 기간이 더 걸릴 수 있습니다.

情景八 검진

医： 你好吗?
nǐ hǎo ma
잘 지내셨나요?

患： 很好。
hěn hǎo
네.

医： 我要看一下，咬起来，再张开。好的。
wǒ yào kàn yí xià, yǎo qǐ lái, zài zhāng kāi hǎo de
한번 보겠습니다. 다물어 보시고, '아'해보세요. 좋습니다.

很干净，刷牙刷的很好。
hěn gān jìng, shuā yá shuā de hěn hǎo
깨끗하군요. 칫솔질을 잘 하셨습니다.

患： 我每天都注意口腔卫生。
wǒ měi tiān dōu zhù yì kǒu qiāng wèi shēng
매일 구강위생 관리를 했어요.

医： 这次换成较厚的钢丝。
zhè cì huàn chéng jiào hòu de gāng sī
이번에는 좀 더 두꺼운 철사로 하겠습니다.

带橡皮筋没问题吗?
dài xiàng pí jīn méi wèn tí ma
고무줄 끼는 건 괜찮나요?

患： 没有问题。
méi yǒu wèn tí
네, 괜찮았어요.

医： 右侧下面多加一个，不会疼，但会拉紧。
yòu cè xià miàn duō jiā yí gè, bú huì téng, dàn huì lā jǐn
오른쪽 아래에 하나 더 넣습니다. 아프진 않지만 당겨집니다.

用舌头舔一下，有没有硌舌头?
yòng shé tóu tiǎn yí xià, yǒu méi yǒu gè shé tóu
혀를 움직여보고 혹시 찔리는 게 있는지 확인해 보세요.

患： 右侧下面。
yòu cè xià miàn
오른쪽 아래요.

医： 现在怎么样?
xiàn zài zěn me yàng
지금은 어때요?

患： 好多了。
hǎo duō le
훨씬 나아졌어요.

单词

橡皮筋 xiàngpíjīn	고무줄	钢丝 gāngsī	철사
拉紧 lājǐn	당기다	舔 tiǎn	핥다
硌 gè	걸리다		

常用句

不论年纪，谁都能做矫正。
bú lùn nián jì, shuí dōu néng zuò jiǎo zhèng
나이와 상관없이 누구나 교정을 할 수 있습니다.

每个牙齿间都有排列不齐的间隙。
měi gè yá chǐ jiān dōu yǒu pái liè bù qí de jiān xì
치아 사이에 불규칙한 공간이 있습니다.

通过矫正治疗能闭合其间隙。
tōng guò jiǎo zhèng zhì liáo néng bì hé qí jiān xì
교정으로 그 공간을 닫을 수 있습니다.

矫正治疗通常需要一到两年的时间。
jiǎo zhèng zhì liáo tōng cháng xū yào yī dào liǎng nián de shí jiān
교정치료는 보통 1~2년 걸립니다.

为恒牙萌出的牙列空间可能有所不足，
wèi héng yá méng chū de yá liè kōng jiān kě néng yǒu suǒ bù zú,
也可能需要拔几颗牙齿来腾出空间。
yě kě néng xū yào bá jǐ kē yá chǐ lái téng chū kōng jiān
영구치 맹출을 위한 공간이 부족하므로, 공간을 만들기 위해서 일부 치아를 뽑을 수 있습니다.

矫正治疗前共要拔四颗牙齿。
jiǎo zhèng zhì liáo qián gòng yào bá sì kē yá chǐ
교정치료 전에 4개의 치아를 뽑아야 합니다.

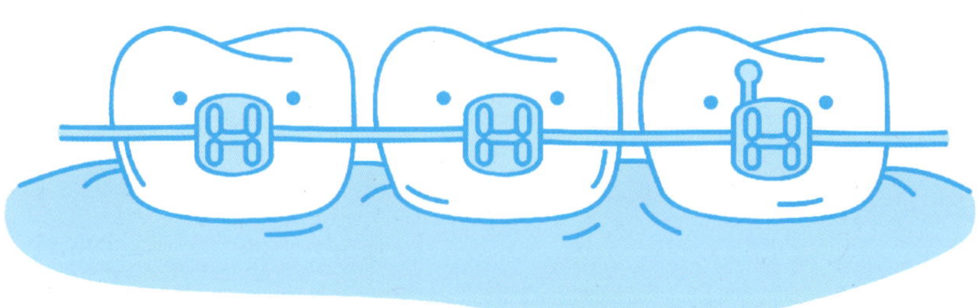

情景九 양악수술

患： 我要改善下颌前突。
wǒ yào gǎi shàn xià hé qián tū
주걱턱을 고치고 싶어요.

医： 你觉得你下颌前突吗?
nǐ jué de nǐ xià hé qián tū ma
턱이 나온 것 같나요?

患： 是的，不觉得很突出吗?
shì de, bù jué de hěn tū chū ma
네, 그렇지 않나요?

医： 整体来看，不是很明显。但最近很多女生喜欢瓜子脸。
zhěng tǐ lái kàn, bú shì hěn míng xiǎn dàn zuì jìn hěn duō nǚ shēng xǐ huān guā zǐ liǎn
전체적으로는 괜찮아 보입니다. 그러나 요즘 많은 여성들이 갸름한 얼굴을 원합니다.

患： 做矫正治疗应该有所改善吧。
zuò jiǎo zhèng zhì liáo yīng gāi yǒu suǒ gǎi shàn ba
교정으로 개선할 수 있지요?

医： 通过矫正治疗可以改善嘴巴突出，但下颌骨的话就另说了。
tōng guò jiǎo zhèng zhì liáo kě yǐ gǎi shàn zuǐ bā tū chū, dàn xià hé gǔ de huà jiù lìng shuō le
교정치료를 통해 돌출된 입을 개선할 수 있습니다. 그러나 아래턱 뼈의 문제는 해결할 수 없습니다.

如果真的想要改善面貌的话，
rú guǒ zhēn de xiǎng yào gǎi shàn miàn mào de huà
만약 정말로 얼굴모양을 개선하고 싶다면,

首先，做矫正治疗调整上下咬合关系，
shǒu xiān, zuò jiǎo zhèng zhì liáo tiáo zhěng shàng xià yǎo hé guān xì
우선 교정치료로 상하악의 교합 관계를 개선하고,

然后通过正颌手术改善下颌突出。
rán hòu tōng guò zhèng hé shǒu shù gǎi shàn xià hé tū chū
그 다음 양악수술을 통하여 턱을 개선할 수 있습니다.

患: 我以为做矫正就可以了呢，要做手术的话，我得再考虑一下。
wǒ yǐ wéi zuò jiǎo zhèng jiù kě yǐ le ne, yào zuò shǒu shù de huà, wǒ děi zài kǎo lǜ yí xià
저는 교정을 하면 되는 줄 알았어요. 수술을 해야 한다면 다시 생각해 보겠습니다.

医: 如果患者有口颌系统功能上的异常，可以考虑做手术。
rú guǒ huàn zhě yǒu kǒu hé xì tǒng gōng néng shàng de yì cháng, kě yǐ kǎo lǜ zuò shǒu shù
만약 환자가 교합기능상 이상이 있다면, 수술을 고려할 수 있습니다.

但如果只是为了美观，我就不太建议了。
dàn rú guǒ zhǐ shì wèi le měi guān, wǒ jiù bú tài jiàn yì le
그러나 심미적인 부분만을 위해서 수술하는 것을 권하지는 않습니다.

患: 是的。
shì de
맞습니다.

医: 希望你好好考虑一下。
xī wàng nǐ hǎohǎo kǎo lǜ yí xià
신중하게 생각하시기 바랍니다.

单词

正颌手术 zhènghéshǒushù	양악수술	瓜子脸型 guāzǐliǎnxíng	갸름한 얼굴형
改善 gǎishàn	개선하다	骨骼 gǔgé	골격
面貌 miànmào	용모	口颌系统 kǒuhéxìtǒng	구강악계
功能 gōngnéng	기능	异常 yìcháng	정상이 아니다
建议 jiànyì	제안하다	考虑 kǎolǜ	고려하다

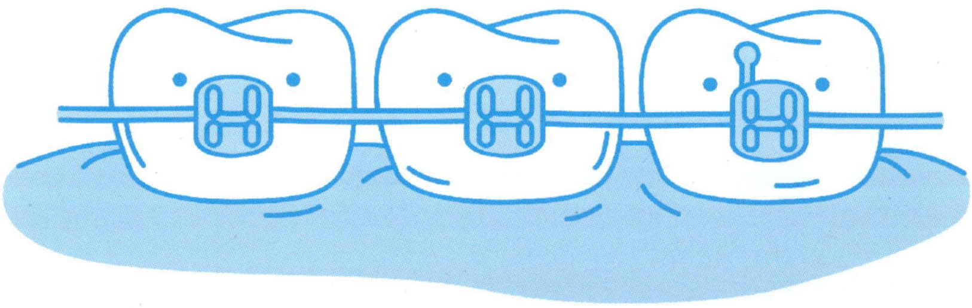

양악수술에 대하여-正颌手术

-目的-

正颌手术通过矫正错位牙，
zhèng hé shǒu shù tōng guò jiǎo zhèng cuò wèi yá

调整不协调的牙弓与牙颌关系，
tiáo zhěng bù xié tiáo de yá gōng yǔ yá hé guān xì

消除牙颌干扰，排齐牙列，消除牙的代偿性倾斜，
xiāo chú yá hé gān rǎo, pái qí yá liè, xiāo chú yá de dài cháng xìng qīng xié

以使术中能将切开骨段顺利的移动
yǐ shǐ shù zhōng néng jiāng qiē kāi gǔ duàn shùn lì de yí dòng

至设计的矫正位置并建立良好的牙颌关系。
zhì shè jì de jiǎo zhèng wèi zhì bìng jiàn lì liáng hǎo de yá hé guān xì

经过手术解决牙齿排列不整齐与侧面下巴
jīng guò shǒu shù jiě jué yá chǐ pái liè bù zhěng qí yǔ cè miàn xià bā

明显较长等现象。
míng xiǎn jiào cháng děng xiàn xiàng

-时间-

正颌手术是复杂而精细的。
zhèng hé shǒu shù shì fù zá ér jīng xì de

为了使外科医生能够在手术过程中
wèi le shǐ wài kē yī shēng néng gòu zài shǒu shù guò chéng zhōng

便利地移动骨段，精确定位颌骨的位置，
biàn lì de yí dòng gǔ duàn, jīng què dìng wèi hé gǔ de wèi zhì

须要正畸医生在术前完成一些工作，
xū yào zhèng jī yī shēng zài shù qián wán chéng yì xiē gōng zuò

这就是术前正畸的内容。
zhè jiù shì shù qián zhèng jī de nèi róng

양악수술에 대하여-正颌手术

它主要包括：排齐牙列，消除牙合干扰，
tā zhǔ yào bāo kuò : pái qí yá liè , xiāo chú yá hé gān rǎo

消除上下前牙代偿性唇倾或舌倾，
xiāo chú shàng xià qián yá dài cháng xìng chún qīng huò shé qīng

使正颌手术能正常进行。
shǐ zhèng hé shǒu shù néng zhèng cháng jìn xíng

这样做不仅可以简化手术的过程，
zhè yàng zuò bù jǐn kě yǐ jiǎn huà shǒu shù de guò chéng,

还可以减小术后复发的可能性，
hái kě yǐ jiǎn xiǎo shù hòu fù fā de kě néng xìng

增强稳定手术效果。
zēng qiáng wěn dìng shǒu shù xiào guǒ

术前正畸是保证外科正畸成功的重要步骤，
shù qián zhèng jī shì bǎo zhèng wài kē zhèng jī chéng gōng de zhòng yào bù zhòu

需要的时间在一年到一年半之间。
xū yào de shí jiān zài yì nián dào yì nián bàn zhī jiān

在正畸患者完成外科手术并拆除钛板后，
zài zhèng jī huàn zhě wán chéng wài kē shǒu shù bìng chāi chú tài bǎn hòu

正畸医生应当仔细检察患者的咬合关系，
zhèng jī yī shēng yīng dāng zǐ xì jiǎn chá huàn zhě de yǎo hé guān xì

针对剩余的个别牙的咬合不良
zhēn duì shèng yú de gè bié yá de yǎo hé bù liáng

进行进一步的精细调整，以使咬合关系趋向完善。
jìn xíng jìn yí bù de jīng xì tiáo zhěng, yǐ shǐ yǎo hé guān xì qū xiàng wán shàn 。

这就是术后正畸，需要的时间约为半年。
zhè jiù shì shù hòu zhèng jī, xū yào de shí jiān yuē wéi bàn nián

양악수술

목적 —

양악수술은 교정으로 부정교합과 밸런스가 맞지 않는 치아와 교합 관계를 조정하며, 교합 간섭을 제거하고 치열을 고르게 한다. 치아의 보상성 기울기를 제거하여 수술 중 절개하는 골 단면이 순리적으로 설계한 위치로 이동하게 하여 적절한 교합 관계를 형성한다. 수술로 치아의 배열을 고르지 못하고 옆면에서 아래턱이 두드러지게 긴 문제를 해결한다.

시간 —

양악수술은 복잡하고 섬세하다. 외과의사가 수술 과정 중 골을 용이하게 정확한 위치로 이동시키기 위하여 반드시 교정과 의사가 수술 전 완성해야 하는 작업이 수술 전 교정의 내용이다. 그 내용은 치열배열과 교합 간섭 제거와 상하악 전치의 보상성 기울기를 제거하여 양악수술이 정상적으로 진행하게 하는 것이다. 그래야 수술 과정이 간단해지고, 수술 후 재발의 가능성을 감소시키며, 안정적인 수술결과를 기대할 수 있다. 수술 전 교정치료는 외과 교정의 성공을 위하여 중요한 단계이며 1년에서 1년 반의 시간이 필요하다. 교정 환자가 수술 후 고정판을 제거한 후, 교정과 의사는 환자의 교합 관계를 자세히 검사해야 하며 남은 개별적인 치아의 교합에 정밀한 조정을 해야 한다. 이것은 수술 후 교정이며 대략 반년의 시간이 필요하다.

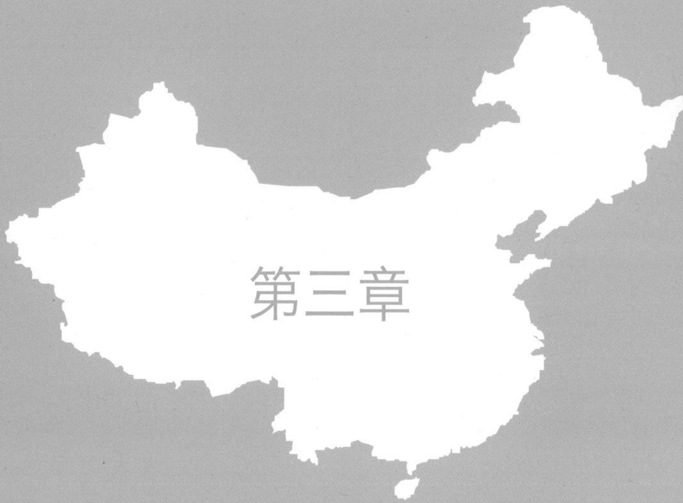

第三章

口腔相关资料
치과 자료

第一节

病历书写
차트 작성

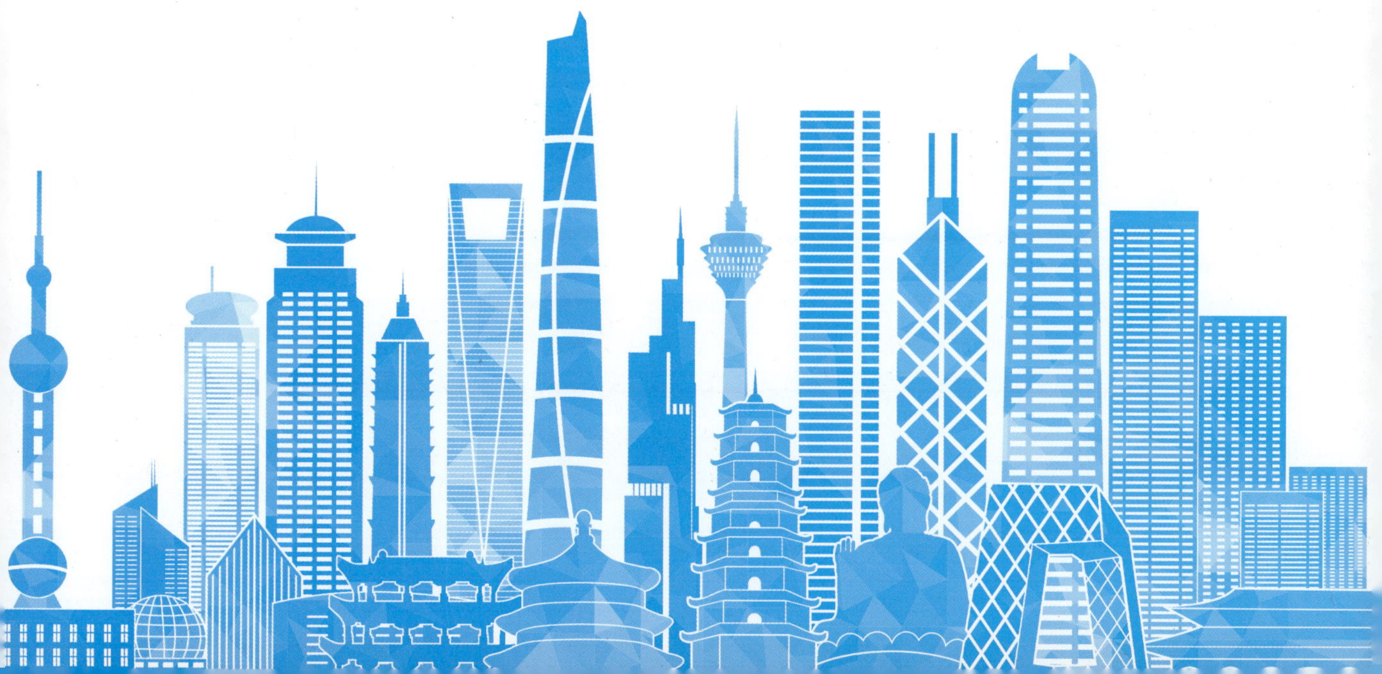

病历书写内容

姓 名		性别		出生年月	年	月
民 族		婚姻状况			药物过敏史	
工作单位或家庭住址					职 业	
就诊时间					科 别	
主诉：						
现病史：						
既往时：						
检查：						
诊断：						
治疗：						

치과 차트 용어

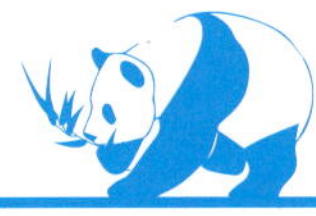

个人信息	개인정보
姓名	이름
性别(男/女)	성별(남/여)
出生年月	생년월일
民族	민족
婚姻状况	혼인여부
药物过敏史	약물과민
工作单位或家庭住址	직장 및 주소
职业	직업
就诊时间	진료시간
科别	진료과목
主诉 *Chief Complaint(C.C)*	주소
病史采取 *History taking*	병력청취
既往史 *Past history(PH)*	환자병력
家族史 *Family history*	가족력
住院史 *Hospitalization surgery*	입원, 수술
现病史 *Present Illness(P.I)*	현재 증상
症兆 *Sign*	징후
症状 *Symptom*	증상
药物过敏 *Medication allergy*	약물 알레르기
检查 *Examination*	검사
视诊 *Inspection*	시진

出诊 *Palpation*	촉진
叩诊 *Percussion*	타진
听诊 *Auscultation*	청진
电力测试 *Electrical test*	전기검사
生命征 *Vital sign*	생징후
体温 *Body Temperature(BT)*	체온
脉搏 *Pulse*	맥박
血压 *Blood Pressure(BP)*	혈압
呼吸 *Respiration*	호흡

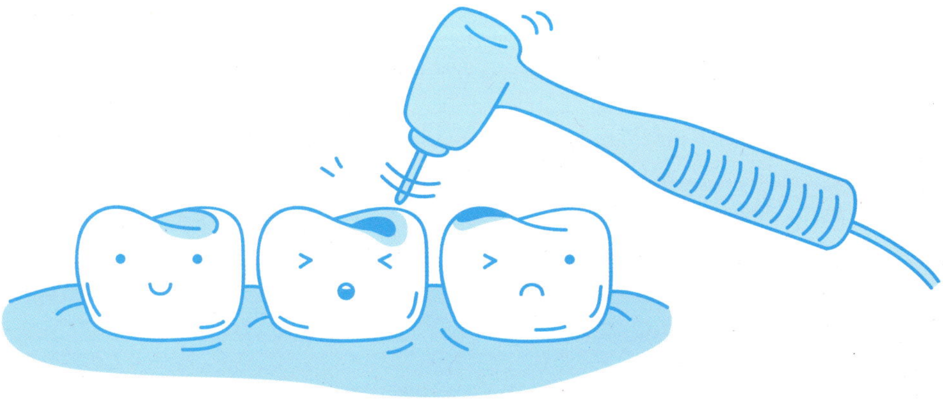

第二节

医学用词
의학용어

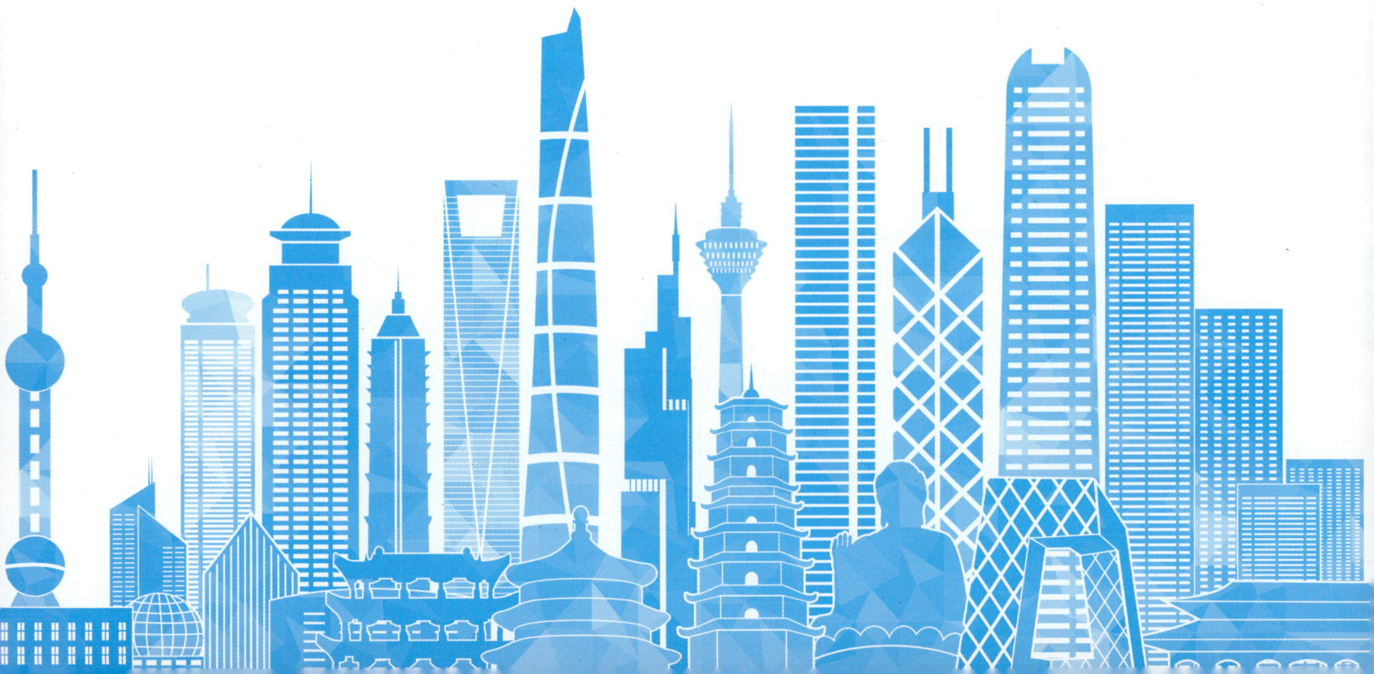

전신질환 용어

哮喘 *Asthma*	천식
血液循环障碍 *Blood disorder*	혈액질환
出血性疾病 *Bleeding disorder*	출혈성 질환
肿瘤 *Cancer*	암
心血管疾病 *Cardiovascular disease*	심혈관계질환
先天性心脏病 *Congenital heart disease*	선천성 심장질환
充血性心力衰竭 *Congestive heart failure*	울혈성 신부전
风湿性心脏病 *Rheumatic heart disease*	류마티스성 심장병
高血压 *Hypertension*	고혈압
心肌梗死 *Angina pectoris*	심근경색
动脉硬化 *Arteriosclerosis*	동맥경화
脑卒中 *Cerebrovascular accident (C.V.A = Stroke)*	뇌졸중
贫血 *Anemia*	빈혈
感染性疾病 *Infectious disease*	감염성 질환
(甲型/乙型) *Hepatitis A, B A, B*	형 간염
肺结核 *Tuberculosis*	결핵
性病 *Venereal disease*	성병
艾滋病 *HIV infection*	에이즈
糖尿病 *Diabetes mellitus(DM)*	당뇨병

内分泌病 *Endocrine disease*	내분비질환
癫痫 *Epilepsy*	간질
老年痴呆病(啊兹海默)*Alzheimer's*	알츠하이머
人工关节 *Artificial joints*	인공관절
肠胃疾病 *Gastrointestinal disease*	소화기질환
呼吸道疾病 *Respiratory Disease*	호흡기질환
妊娠 *Pregnancy*	임신
骨质疏松症 *Osteoporosis*	골다공증
精神疾病 *Mental(Psychiatric) problem*	정신질환
生理缺陷/残疾 *Physical disability*	신체적 장애

구강해부학 용어

口腔 *Oral cavity*	구강
唾液腺 *Salivary gland*	침샘
扁桃体 *Tonsil*	편도
喉 *Larynx*	후두
系带 *Frenum*	소대
牙槽骨 *Alveolar bone*	치조골
口底 *Mouth floor*	구강저
淋巴结 *Lymph node*	임파절
咽 *Pharynx*	인두
粘膜 *Mucosa*	점막

中文	English	한국어
软腭/硬腭	*Soft palate/ Hard palate*	연구개/경구개
口腔前庭	*Vestibule*	구강전정
舌	*Tongue*	혀
牙齿	*Tooth*	치아
恒牙	*Permanent tooth*	영구치
乳牙	*Primary(deciduous) tooth*	유치
活髓牙	*Vital tooth*	생활치
死髓牙	*Non-vital tooth*	실활치
唇侧	*Labial*	순측
舌侧	*Lingual*	설측
颊侧	*Buccal*	협측
腭侧	*Palatal*	구개측
远中	*Distal*	원심
近中	*Mesial*	근심
牙齿之间的	*Interdental*	치아 사이의
邻面	*Proximal*	인접면의
牙间隙	*Embrasure*	치간공극
切面	*Incisal*	절단연측
咬合面	*Occlusal*	교합면측
牙冠	*Crown(coronal)*	치관
牙颈部	*Cervix(cervical)*	치경부
牙根	*Root*	치근
根尖	*Apex(apical)*	치근단

牙尖 *Cusp*	교두
点隙 *Pit*	소와
裂沟 *Fissure*	열구
沟 *Groove*	구
外形 *Contour*	외형
牙龈 *Gingiva*	치은
附着牙龈 *Attached gingival*	부착치은
游离龈 *Free gingival*	유리치은
牙间乳头 *Papillary gingival*	치간유두
龈沟 *Gingival sulcus*	치은열구
牙周袋 *Periodontal pocket*	치주낭

진단 용어

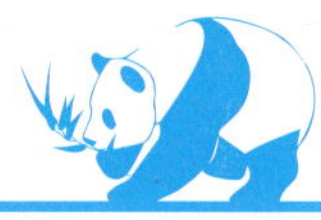

磨损 *Abrasion*	마모
脓 *Abscess*	농양
强直 *Ankylosis*	강직
阿弗它溃疡 *Aphthous stomatitis*	아프타성궤양
磨耗 *Attirtion*	교모
夜磨牙 *Bruxism*	이갈이
龋齿 *Caries*	치아우식증
口唇炎 *Chelitis*	구순염
唇腭裂 *Cleft lip & palate*	구순구개열

囊肿 *Cyst*	낭종
正中离开 *Diastema*	정중이개
变色 *Discoloration*	변색
牙釉质钙化不全 *Enamel hypoplasia*	법랑질저형성
腐蚀 *Erosion*	침식
食物嵌塞 *Food impaction*	식편압입
折断 *Fracture*	파절
融合牙 *Fused tooth*	융합치
口臭 *Halitosis (bad breath, bad odor)*	구취
单纯疱疹 *Herpes labialis*	구순포진
炎症 *Inflammation*	염증
脱臼 *Luxation*	탈구
错颌 *Malocclusion*	부정교합
对刃颌 *Edge to edge bite*	절단연교합
开合 *Open bite*	개방교합
深覆颌 *Deep bite*	과개교합
拥挤 *Crowding*	총생
上颌窦炎 *Maxillary sinusitis*	상악동염
口呼吸 *Mouth-breathin*	구호흡
牙周炎 *Periodontitis*	치주염
种植牙周围炎 *Periimplantitis*	임플란트주위염
脓疡 *Pus*	농(고름)
颞下颌关节疾病 *TMD*	턱관절 장애

张口受限 *Trismus*	개구장애
溃疡 *Ulcer*	궤양
口腔干燥 *Xerostomia(dry Mouth)*	구강건조증
肌肉注射 *I.M (intramuscular)*	근육주사
静脉注射 *I.V (intravenous)*	정맥내주사

진료과 명칭

口腔 / 牙科 *Dentistry*	치과
放射科 *Radiology*	방사선과
口腔病理科 *Oral pathology*	구강병리과
口腔颌面外科 *Oral & maxillofacial surgery*	구강악안면외과
口腔修复科 *Prosthodontics*	치과보철과
正畸科 *Orthodontics*	치과교정과
牙体牙髓科 *Conservative dentistry*	치과보존과
牙周科 *Periodontology*	치주과
口腔儿科 *Pediatric dentistry*	소아치과
预防科 *Preventive dentistry*	예방치과

치과종사자

口腔医师 *Dentist*	치과의사
口腔助理医师 *Dentist assistant*	치과보조의사
口腔技师 *Dental technician*	치과기공사
口腔护士 *Dental hygienist*	치과위생사
口腔协助员 *Dental coordinator*	치과코디네이터
接待员 *Receptionist*	접수원

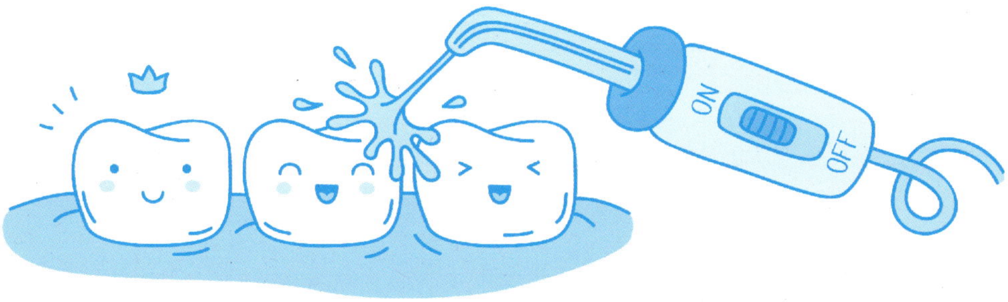

第三节

牙位
치식

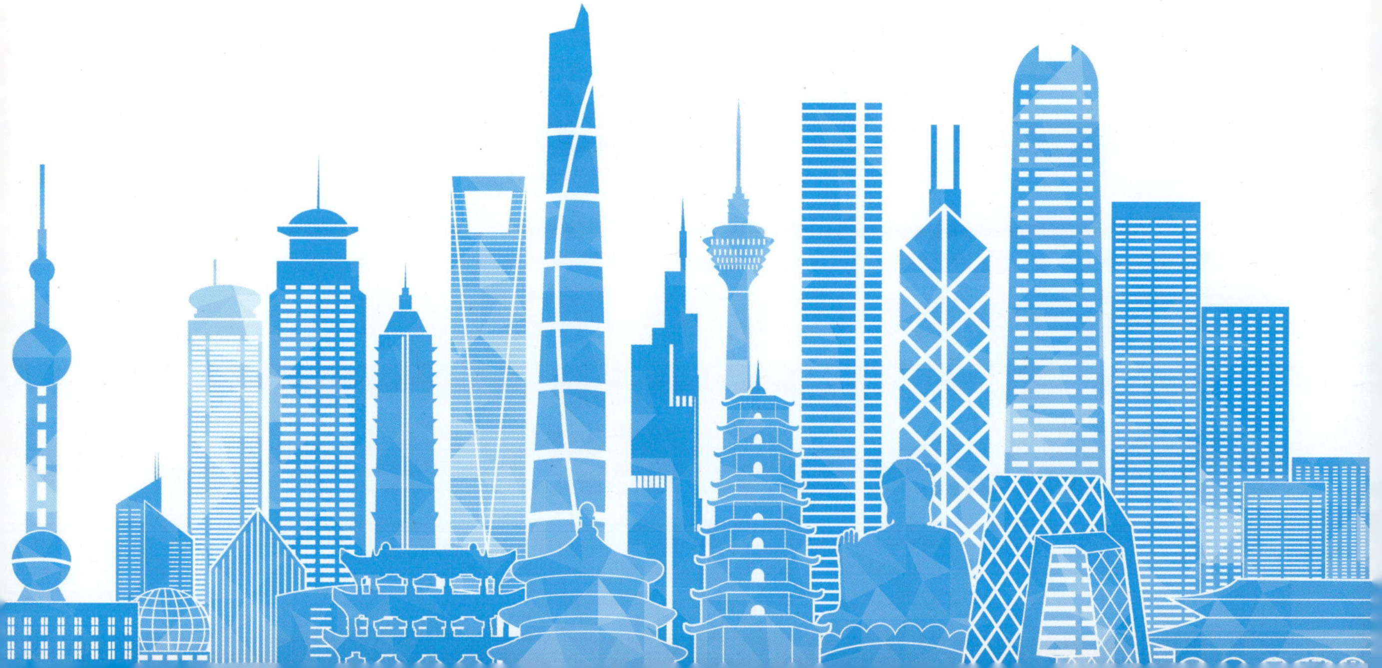

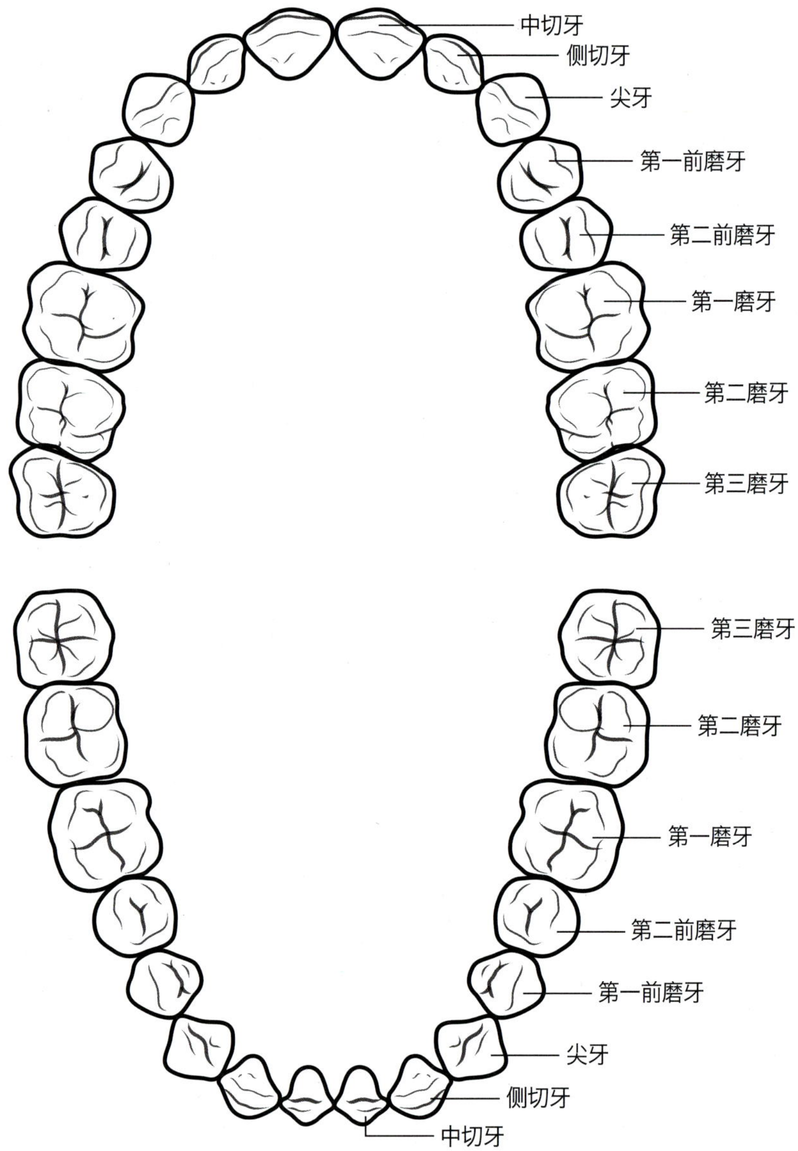

中切牙	중절치	**第二前磨牙**	제2소구치
侧切牙	측절치	**第一磨牙**	제1대구치
尖牙	견치	**第二磨牙**	제2대구치
第一前磨牙	제1소구치	**第三磨牙**	제3대구치

正常乳牙列

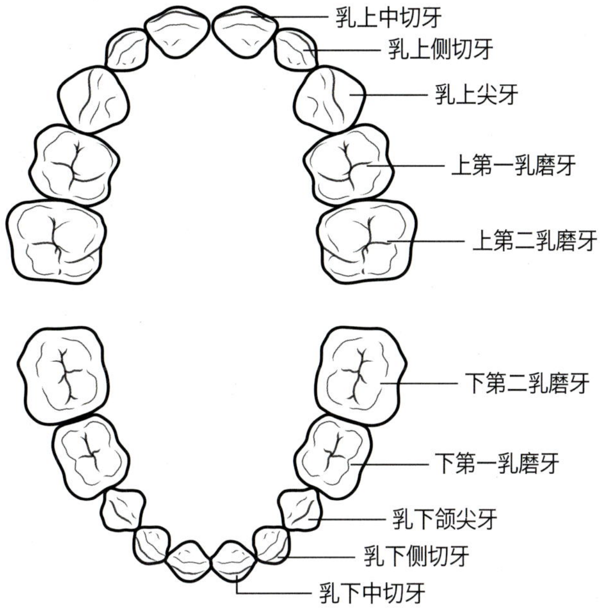

乳上中切牙	유중절치(상)	**乳下中切牙**	유중절치(하)
乳上侧切牙	유측절치(상)	**乳下侧切牙**	유측절치(하)
乳上尖牙	유견치(상)	**乳下尖牙**	유견치(하)
上第一乳磨牙	제1유구치(상)	**下第一乳磨牙**	제1유구치(하)
上第二乳磨牙	제2유구치(상)	**下第二乳磨牙**	제2유구치(하)

FDI牙位表示法

恒牙															
右上								左上							
18	17	16	15	14	13	12	11	21	22	23	24	25	26	27	28
48	47	46	45	44	43	42	41	31	32	33	34	35	36	37	38
右下								左下							
乳牙															
右上								左上							
			55	54	53	52	51	61	62	63	64	65			
			85	84	83	82	81	71	72	73	74	75			
右下								左下							

저자 약력

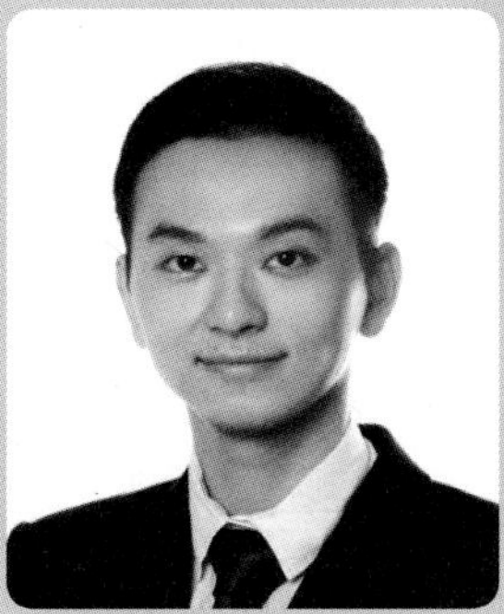

정 성 민
(jeruela@naver.com)

서울 출생
2008년 북경대학교 치의학과 졸업
현재 중국 상해에서 치과의사로 활동 중

치과중국어

발행일 2015년 10월 5일(1판 1쇄)
2019년 6월 5일(1판 2쇄)
저 자 정 성 민
발행인 최 용 원
편 집 김 애 선
표 지 김 애 선
발행처 **대한나래출판사**
등 록 제2012-000051호(1994.6.10)

주 소 서울시 성동구 연무장 5가길 25, SK V1 Tower 1507호
(성수동 2가 315-61)
전 화 (02) 922-7080
팩 스 (02) 922-0841
이메일 nrpub@naver.com

ISBN 978-89-5741-415-6 **정가 30,000원**